医疗机构消毒灭菌技术岗位培训教程

主 编　高玉华　李保华　李爱琴　杨小燕　王 瑛

科学出版社

北 京

内 容 简 介

本书分为两篇，分别为公共卫生与消毒篇、医疗机构消毒灭菌篇。公共卫生与消毒篇介绍了预防医学及消毒学基础知识，化学消毒剂相关知识。医疗机构消毒灭菌篇介绍了消毒供应中心的建设与管理、去污区岗位实践、检查包装及灭菌区岗位实践、无菌物品存放区岗位实践等，重点阐述了消毒员需要掌握的理论、知识和技能，规范的技术操作规程，并附有 21 项专科技能操作考核标准和知识题库，内容全面、翔实，便于读者学习掌握。

本书适用于各级医疗机构消毒员和护理人员。

图书在版编目（CIP）数据

医疗机构消毒灭菌技术岗位培训教程/高玉华等主编.—北京：科学出版社，2024.3
ISBN 978-7-03-077124-7

Ⅰ.①医…　Ⅱ.①高…　Ⅲ.①医疗卫生组织机构−消毒−管理−岗位培训−教材　Ⅳ.①R197.323②R187

中国国家版本馆CIP数据核字（2023）第232934号

责任编辑：郝文娜/责任校对：张　娟
责任印制：师艳茹/封面设计：吴朝洪

科 学 出 版 社 出版
北京东黄城根北街 16 号
邮政编码：100717
http://www.sciencep.com

北京画中画印刷有限公司 印刷
科学出版社发行　各地新华书店经销
*

2024 年 3 月第 一 版　开本：787×1092　1/16
2024 年 3 月第一次印刷　印张：17
字数：400 000

定价：118.00 元
（如有印装质量问题，我社负责调换）

编著者名单

主　审　张流波　刘运喜

主　编　高玉华　李保华　李爱琴　杨小燕　王　瑛

副主编　陈严伟　王　娜　刘　佳　张　鹏　蒋　婷

编著者（按姓氏笔画排序）

　　　　王　娜　王　瑛　文　环　方海霞　邓丽琴

　　　　厉　然　田泽芳　白春梅　刘　佳　刘玉雪

　　　　刘运喜　汤　姗　李　坤　李保华　李爱琴

　　　　杨小燕　何　燕　张　鹏　张流波　陈严伟

　　　　赵　莹　赵小丽　高玉华　蒋　婷

前　言

随着现代医学的迅猛发展，预防医学、公共卫生学、消毒学的重要性愈加突显。世界卫生组织将医院感染预防与控制作为医院质量管理体系中的重要指标。规范的清洗、消毒及灭菌工作是预防和控制医院感染的有效手段，也是保证医疗护理安全的重要环节。

医疗机构是公共卫生体系的重要组成部分。医疗机构中的消毒员承担着相关环节中的重要工作，对他们进行专业能力和综合素质的培养至关重要。医疗机构需要定期对消毒员进行专业培训及考核，使其做到以下方面：明确职责及任务，掌握预防医学、公共卫生学的相关知识，严格遵守安全规范、技术操作规程和消毒制度；熟练掌握各类物品的消毒、灭菌方法；熟悉相关设备设施的日常使用、维护及保养，以确保高效安全地完成本职工作。本书作为消毒员职业技术培训教材，有助于通过规范化理论知识学习和进行针对性技术培训，使医疗机构消毒员的培训更加规范化、专业化、系统化。

消毒员的工作专业性强、技术要求高。对消毒员而言，知识的积累、储备、更新十分重要。本书主要针对消毒员需要掌握的基本理论、基本知识和基本技能以及相关新理论和新技术编写，为医疗机构消毒员规范化培训提供专业支撑。

本书共分为两篇，即公共卫生与消毒篇和医疗机构消毒灭菌篇，其中公共卫生与消毒篇主要介绍预防医学、消毒及化学消毒剂相关知识；医疗机构消毒灭菌篇主要介绍医疗机构消毒供应中心的建设与管理、去污区岗位实践、检查包装及灭菌区岗位实践、无菌物品存放区岗位实践，以及应急预案、操作考核。最后，为便于学习者全面掌握各章节内容，增加了练习题库（二维码）。

本书在编写过程中，得到了新华医疗集团、3M 中国有限公司、北京麦迪锦诚医用品有限公司、北京昆超仪器设备有限公司、福迪威医疗器械（上海）有限公司、北京韵成涤康医疗器械有限公司的大力支持，在此代表全体编委一并表示感谢！

本书在编写、审定过程中力求准确实用，但由于涉及范围较广，编者水平有限，书中疏漏与错误之处在所难免，敬请各位读者及同仁提出宝贵意见，以便再版修正。

高玉华
解放军总医院第一医学中心
2023 年 7 月

目 录

第1章　预防医学基础知识

第一节　微生物、病原微生物的相关知识

学习目标

1. 掌握常见微生物的特点。
2. 了解常见微生物的种类。
3. 熟悉微生物感染的检测方法。

一、微生物的定义、分类

(一)微生物的定义

微生物(microorganism)是广泛存在于自然界中的一群肉眼看不见，必须借助光学显微镜或电子显微镜放大数百倍、数千倍甚至数万倍才能观察到的微小生物的总称，具有体形微小、结构简单、繁殖迅速、容易变异及适应环境能力强等特点。

(二)常见微生物的分类

微生物按其大小、结构、组成等可分为非细胞型微生物、原核细胞型微生物和真核细胞型微生物三大类。

1. **非细胞型微生物**　非细胞型微生物是最小的一类微生物，无典型的细胞结构，无产生能量的酶系统，只能在活细胞内生长增殖。核酸类型为 DNA 或 RNA，两者不同时存在，病毒属于此类微生物。

2. **原核细胞型微生物**　这类微生物的原始核呈环状裸 DNA 团块结构，无核膜、核仁。细胞器很不完善，只有核糖体。DNA 和 RNA 同时存在。依据 16S rDNA 序列分析，这类微生物可分为古生菌和细菌两大类。细菌的种类繁多，包括细菌、支原体、衣原体、立克次体、螺旋体和放线菌等。

3. **真核细胞微生物**　真核细胞微生物的细胞核分化程度高，有核膜和核仁。细胞器完整。真菌属于该类微生物。

二、微生物的形态结构与生理

(一)病毒

1. 病毒的形态结构与生理　病毒是形态最微小、结构最简单的微生物。病毒是由一个核酸分子（DNA 或 RNA）与蛋白质构成的非细胞形态，是靠寄生生活的介于生命体及非生命体之间的有机物种，既不是生物亦不是非生物。它是由一个保护性外壳包裹的一段 DNA 或 RNA，借由感染的机制，这些简单的有机体可以利用宿主的细胞系统进行自我复制，但无法独立生长和复制。只有在活细胞内方可显示其生物活性。在由微生物引起的疾病中，由病毒引起的疾病约占 75%。常见的病毒性疾病有肝炎、流行性感冒、脑炎、腹泻和获得性免疫缺陷综合征（艾滋病）等。病毒性疾病不仅传染性强、流行广，而且有效药物少。除急性感染外，有些病毒还可引起持续性感染，与肿瘤和自身免疫病的发生密切相关。

2. 病毒的形态与结构　一个完整成熟的病毒颗粒称为病毒体，是病毒在细胞外的典型结构形式，具有感染性。病毒体大小的测量单位为纳米即毫微米（nanometer，nm，为 $1/1000\mu m$）。病毒体的大小悬殊，最大的约为 300nm，如痘病毒；最小的约为 20mm，如细小 DNA 病毒。多数人和动物病毒呈球形或近似球形，少数为杆状、丝状、弹状和砖块状，噬菌体呈蝌蚪状。

病毒主要由核酸和蛋白质组成，表现为无细胞结构，在核酸外围有蛋白质外壳，称衣壳，衣壳与核酸在一起称为核衣壳，无包膜的病毒核衣壳就是病毒体。有些病毒衣壳外有包膜，有的包膜表面有钉状突或次突构成病毒体的表面抗原。

(1) 核衣壳：病毒体的基本结构是由核心和衣壳构成的核衣壳。有些病毒的核衣壳外有包膜和包膜的构成成分刺突。有包膜的病毒称为包膜病毒，无包膜的病毒体称为裸露病毒。

1) 核心：位于病毒体的中心，主要成分为核酸，构成病毒基因组，为病毒的复制、遗传和变异提供遗传信息。

2) 衣壳：包绕在核酸外面的蛋白质外壳，具有抗原性，是病毒体的主要抗原成分。可保护病毒核酸免受环境中核酸酶或其他影响因素的破坏，并能介导病毒进入宿主细胞。

(2) 包膜：包膜是包绕在病毒核衣壳外面的双层膜，是某些病毒在成熟过程中穿过宿主细胞，以出芽方式向宿主细胞外释放时获得的，含有宿主细胞膜或核膜成分，包括脂质、多糖和少许蛋白质。包膜表面常有不同形状的突起，称为包膜子粒或刺突。刺突化学成分为糖蛋白，亦称刺突糖蛋白。流感病毒的刺突是由天门冬酰胺连接碳水化合物形成的糖蛋白组成的。

(3) 其他辅助结构：如腺病毒在 20 面体的各个顶角上有触须样纤维，亦称纤维刺突或纤突，能凝集某些动物红细胞并损伤宿主细胞。

3. 病毒的增殖　病毒缺乏增殖所需的酶系统，只能在有易感的活细胞内进行增殖。病毒增殖的方式以其基因组为模板，在 DNA 聚合酶或 RNA 聚合酶及其他必要因素作用下，经过复杂的生化合成过程，复制出病毒的子代基因组，病毒基因组则经过转录、翻译过程，合成大量的病毒结构蛋白，再经过装配，最终释放出子代病毒。这种方式称为自我复制。从病毒进入宿主细胞开始，经过基因组复制，到最后释放出子代病毒的过程，称为一个病毒复制周期。人和动物病毒的复制周期依次包括吸附，穿入，脱壳，生物合成及组装、成熟与释放等 5 个阶段。

（1）吸附：分为两个阶段，病毒吸附于宿主细胞表面是感染的第一步。第二步主要是通过病毒表面的吸附蛋白与易感细胞表面特异性受体相结合。吸附过程可在几分钟到几十分钟内完成。

（2）穿入：病毒吸附在宿主细胞膜后，穿过细胞膜进入胞质的过程称为穿入。进入人细胞的方式主要有吞饮、融合、直接穿入等。

（3）脱壳：病毒核酸从核衣壳内释放到细胞的过程称为脱壳。病毒体必须脱去蛋白质衣壳后，核酸才能发挥作用。多数病毒在穿入细胞时已在细胞溶酶体酶的作用下脱壳释放出核酸。少数病毒的脱壳过程较复杂。

（4）生物合成：病毒利用宿主细胞提供的低分子物质和酶类等大量合成病毒的非结构蛋白、核酸和结构蛋白。

（5）组装、成熟与释放：装配一般要经过核酸浓聚、壳粒集聚及装灌核酸等步骤；无包膜病毒核衣壳的组装即为成熟，而包膜病毒装配完成后，还需要在核衣壳外加一层包膜才能成熟为完整的病毒体；装配完成后，裸露病毒随宿主细胞破裂而释放到胞外；而有包膜的病毒则出芽释放到胞外，宿主细胞通常不死。

4. 病毒的分类　国际病毒分类委员会 2017 年公布的病毒分类命名最新报告中将病毒分为 122 个科、35 个亚科、735 个属。常见的病毒分类如下。

（1）从遗传物质分类：DNA 病毒、RNA 病毒、蛋白质病毒（如朊病毒）。

（2）从病毒结构分类：真病毒（简称病毒）和亚病毒（包括类病毒、拟病毒、朊病毒）。

（3）从寄主类型分类：噬菌体（细菌病毒）、植物病毒（如烟草花叶病毒）、动物病毒（如禽流感病毒、天花病毒、HIV）等。

（4）从性质来分：温和病毒（例如 HIV）、烈性病毒（例如狂犬病毒）。

5. 理化因素对病毒的影响　病毒受理化因素作用后失去感染性，称为灭活。灭活的病毒仍能保留其他特性，如抗原性、红细胞吸附、血凝及细胞融合等。

（1）物理因素

1）温度：大多数病毒耐冷不耐热，如甲肝病毒等。将其加热至 60℃ 保持 30 分钟，或加热至 100℃ 时，约 1 分钟即可使病毒表面蛋白变性而丧失感染性，达到灭活的目的。病毒在 − 70 ～ 20℃ 环境可存活数年，尤其在 − 70℃ 的干冰和 − 196℃ 的液态氮温度中可长期保持其感染性。

2）酸碱度：大多数病毒在 pH5 ～ 9 时比较稳定，有一定的酸碱度耐受性，尤其在酸性环境中病毒稳定性较高，但病毒处于强酸或强碱环境中时无法正常生存，如在 pH5.0 以下或 pH9.0 以上迅速灭活。但不同病毒对 pH 的耐受能力有很大不同，如在 pH3.0 ～ 5.0 时肠道病毒稳定，鼻病毒很快被灭活。而随着 pH 逐渐降低，对脊髓灰质炎病毒和大肠埃希菌的杀灭效果明显增加。

3）射线和紫外线：γ 线、X 线和紫外线都能使病毒灭活。射线引起核苷酸链发生致死性断裂；紫外线引起病毒的多核苷酸形成双聚体，抑制病毒核酸的复制，导致病毒失活。但不同病毒的敏感程度不同，部分病毒通过紫外线照射可能无法达到灭活效果，仅起抑制病毒复制的作用。

（2）化学因素

1）脂溶剂：有包膜的病毒对脂溶剂敏感。乙醚、氯仿、丙酮、阴离子去垢剂等均可使有包膜的病毒灭活。借此可以鉴别有包膜病毒和无包膜病毒。

2）酚类：酚及其衍生物为蛋白变性剂，可作为病毒的消毒剂。

3）氧化剂、卤素、醇类：病毒对各种氧化剂、卤素、醇类物质敏感。H_2O_2、漂白粉、高锰酸钾、甲醛、过氧乙酸、次氯酸盐、乙醇、甲醇等均可灭活病毒。

4）抗生素和中草药：病毒对抗生素不敏感，在病毒分离时，标本用抗生素处理或在培养液中加入抗生素可抑制标本中的杂菌，有利于病毒分离。有些中草药如大青叶、板蓝根、大黄、柴胡、贯仲等对某些病毒有抑制作用。

5）盐类：有稳定病毒抵抗热灭活的作用，可以用于疫苗制备等技术中。

（二）细菌

1. 细菌的形态结构与生理　细菌（bacterium）是原核生物界的一种单细胞微生物，它们结构简单，具有细胞壁和原始核质，无核仁和核膜，除核糖体外无其他细胞器。细菌有广义和狭义两种范畴，广义的细菌泛指各类原核细胞微生物，包括细菌、放线菌、支原体、衣原体、螺旋体、立克次体。细菌广泛分布于土壤和水中，或者与其他生物共生。人体身上带有相当多的细菌。据估计，人体体内及表皮上的细菌细胞总数约是人体细胞总数的10倍。

2. 细菌的形态与结构　细菌的个体非常小，目前已知最小的细菌只有0.2μm长，因此大多只能在显微镜下被看到。在营养丰富的人工培养条件下，细菌呈浮游状态，按其外形区分主要有球菌、杆菌和螺形菌三大类。

（1）球菌：球菌是外形呈圆球形或椭圆形的细菌，直径0.5～1μm，有以下几种类型。①单球菌：单独存在，如尿素小球菌；②双球菌：在一个平面上分裂，分裂后两个菌体成对排列，如肺炎双球菌；③链球菌：在一个平面上分裂，分裂后多个菌体连成链状，如乳酸链球菌；④四联球菌：在两个相互垂直的平面上分裂，形成的4个细胞排列在一起，呈"田"字，如四联球菌；⑤八叠球菌：在三个互相垂直的平面上分裂，分裂后8个菌体排列成包裹状立方体，如尿素生孢八叠球菌；⑥葡萄球菌：在多个不同平面上分裂，分裂后菌体无一定规则地排列在一起，像葡萄状，如金黄色葡萄球菌。

（2）杆菌：外形为杆状的细菌称为杆菌，不同杆菌的大小、长短、粗细差别较大。长宽接近的短杆或球杆状菌，如甲烷短杆菌属；长宽相差较大的棒杆状或长杆状菌，如枯草芽孢杆菌、梭状杆菌；分枝状或叉状菌，如双歧杆菌属；竹节状（两端平截），如炭疽芽孢杆菌。

（3）螺形菌：螺形菌是一类有动力、螺旋形或弧度的革兰阴性杆菌，一般长5～50μm，宽0.5～5μm，根据菌体的弯曲可分为以下几种类型。①弧菌属：螺旋不足一环者呈香蕉状或逗点状，如霍乱弧菌；②螺菌属：满2～6环的小型、坚硬的螺旋状细菌，如小螺菌；③螺旋杆菌属：旋转周数多（通常超过6环）、体长而柔软的螺旋状细菌，如梅毒螺旋体。④弯曲菌属，呈S形、U形等，如空肠弯曲菌。

细菌具有典型的原核细胞结构和功能。其中细胞壁、细胞膜、细胞质和核质等是每个细菌细胞都具有的，故称为细菌的基本结构；荚膜、鞭毛、菌毛、芽孢仅为某些细菌具有，为其特殊结构的特性。

（1）细胞壁：位于细菌细胞的最外层，包绕在细胞膜的周围，组成较复杂，并随细菌的不同而各异。用革兰染色法可将细菌分为革兰阳性菌和革兰阴性菌。两类细菌细胞壁的共有组分为肽聚糖，但各自有其特殊组分。细胞壁的主要功能包括：①保持细胞外形，提高机械强度；②抑制机械和渗透损伤（革兰阳性菌的细胞壁能耐受 20kg/cm^2 的压力）；③介导细胞间的相互作用（侵入宿主）；④防止大分子入侵；⑤协助细胞运动和生长、分裂和鞭毛运动。

（2）细胞膜：或称胞质膜，位于细胞壁的内侧，是典型的单位膜结构，厚 8 ~ 10nm，外侧紧贴细胞壁。细菌细胞膜的结构与真核细胞壁基本相同，由磷脂和多种蛋白质组成，但不含有胆固醇。细胞膜的主要功能有：①分隔、形成细胞和细胞器，为细胞的生命活动提供相对稳定的内部环境，膜的面积大大增加，提高了发生在膜上的生物功能；②屏障作用，膜两侧的水溶性物质不能自由通过；③选择性物质运输，伴随着能量的传递；④生物功能，如激素作用、酶促反应、细胞识别、电子传递等；⑤识别和传递信息功能（主要依靠糖蛋白）；⑥物质转运功能，细胞与周围环境之间的物质交换，是通过细胞膜的转运功能实现的。

（3）细胞质与核质体：细胞质是细胞质膜包围的除核区以外的一切半透明、胶状、颗粒状物质的总称，含水量约 80%。细胞质的主要成分为核糖体、贮藏物、多种酶类和中间代谢物、各种营养物和大分子的单体等，少数细菌还有类囊体、羧酶体、气泡或伴孢晶体等。细菌细胞具有原始的核，没有核膜，更没有核仁，结构简单，为了与真核细胞中典型的细胞核有所区别，将其称为核区、拟核或原始核，亦称细菌染色体。

（4）荚膜：荚膜是某些细菌表面的特殊结构，是一层松散的黏液物质，荚膜的成分因不同菌种而异，主要是由葡萄糖与葡萄糖醛酸组成的聚合物，也含多肽与脂质，是细菌致病重要的毒力因子，也是鉴别细菌的重要标志。荚膜多糖可使细菌彼此粘连，也可黏附于组织细胞或无生命物体的表面，参与生物被膜的形成，是引起感染的重要因素。荚膜对细菌的生存具有重要意义，细菌可利用荚膜抵御宿主吞噬细胞的吞噬和消化；而且能选择地黏附到特定细胞的表面，表现出对靶细胞的专一攻击能力。

（5）芽孢：有些细菌在生长发育的后期，个体缩小，细胞壁增厚，形成芽孢。芽孢带有完整的核质、酶系统和合成菌体组分的结构，能保存细菌的全部生命必需物质。一个细菌只形成一个芽孢，一个芽孢发芽也只生成一个菌体，细菌数量并未增加，故芽孢不是细菌的繁殖方式。与芽孢相比，未形成芽孢而具有繁殖能力的菌体称为繁殖体。芽孢的抗力很强，一般细菌繁殖体在 80℃水中迅速死亡，而有的细菌芽孢可耐 100℃沸水数小时。杀死细菌的芽孢是作为判断灭菌效果的指标。芽孢是细菌的休眠体，对不良环境有较强的抵抗能力。小而轻的芽孢还可以随风四处飘散，落在适当环境中，又能萌发成为细菌。细菌快速繁殖和形成芽孢的特性，使它们几乎无处不在。

（6）鞭毛：是某些细菌运动的特殊结构，由一种称为鞭毛蛋白的弹性蛋白构成，细菌的鞭毛结构不同于真核生物的鞭毛。鞭毛自细胞膜长出，游离于菌细胞外，由基础小体、钩状体和丝状体 3 个部分组成。鞭毛是细菌的运动器官，细菌可以通过调整鞭毛旋转的方向（顺和逆时针）来改变运动状态；有些鞭毛与致病性有关；根据细菌间能否运动，鞭毛的数量、部位和特异的抗原性，可用于细菌分类。

（7）菌毛：是在某些细菌表面存在的一种比鞭毛更细、更短而直硬的丝状物，须用电镜观察。菌毛由结构蛋白亚单位菌毛蛋白组成，特点是细、短、直、硬、多。菌毛与细菌运动无关，根据形态、结构和功能，可分为普通菌毛和性菌毛两类。前者与细菌吸附和侵染宿主有关，后者为中空管子，与传递遗传物质有关。

3. 细菌的增殖　细菌是非常微小而又原始的生物，它们的繁殖方式及在培养基上的生长情况与高等动植物细胞有较大差异。细菌个体的生长繁殖主要以无性二分裂方式繁殖，即细菌生长到一定时期，在细胞中间逐渐形成横隔，由一个母细胞分裂为两个大小相等的子细胞。细胞分裂是连续的过程，分裂中的两个子细胞形成的同时，在子细胞的中间又形成横隔，开始细菌的第二次分裂。有些细菌分裂后的子细胞分开，形成单个的菌体，有的则不分开，形成一定的排列方式，如链球菌、链杆菌等。

细菌繁殖速度快，一般细菌 20 ～ 30 分钟分裂 1 次，即为一代。根据生长曲线，细菌的群体生长繁殖可分为 4 期。①迟缓期：是细菌进入新环境后的适应阶段。②对数期：此期细菌以几何级数增长，在生长曲线图上，活菌数的对数呈直线上升，增长极快。此期细菌的形态、染色性、生理活性都较典型，对外界环境因素的作用较为敏感。③稳定期：由于培养基中营养物质消耗，毒性产物积聚，pH 下降使细菌繁殖速度渐趋下降，细菌死亡数则逐渐上升，细菌繁殖数与死亡数大致平衡。④衰亡期：细菌繁殖逐渐减慢，死亡逐渐增多，死菌数超过活菌数。

4. 细菌的分类　细菌分类学既是一个传统的学科，又是一个现代化发展的学科。细菌的分类原则上分为传统分类和种系分类两种。前者以细菌的生物学性状为依据，由于对分类性状的选择和重视程度带有一定的主观性，故又称人为分类；后者以细菌的发育进化关系为基础，故又称自然分类。具体到细菌鉴定和分类的方法，包括表型分类、分析分类和基因型分类。随着方法学的发展，细菌的分类不断完善而且更加科学。临床上常用的细菌分类主要有以下几种。

（1）按形状分类：即球菌、杆菌和螺旋菌（包括弧菌、螺菌、螺旋杆菌）。

（2）按细胞壁的组成分类：革兰阳性菌和革兰阴性菌。

（3）按细菌的生活方式分类：自养菌和异养菌，其中异养菌包括腐生菌和寄生菌。

（4）按细菌对氧气的需求分类：需氧（完全需氧和微需氧）和厌氧（不完全厌氧、有氧耐受和完全厌氧）细菌。

（5）按细菌生存温度分类：喜冷、常温和喜高温 3 类。

5. 理化因素对细菌的影响

（1）物理因素

1）温度：温度是影响微生物生长的最重要的因素之一。温度对微生物的影响具体表现在影响酶活性、影响细胞膜的流动性、影响物质的溶解度、影响生长。各类细菌对温度的要求不一，大多数微生物对低温具有很强的抵抗力，低温下，代谢降到最低水平，生长繁殖停止，但仍可长时间保持活力。如菌种、疫苗等的低温保存。而高温对微生物具有明显的致死作用，因此在常见的物理灭菌方法中，高温灭菌法得到广泛应用。

2）辐射：辐射是能量通过空间传递的一种物理现象。辐射对微生物的灭活作用可分为非电离辐射（可见光、日光、紫外线）和电离辐射（α、β、γ、x 射线）及高能质子中子等。例如：直射日光有一定的杀菌作用，是天然的杀菌因素。许多微生物在直射日光的照射下，半小时到数小时即可死亡。紫外线波长 200 ～ 300nm 部分有杀菌作用，但穿透力弱。实验室常用的紫外线杀菌灯紫外线波长为 265 ～ 266nm，常用于室内空气消毒。

3）氢离子浓度（pH）：每种细菌都有一个可生长的 pH 范围及最适生长 pH。大多数嗜中性细菌生长的 pH 是 6.0 ～ 8.0，嗜酸性细菌最适生长 pH 可低至 3.0，嗜碱性细菌最适生长 pH 可高达 10.5。多数病原菌最适生长 pH 为 7.2 ～ 7.6。

（2）化学因素：细菌对许多化学消毒剂不耐受，化学消毒剂可促使细菌菌体蛋白质变性或凝固，干扰细菌的酶系统和代谢，损伤细菌的细胞膜而影响细菌的化学组成、物理结构和生理活动，从而发挥防腐、消毒甚至灭菌的作用。常见的化学消毒剂有含氯消毒剂、过氧化物类、醛类、烷基化气体类、醇类、碘类、季铵盐类、酚类和其他等。

（三）真菌

1.真菌的形态结构与生理　真菌是一大类真核细胞型微生物。细胞核高度分化，有核膜和核仁，胞质内有完整的细胞器。细胞壁由几丁质或纤维素组成，不含叶绿素，不分化根、茎、叶。少数为单细胞、多数为多细胞结构。在多数真菌的细胞壁中最具特征性的是含有甲壳质，其次是纤维素。

真菌是一个独立的生物类群，在自然界中分布广泛、种类繁多，以腐生或寄生方式生存。目前被确认和描述的真菌已有 1 万个属、12 万种。其中绝大多数对人类有益，如应用于酿酒、发酵、生产抗生素等；少数对人类有害，可引起人类及动、植物的疾病。

2.真菌的形态与结构　真菌的形态多样，大小不一，比细菌大几倍至十几倍，有典型的核结构和完整的细胞器。按形态、结构分为单细胞真菌和多细胞真菌两类。

（1）单细胞真菌：呈圆形或椭圆形，如酵母型和类酵母型真菌。

1）酵母型真菌：不产生菌丝，由母细胞以芽生方式繁殖，其菌落与细菌的菌落相似。

2）类酵母型真菌：母细胞以芽生方式繁殖，出芽产生的芽生孢子持续延长，但不断裂、不与母细胞脱离，产生相互连接成藕节状较长的细胞链，可伸入培养基内，称假菌丝。其菌落与酵母型真菌相似，但在培养基内可见由假菌丝联结形成的假菌丝体。

（2）多细胞真菌：由菌丝和孢子两大基本结构组成。

1）菌丝：孢子生出嫩芽，称为芽管。芽管逐渐延长呈丝状，称为菌丝。菌丝可长出许多分支，交织成团，称为菌丝体。伸入到培养基内者称为营养菌丝，露出培养基表面者称为气中菌丝。部分气中菌丝可产生不同形状、大小和颜色的孢子，称为生殖菌丝。显微镜下菌丝的形态多样，如螺旋状、球拍状、结节状、鹿角状及破梳状等，可作为鉴别和分类的依据。

2）孢子：孢子是由生殖菌丝产生的圆形或卵圆形结构，是真菌的生殖结构。孢子分为无性孢子和有性孢子，无性孢子是指不经过两性细胞的配合而产生的孢子。病原性真菌大多数产生无性孢子。有性孢子是由细胞间配合后产生的孢子。有性孢子绝大多数被非致病性真菌所具有。

3.真菌的繁殖　真菌的繁殖方式通常分为有性繁殖和无性繁殖两类。大部分真菌均能进行无性和有性繁殖，多以无性繁殖为主，主要形式有 4 种。

（1）芽生：从母细胞的细胞壁发芽，同时母胞进行核分裂，一部分核进入子细胞，而后在母细胞和子细胞之间产生横隔，成熟后从母体脱离。

（2）裂殖：细胞分裂产生子细胞，多发生在单细胞真菌中，如裂殖酵母。

（3）芽管：孢子出芽后产生芽管，芽管伸延后形成菌丝。

（4）隔殖：在分生孢子梗某一段落形成一隔膜，随之原生质浓缩形成一个新的孢子。

4.真菌的分类　真菌是生物界中较大的一个类群，世界上已被描述的真菌约有 1 万属、

12 万种，真菌通常分为 3 类，即酵母菌、霉菌和蕈菌（大型真菌），它们归属于不同的亚门。蕈菌真菌是指能形成肉质或胶质的子实体或菌核，大多数属于担子菌亚门，少数属于子囊菌亚门。

（1）酵母菌：是一些单细胞真菌，并非系统演化分类的单元。一种肉眼看不见的微小单细胞微生物，能将糖发酵成乙醇和二氧化碳，分布于整个自然界，是一种典型的兼性厌氧微生物，在有氧和无氧条件下都能存活，是一种天然发酵剂。

（2）霉菌：是丝状真菌的俗称，它们往往能形成分支繁茂的菌丝体。在潮湿温暖的地方，很多物品上长出一些肉眼可见的绒毛状、絮状或蛛网状的菌落，那就是霉菌。

（3）蕈菌：是指担子菌中的那些伞菌，特别是双孢菇中的白蘑菇。

三、微生物感染的检测方法

微生物检测方法主要有直接法和间接法。直接法是通过直接观察微生物来检测它们的存在。这可以通过显微镜观察、生物技术分析和细胞培养等来实现。间接法是使用某种特殊的指标物质来检测微生物的存在，这种方法更加精确，可以检测出比直接方法更少数量的微生物。

常见的微生物检测方法包括细菌学检测、细胞培养检测、免疫检测和核酸检测。细菌学检测是通过显微镜观察细菌的形态特征、晶体染色和生理特征来检测它们的存在。细胞培养技术是将细菌或其他微生物放入特定的培养基中，使它们复制，并产生特定的特征，然后用显微镜观察它们的特征，以确定它们的存在。免疫检测是通过检测抗原抗体反应来检测微生物的存在，这实际上是一种特异性的生物反应。核酸检测是通过检测一种特定的 RNA 或 DNA 分子来检测微生物的存在，这是一种特异性的、非常敏感的微生物检测方法。

第二节　传染病防控知识

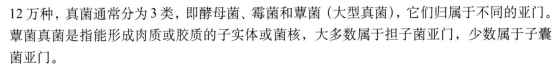

学习目标

1. 掌握传染病的临床特点及症状体征。
2. 熟悉传染病感染过程的表现及治疗。
3. 了解传染病的分类管理及预防原则。

一、传染病概述

（一）传染病相关概念

1. 感染　感染是微生物对宿主的异常侵染，致使微生物与宿主之间相互作用的一种生物学现象。感染的实质是微生物感染时打破了机体的微生物平衡，导致微生态失调，感染痊愈后机体重新恢复了微生态平衡。

2. 传染病　传染病是指由病原微生物通过一定的传播途径感染人体后产生的具有传染性、在一定条件下可造成流行的疾病。

3. **医院感染**　医院感染是指住院患者在医院内获得的感染，包括在住院期间发生的感染和在医院内获得出院后发生的感染，但不包括入院前已开始或入院时已存在的感染。一切在医院内活动的人群，包括工作人员、患者、陪护人员和探视者均可发生医院感染。

医院感染可分为外源性感染和内源性感染。外源性感染亦称交叉感染或获得性感染，是指携带病原微生物的医院内患者、工作人员或探视者，以及医院环境中病原微生物引起的医院感染。内源性感染又称自体感染或自身感染，是指患者自身皮肤或腔道等处定植的条件致病菌，或从外界获得的定植菌由于数量或定植部位的改变而引起的感染。据估计，内源性感染约占医院感染病例的 70%，在医院感染的发病中具有重要地位。

（二）传染病的发病机制

1. **传染病的发生与发展**　传染病的发生与发展都有一个共同的特征，即疾病发展的阶段性。

（1）入侵部位：病原体的入侵部位与发病机制有密切关系，入侵部位适当，病原体才能定植、生长、繁殖及引起病变。

（2）机体内定位：病原体入侵并定植后，可在入侵部位引起病变，也可进入血液循环，再定位于某一脏器引起该器官的病变，还可以经过一系列的生活史阶段，最后在某脏器定居。各种病原体的机体内定位不同，各种传染病都有其各自的特殊规律性。

（3）排出途径：各种传染病都有其病原体排出途径，是患者、病原携带者和隐性感染者具有传染性的重要因素。有些病原体的排出途径是单一的，有些病原体可有多种排出途径。病原体排出体外的持续时间有长有短，因而，不同传染病有不同的传染期。

2. **组织损伤的发生机制**　在传染病中，导致组织损伤的发生方式有下列 3 种。

（1）直接损伤：病原体借助其机械运动及所分泌的酶可直接破坏组织，或通过细胞病变而使细胞溶解，或通过诱发炎症过程而引起组织坏死。

（2）毒素作用：有些病原体能分泌毒力很强的外毒素，可选择性损害靶器官或引起功能紊乱。

（3）免疫机制：许多传染病的发病机制与免疫应答有关。有些传染病能抑制细胞免疫或直接破坏 T 细胞，更多的病原体则通过变态反应而导致组织损伤，其中，以Ⅲ型（免疫复合物）反应及Ⅳ型（细胞介导）反应最为常见。

3. **重要的病理生理变化**

（1）发热：发热常见于传染病，但并非传染病所特有的。外源性致热原（病原体及其产物、免疫复合物、异性蛋白、大分子化合物或药物等）进入人体后，激活单核吞噬细胞、内皮细胞和 B 淋巴细胞等，使后者释放内源性致热原。内源性致热原通过血液循环刺激体温调节中枢，释放前列腺素 E_2（PGE_2）。后者把恒温点调高，使产热超过散热而引起体温上升。

（2）代谢改变：传染病患者发生的代谢改变主要为负担平衡与消瘦，与糖原异生作用加速，能量消耗，肌肉蛋白分解增多，进食量下降等因素有关。糖代谢出现异常，水、电解质紊乱和内分泌改变。于疾病早期，胰高血糖素和胰岛素的分泌有所增加，血液甲状腺素水平在早期因消耗增多而下降，后期随着垂体反应刺激甲状腺素分泌而升高。恢复期则各种物质的代谢逐渐恢复正常。

（三）传染病感染过程的表现及流行条件

1. **传染病感染过程的表现**　病原体通过各种途径进入人体后就开始了感染的过程。在一定的环境条件影响下，根据病原体的致病力和机体的免疫功能，感染过程有以下5种表现。

（1）病原体被清除：是指病原体侵入人体后，首先可被机体防御第一线的非特异免疫屏障所清除，也可由事先存在于机体的特异性被动免疫（来自母体的抗体或人工注射的抗体）所中和，或被特异性主动免疫（预防接种或感染后获得的免疫）所清除。

（2）隐性感染：又称亚临床感染，是较常见的表现。指病原体侵入人体后，仅诱导机体产生特异性免疫应答，临床上不出现任何症状和体征，甚至无生化改变，只能通过免疫学检查才能发现。隐形感染过程结束后，大多数人获得不同程度的特异性主动免疫，病原体被清除。少数感染者转变为病原携带状态。

（3）显性感染：又称临床感染，此类表现较少见。是病原体侵入人体后，不但诱导机体发生持续免疫应答，而且通过病原体本身的作用或机体的变态反应，导致组织损伤，引起病理改变和临床表现。有些传染病在显性感染过程结束后，病原体可被清除，感染者可获得较为稳固的免疫力，但另有些人感染后免疫力并不牢固，容易再受感染而发病。小部分显性感染者转变为病原携带状态，成为恢复期携带者。

（4）病原携带状态：指无明显临床症状而携带病原体，此类表现仅次于隐性感染。按携带持续时间分可分为急性携带者（＜3个月）和慢性携带者（＞3个月）。按病原体种类不同，病原携带状态分为带病毒者、带菌者与带虫者。按其发生于显性感染或隐性感染之后分为恢复期与健康携带者，但并非所有的传染病都有病原携带状态。

（5）潜伏性感染：是指病原体感染人体后，寄生在机体某些部位，由于机体免疫功能足以将病原体局限化而不引起显性感染，但又不足以将病原体清除时，病原体便可长期潜伏起来，待机体免疫功能下降时，才引起显性感染。常见的潜伏性感染性疾病有单纯疱疹、带状疱疹、疟疾、结核等。潜伏性感染期间，病原体一般不排出体外，这是与病原携带状态的不同之处。

2. **传染病的流行条件**

（1）传染源：是指病原体已在体内生长繁殖并能将其排出体外的人和动物。包括患者、隐性感染者、病原携带者、受感染的动物（自然疫源性疾病、动物源性疾病）。

（2）传播途径：病原体离开传染源后，到达另一个易感者的途径，称为传播途径。包括：①呼吸道传播，如空气、飞沫、尘埃；②消化道传播，如水、食物、苍蝇；③接触传播，如手、用具、玩具；④虫媒传播：吸血节肢动物；⑤血液、体液传播，如血液、体液、血制品。

（3）人群易感性：对某一传染病缺乏特异性免疫力的人称为易感者，易感者在某一特定人群的比例决定该人群的易感性。

二、传染病的特征

（一）传染病的基本特征

传染病与其他疾病的主要区别在于其具有以下4个基本特征。

1. **病原体**　每种传染病都是由特异性病原体引起，这些病原体可以是微生物，如细菌、病毒，也可以是寄生虫。

2. 传染性　传染病与其他疾病的主要区别在于其具有传染性，前者意味着病原体能通过某种途径感染他人，但每一种传染病的传染期基本相对固定。

3. 流行病学特征　传染病需要传染源、传播途径和易感人群这 3 个基本条件，才能够构成传染和流行。且传染病病例发病也具有在时间上（季节分布）、空间上（地区分布）和不同人群（年龄、性别和职业）中的分布特征。

4. 感染后免疫　免疫功能正常的人体感染某种病原体后，基本都能产生针对该病原体及其产物的特异性免疫，但感染后免疫力的持续时间在不同传染病中有很大差异。有的抗体具有保护性，如乙肝表面抗体；有的抗体不具有保护性，只是作为诊断这种病的一个依据，如抗 HIV 抗体。

（二）传染病的临床特点

1. 病程发展的阶段　急性传染病的发生、发展和转归，通常分为以下 4 个阶段。

（1）潜伏期：从病原体侵入人体起，至开始出现临床症状止的时期，称为潜伏期。潜伏期通常相当于病原体在体内繁殖、转移、定位、引起组织损伤和功能改变导致临床症状出现之前的整个过程。每一个传染病的潜伏期都有一个范围（最短、最长），并呈常态分布。潜伏期的长短一般与病原体感染的量成反比。

（2）前驱期：从起病至症状明显开始为止的时期称为前驱期。在前驱期中的临床表现通常是非特异性的，如头痛、发热、疲乏、食欲缺乏等，为许多传染病所共有，一般持续 1～3 天。前驱期已具有传染性。起病急骤者，则无前驱期。

（3）症状明显期：急性传染病患者度过前驱期后，某些传染病（如麻疹）往往转入症状明显期。在此期间该传染病所持有的症状和体征通常都获得充分表达。然而，在某些传染病（如脊髓灰质炎、乙型脑炎等）中，大部分患者随即转入恢复期，临床上称为顿挫型，仅少部分转入症状明显期。

（4）恢复期：机体免疫力增长至一定程度，体内病理生理过程基本终止，患者症状及体征基本消失，临床上称为恢复期。在此期间体内可能还有残余病理改变或生化改变，病原体还未完全清除，许多患者的传染性还要持续一段时间，但食欲和体力均逐渐恢复，血清中的抗体效价逐渐上升至最高水平。

有些传染病患者在病程中可出现复发或再燃。有些传染病患者进入恢复期后，已稳定退热一段时间，由于潜伏在组织内的病原体再度繁殖至一定程度，使初发病的症状再度出现，称为复发。见于伤寒、疟疾、细菌性痢疾等疾病。有些患者在恢复期时，体温未稳定下降至正常又再发热时，称为再燃。

2. 常见的症状与体征

（1）发热：绝大多数传染病都可引起发热，如流行性感冒、结核病、疟疾等，有的发热严重、体温较高，有的发热程度较轻。还有一些传染病有特殊的发热类型，如稽留热，常见于伤寒、斑疹伤寒等；弛张热，可见于败血症、肾综合征、出血热等；间歇热，可见于疟疾、败血症等；回归热，见于回归热、布鲁氏菌病等。热型是传染病的重要特征之一，具有鉴别诊断意义。

传染病的发热过程可分为 3 个阶段。①体温上升期：体温可骤然上升至 39℃ 以上，通常伴有寒战，见于疟疾、登革热等，亦可缓慢上升，呈梯形曲线，见于伤寒、副伤寒等；②极期：体温上升至一定高度，然后持续数天至数周；③体温下降期：体温可缓慢下降，

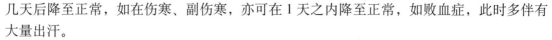

几天后降至正常，如在伤寒、副伤寒，亦可在 1 天之内降至正常，如败血症，此时多伴有大量出汗。

（2）发疹：许多传染病在发热的同时伴有发疹，称为发疹性传染病。出疹时间、部位和先后次序对诊断和鉴别诊断有重要的参考价值。如水痘、风疹都在病程的第 1 天出疹。猩红热多于第 2 天，麻疹多于第 3 天等。水痘的皮疹主要分布于躯干，麻疹的皮疹先出现于耳后、面部，然后向躯干、四肢蔓延，同时有黏膜疹。

（3）毒血症状：病原体的各种代谢产物，包括细菌毒素在内，可引起除发热以外的多种症状，如疲乏、全身不适、厌食、头痛、肌肉关节疼痛等，严重者可有意识障碍、脑膜刺激征、中毒性脑病、呼吸衰竭及休克等表现。有时还可引起肝、肾损害，表现为肝、肾功能改变。

（4）单核巨噬细胞系统反应，临床上主要表现为肝、脾和淋巴结肿大。

三、传染病的分类及管理

（一）传染病的分类及管理

根据我国《传染病防治法》将传染病主要分为甲、乙、丙三类，且截至 2023 年共存在 41 种法定传染病。

1. 甲类传染病　也称为强制管理传染病，属于需要强制进行管理的，需要对患者、携带者、疑似感染和密切接触的对象，以及疫情区进行严格的控制、隔离、治疗。本类传染病主要有鼠疫和霍乱 2 种。

2. 乙类传染病　也称为严格管理传染病，需要进行严格的控制管理，及时进行控制、隔离并治疗。本类传染病主要有传染性非典型肺炎、艾滋病、病毒性肝炎、脊髓灰质炎、人感染高致病性禽流感、麻疹、流行性出血热、狂犬病、流行性乙型脑炎、登革热、炭疽、细菌性和阿米巴性痢疾、肺结核、伤寒和副伤寒、流行性脑脊髓膜炎、百日咳、白喉、新生儿破伤风、猩红热、布鲁氏菌病、淋病、梅毒、钩端螺旋体病、血吸虫病、疟疾、人感染 H7N9 禽流感、新型冠状病毒感染、猴痘。

3. 丙类传染病　也称为监测管理传染病，主要进行监测管理，包括风疹、麻风病、急性出血性结膜炎、流行性感冒、流行性腮腺炎、斑疹伤寒、黑热病、包虫病、丝虫病、其他感染性腹泻病、手足口病。

但部分乙类传染病的管理办法需要按照甲类进行，如非典型肺炎、肺炭疽。建议广大人群日常注意做好防护，勤洗手、规范戴口罩，室内还要注意开窗通风，避免在密闭、人流密集的环境中停留过久，可有效预防感染。

（二）传染病的报告

任何单位和个人发现《中华人民共和国传染病防治法》规定的传染病患者或者疑似传染病患者时，应当及时向所在地卫生院（卫生服务中心）或市疾病预防控制中心报告，发现甲类传染病患者、病原携带者、疑似传染病患者及重大突发公共卫生事件时，按照国家有关规定于 2 小时内向相关部门进行报告。

（1）对甲类传染病和按甲类管理的乙类传染病患者、疑似患者和病原携带者，国家卫健委规定按甲类传染病管理的其他乙类传染病如突发原因不明的传染病，以及卫生部规定的不明原因肺炎患者，应在 2 小时内完成网络直报。

（2）对其他乙类传染病患者、疑似患者，伤寒副伤寒、痢疾、梅毒、淋病、白喉、疟疾病原携带者，国家卫健委列入乙类传染病管理的其他传染病患者、疑似患者，省级人民政府决定列入乙类传染病管理的其他地方性传染病患者、疑似患者，应在 24 小时内，通过网络进行信息的录入报告。

（3）对丙类传染病患者、疑似患者，应在 24 小时内，通过网络进行信息的录入报告。

四、传染病的预防

预防传染病，主要有以下 3 个措施。

（一）管理传染源

管理传染源是传染病预防的基本措施，包括严格执行传染病报告制度，对有传染病的患者要进行隔离和治疗，对携带者要进行隔离、教育和治疗，对接触者要进行检疫和预防，对感染的动物要进行处理等。

（二）切断传播途径

切断传播途径是预防传染病继续传播的有效措施。由于各种传染病的传播途径是不一样的，所以，采取切断传播途径的措施，也各不相同。

（三）保护易感人群

在传染病发生时，保护易感人群不受传染，也是传染病预防的重点措施之一，主要包括特异性和非特异性预防两个方面。非特异性预防，包括改善营养、锻炼身体、增强体质、提高抵抗力等；特异性的预防，主要是预防接种，预防接种对传染病的控制和消灭起着关键性作用。

第三节　环境卫生学知识

学 习 目 标

1. 熟悉人与环境的关系。
2. 了解生态环境的特征。

一、环境卫生学概述

（一）环境卫生学的定义

环境卫生学是研究自然环境和生活环境与人群健康的关系，揭示环境因素对人群健康影响的发生发展规律，为充分利用环境有益因素和控制环境有害因素提出卫生要求和预防对策，增进人体健康，维护和提高人群健康水平的学科。

（二）环境卫生学的研究对象

环境卫生学研究的环境通常包括自然环境和生活环境，它们是人类生存的必要条件，前者如大气圈、水圈、土壤岩石圈和生物圈；后者主要指人类为更好地生活而建立起来的居住、工作和娱乐环境及有关的生活环境因素。其组分和质量的优劣与人体健康的关系非常密切。人类赖以生存的环境中的各种因素，按其属性可以分为物理性、化学性、生物性

3 类。

1. **物理因素**　主要包括小气候（空气的温湿度、气流、热辐射等）、噪声、电离辐射、非电离辐射、振动等。

2. **化学因素**　如大气、水、土壤中含有各种无机和有机化学物质，而人类在生产生活中可将大量化学物质（废气中的二氧化硫等、废水、固体废物、重金属和氰等有毒有害物质）排放到环境中造成严重的环境污染。

3. **生物因素**　主要包括细菌、真菌、病毒、寄生虫和生物性变应原（如花粉、真菌孢子等）。当环境中的生物种群发生异常变化或环境受到生物性污染时，可对人体健康造成直接、间接或潜在的危害。

（三）环境卫生学研究内容

1. **环境与健康关系的基础理论研究**　人类的健康、生长发育和疾病状态都是机体与环境相互作用的结果，其相互作用的关键位点是基因组和（或）蛋白质组。在人类基因组中，某些基因对环境因素的作用会产生特定的反应，称为环境应答基因。环境基因组计划的主要目标是推进有重要功能的环境应答基因多态性研究，确定其引起环境暴露致病危险性差异的遗传因素，并以开展和推动环境 - 基因相互作用对疾病发生影响的人群流行病学研究为最终目的。

2. **环境因素与健康关系的确认性研究**　在人类生存环境中，环境因素的种类繁多，作用复杂，其对人体健康影响也各不相同。有些环境因素由于对机体作用的强度和频率不同而呈现出生物学效应的双重性，在浓度适宜时对健康有益，浓度过高则对健康有害。由于环境中的污染物种类繁多，对人体健康的影响极其复杂，且涉及面广，其与人体健康之间的关系远未明了。在研究污染物对人体健康影响时，既要重视污染物的急性作用，又要重视其慢性影响；既要揭示污染物的早期效应，又要揭示其远期效应；既要考虑单一环境因素的作用，又要考虑多因素的联合作用。因此，努力探索和及时确认极其复杂的环境因素对机体健康的影响、作用模式、相互关系和影响因素，以及阐明环境因素与健康的关系具有十分重要的意义。

3. **创建和引进适宜于环境卫生学研究的新技术和新方法**　人们可以从整体角度考虑研究人类组织细胞结构、基因、蛋白及其分子间相互作用与机体健康的关系，通过整体分析人体组织器官功能和代谢状态，探索环境因素对人类健康和疾病影响的机制。

4. **研究环境卫生监督体系的理论依据**　2015 年 1 月 1 日起实施的新修订的《中华人民共和国环境保护法》总则中提出了"保障公众健康"，并新增加了环境与健康监测、调查等内容的条款。第一次把环境与健康关系研究工作在法律上进行明确，为今后环境与健康工作的全面展开、促进环保工作提供了充分的法律依据。

二、人类的环境

人类生存的空间及其中可以直接或间接影响人类生活和发展的各种自然因素称为环境。人类的环境是指环绕于地球上的人类空间及其中可以直接、间接影响人类生存和发展的各种物质因素及其社会因素的总体。按环境要素的属性及特征，人类的环境可分为自然环境、生态环境和社会环境。

（一）自然环境

自然环境包含大气圈、水圈、土壤岩石圈和生物圈。

1. **大气圈**　主要指围绕地球周围的空气层，可分为对流层、平流层、中间层、热成层和外大气层。随海拔高度升高，大气呈不均匀分布，距离地面越远密度越低。人类活动和排放的污染物多集中于对流层，其与人类关系最为密切。

2. **水圈**　地球上的水圈由大气水、海水、陆地水共同构成，存在于空气、地表与底下，以气态、液态和固态 3 种形式存在。水圈中各类水的总量分布为：海水占 96.53%，覆盖了地球表面积的 71%，淡水资源占近 3%，但便于取用的河水、湖水及浅层地下水仅占水圈总量的 0.2% 左右，其中一部分已遭较严重污染而不能饮用，饮水短缺已经成为世界某些地区的严重危机。

3. **土壤岩石圈**　土壤是覆盖于地表、具有肥力的疏松层，含有矿物质、有机质、微生物、水和空气等成分，能为生物的生存和发展提供重要的物质基础，称为土壤岩石圈。土壤是联系有机界和无机界的重要环节。当土壤受到污染时，可通过生物富集、水分蒸发和渗透等途径使污染物向动植物、大气及水体转移。

4. **生物圈**　指从海平面以下深约 12km 至海平面以上高约 10km 的范围，包括一部分大气圈和水圈及土壤岩石圈，是地球上所有生命物质及其生存环境的整体。地球生物是生物圈内的主体，其种数繁多，结构多样。生物多样性是生物圈最重要的特征。

（二）生态环境

即是"由生态关系组成的环境"的简称，是指与人类密切相关的，影响人类生活和生产活动的各种自然（包括人工干预下形成的第二自然）力量（物质和能量）或作用的总和。由生态系统和环境系统共同组成，生态环境中存在各种各样的生物，其数量庞大、种类繁多，具有生物多样性的显著特征。

生态系统是在一定空间范围内，由生物群落及其环境组成，借助于各种功能流（质流、能量流、物种流和信息流）所联结的稳态系统。它具有以下特征。

1. **整体性**　生态系统是由多种成分结合而成的统一体，各个要素的性质和行为对系统的整体性都是起作用的；如果失去一些关键性要素，则难以成为完整形态而发挥作用。

2. **开放性**　自然生态系统不是孤立的、封闭的，可通过各种途径与外界沟通，不断地与环境进行物质交换。

3. **自调控**　生态系统通过自身的运动而不断地调整其内在组成和结构，以保持自身的稳定性和增强对外界变化的适应性、忍耐性。生态系统的自调控功能主要表现在：①同种生物的种群密度的调控；②异种生物种群之间的数量调控；③生物与环境之间相互适应的调控。

4. **可持续性**　生态系统是不断进行着物质循环和能量流的功能单位，由非生物物质、生产者、多级消费者和分解者组成。生态系统的每一组成部分均在物质循环和能量流中扮演着重要的、不可替代的角色。生态系统作为一个整体没有纯粹的废物，才维持其良性循环，这是自然生态系统可持续性发展的原因，也是生态系统的重要特征。

（三）社会环境

社会环境是人类通过长期有意识的社会劳动，创造的物质生产体系、文化积累等所形成的环境。

三、人与环境的关系

人与环境的关系是生物发展史上长期形成的一种既相互对立、相互制约，又相互依存、相互转化的辩证统一关系。人类自诞生之日起，就与周围的环境发生着密切关系。自然界的变化可以直接或间接影响人类。人类既是环境的产物，也是环境的塑造者。人类的存在和发展，一刻也离不开自然，必然要通过生产劳动同自然进行物质和能量的交换。

（一）人与环境在物质上的统一性

人体通过新陈代谢与外界环境不断地进行着物质交换和能量流动，使得机体的结构组分与环境的物质成分保持着动态平衡，并形成人与环境之间相互依存、相互联系的复杂的统一整体。人类为了更好地生存和发展，必须尽快适应外界环境条件的变化，不断从环境中摄入某些元素以满足机体完成自身生命活动过程的需要。在漫长的历史进程中，人与环境之间在物质上形成了统一性。

（二）人对环境的适应性

在人类长期进化发展的过程中，各种环境条件是经常变动的，人体对环境的变化形成一定的调节功能以适应环境状态的变动。自然环境的昼夜变化、四季交替是极有规律的，人类已形成了一种与其相协调的对应关系。当今人类的行为特征与其形态结构和生理特点一样，都是适应自己特定环境的结果。

机体的适应性是人类在长期发展的进程中与环境相互作用所形成的遗传特征。当然，人体对环境变化的这种适应能力是有一定限度的，如果环境条件发生剧烈的异常变化，超越了人类正常的生理调节范围，就会引起人体某些功能、结构发生异常，使人体产生疾病甚至死亡。

（三）环境因素对人体影响的双重性

自然环境和生活环境中存在诸多对人类生存和身体健康必需的有利因素，如空气、水、充足的阳光等，这些都是人类和其他生物能够很好地在地球上生存的根本原因。同时，环境中也存在一些对人体健康和生存不利的因素，如严寒酷暑等恶劣的气候条件、土壤、过度的紫外线照射、各种自然灾害等。因此，对客观事物的认识包括环境因素对机体的影响，都不能绝对化，要用辩证统一的思维方法去理解、分析和判别。

（四）人与环境之间的生态平衡

在人类生态环境中，人和环境之间不断地进行着物质、能量、信息交换，保持着动态平衡而成为不可分割的统一体，从而实现了人与环境的统一。环境和人体之间进行的物质与能量的交换及环境中各种因素（物理性、化学性、生物性因素）对人体的作用，保持着相对的稳定即环境与人体的生态平衡。这种平衡不是一成不变的，而是经常处于变动之中，是一种动态平衡。

四、环境污染与健康

由于自然的或人为的原因，进入环境的污染物数量超过环境的自净能力，造成环境质量下降恶化，直接或间接影响人体健康，称为环境污染（environmental pollution）。环境污染物（因素）种类多，按污染源的形态可以分为废气污染、废水污染和固体物污染及噪声污染、辐射污染等；按其属性通常分为化学性、物理性和生物性 3 类。由于环境有害因素的多样性及其有害作用制的复杂性，对机体可造成多种危害，这些有害效应的靶部位可以是人类任何器官系统。

（一）水污染对人类健康的影响

1.引起急性和慢性中毒　水体受化学有毒物质污染后，通过饮水或食物链便可能造成中毒，如甲基汞中毒（水俣病）、氟中毒（痛痛病）、砷中毒、铬中毒、氰化物中毒、农药中毒、多氯联苯中毒等。铅、钡、氟等也可对人体造成危害。这些急性和慢性中毒是水污染对人体健康危害的主要方面。

2.致癌　某些有致癌作用的化学物质，如砷、铬、镍、铍、苯胺和其他多环芳烃、卤代烃污染水体后，可以在悬浮物、底泥和水生生物体内蓄积。长期饮用含有这类物质的水，或食用体内蓄积有这类物质的生物就可能诱发癌症。但癌症发生与水因素之间的关系，尚未完全阐明。

3.发生以水为媒介的传染病　人畜粪便等生物性污染物污染水体，可能引起细菌性肠道传染病如伤寒、痢疾、肠炎、霍乱等。肠道内常见病毒如脊髓灰质炎病毒、柯萨奇病毒、肠道致细胞病变人孤儿病毒、腺病毒、传染性肝炎病毒等，皆可通过水污染引起相应的传染病。某些寄生虫病如阿米巴痢疾、血吸虫病、贾第虫病等，以及由钩端螺旋体引起的钩端螺旋体病等，也可通过水传播。

4.间接影响　水体污染后，常可引起水的感官性状恶化。如某些污染物在一般浓度下对人的健康虽无直接危害，但可使水发生异臭、异味、异色，呈现泡沫和油膜等，妨碍水体的正常利用。铜、锌、镍等物质在一定浓度下能抑制微生物的生长和繁殖，从而影响水质卫生状况。

（二）大气污染对人类健康的影响

大气污染对人体的危害有很多不同的表现，主要表现为呼吸道疾病与生理功能障碍，以及眼、鼻等黏膜组织受到刺激而患病。

大气污染中的二氧化硫经过某种化学反应，生成硫酸液沫，随后附着在烟尘上或凝聚在雾滴上，随呼吸进入器官，使人发病或加速慢性病患者的死亡。

当大气中污染物浓度很高时，会造成急性污染中毒，或使病情恶化，甚至在几天内就能夺去几千人的生命，其实，即使大气中污染物浓度不高，如果人体成年累月呼吸这种污染了的空气，也会引起慢性支气管炎、支气管哮喘、肺气肿及肺癌等疾病。

（三）噪声污染对人类健康的影响

强烈的噪声会引起耳部的不适，如耳鸣、耳痛、听力损伤等。据测定，如果噪声超过115dB，严重的则会造成耳聋。根据临床医学统计，在80dB以上噪声环境中长时间生活，造成耳聋的概率可高达50%；当噪声超过85dB，就会使人感到心烦意乱，人们会感觉到吵闹，因而无法专心工作。

噪声是导致心血管疾病的危险因子，也会加速心脏衰老，增加心肌梗死发病率。噪声还可以引起如神经系统功能紊乱、精神障碍、内分泌紊乱甚至事故率升高。高噪声的工作环境，可使人出现头晕、头痛、失眠、多梦、全身乏力、记忆力减退以及恐惧、易怒、自卑甚至精神错乱。

噪声对视力也有一定程度的损害。长时间处于噪声环境中的人很容易发生眼疲劳、眼痛、眼花和视物流泪等眼损伤现象。同时，噪声会使红、蓝、白三色视野缩小80%，同时还会使色觉、视野发生异常。

（四）放射性污染对人类健康的影响

放射性元素的原子核在衰变过程放出 α、β、γ 射线的现象，称为放射性。由放射性物质造成的污染称为放射性污染。放射性污染的主要来源有原子能工业排放的放射性废弃物、核武器试验的沉降物以及医疗、科研排出的含有放射性物质的废水、废气、废渣等。放射性污染对人类的危害是十分严重的，主要有急性损伤和慢性损伤。

如果人在短时间内受到大剂量 X 射线、射线和中子的全身照射，人就会出现急性损伤的症状，轻者出现毛发脱落或感染等；当剂量更大时，则会出现腹泻、呕吐等肠胃损伤反应。在极高的剂量照射下，则会使中枢神经受损（中枢神经受损症状主要有无力、倦怠、无欲、虚脱、昏睡等，严重者会出现全身肌肉震颤而引起癫痫样痉挛）直至死亡。

放射性元素照射后的慢性损伤则会导致人群白血病和各种癌症的发病率增加，同时，也会使造血器官、心血管系统、内分泌系统和神经系统等受到损害，其发病过程可长达几十年。

第四节 卫生化学知识

学习目标

1. 了解卫生化学的性质。
2. 熟悉卫生分析的一般过程。
3. 熟悉常用卫生检验技术种类。

一、卫生化学概述

（一）卫生化学的性质

卫生化学是应用分析化学的基本理论和实验技术研究，预防医学领域中与健康相关化学物质的质、量及其变化规律的学科，是随着公共卫生与预防医学和分析化学学科发展而形成的一门交叉学科。

（二）卫生化学的任务与作用

21 世纪高新技术日新月异，在给人类社会带来进步和繁荣的同时，也带来了新的公共卫生问题和一系列新的挑战。全球变暖、臭氧层破坏、酸雨蔓延、水体污染、垃圾围城成为人类面临的重要环境危机。更为突出和引起社会关注的是食品安全问题，如有毒大米、食品和食品包装材料中的塑化剂、乳和乳制品中的三聚氰胺等都给食品安全提出了新的挑战。另外，慢性非传染性疾病（简称"慢性病"）和营养相关疾病的不断出现，也引起了国际医学界的极大关注。面对如此严峻的形势，公共卫生 / 预防医学的主攻目标和研究内容由早期的第一主攻方向研究传染病的病原体、传播途径和预防措施，转变为探讨和研究内、外环境中影响人群健康的各种因素、疾病在人群中发生和流行规律以及慢性病的预防与控制措施。这就要求并促使卫生化学不断发展，研究和应用最新的分析技术，为制定卫生标准、评价环境质量、保证食品安全，及时发现、控制和预防疾病流行提供科学可靠的依据、信息和方法。

卫生化学的研究对象涉及预防医学的各个领域，如空气污染物、水体污染物、土壤污染物及家用化学品中污染物的检测；食物营养成分、功能性保健食品中功效成分的分析，食品中的添加剂农药残留、重金属、有机毒物等污染成分的检测以及化学性食物中毒的快速鉴定；生物材料样品（如血液、尿液、毛发和组织等）的监测等。

（三）卫生化学课程的主要内容与特点

1. 样品的采集和保存；样品的预处理。

2. 分析数据的处理和分析质量的保证。

3. 预防医学中常用仪器分析方法的基本原理及相关仪器的结构和操作方法。包括：①光谱学分析方法；②电化学分析方法；③色谱分析方法；④与预防医学有关的其他现代仪器分析方法和新技术，主要有质谱法及其联用技术和常用快速检验等新技术。

卫生化学的特点主要表现在：①检测的样品种类繁多，包括气、水食品、生物材料等；②分析对象广，有无机成分、有机成分，有小分子、大分子甚至细胞；③被测组分含量差别大，从常量到痕量甚至超痕量；④样品组成复杂，同样的被测组分，由于其来源不同，基本干可能大不相同；⑤必须依据预防医学的特点选择分析方法，根据国家卫生标准等卫生法规评价和析检验结果。

二、卫生分析的一般过程

1. 采样 试样是指在分析工作中被采集并进行分析的物质体系，从整体中取出可代表全体组成的一小部分的过程称为采样。在实际分析工作过程中，首先要保证采集的试样均匀并具有代表性，否则测定结果再准确也毫无意义。

2. 试样预处理 主要包括试样的分解和预分离富集。操作时可根据试样的性质和分析的目的选用适当的方法。卫生分析的试样组成成分复杂，测定时各组分之间常相互干扰，影响分析结果的准确性。因此，必须选择适当的方法消除干扰。当试样中待测组分含量极微，而测定方法的灵敏度不够时，必须先将待测组分进行富集，然后测定。

3. 选择方法及测定 首先根据试样的性质和分析目的选择适宜的分析方法，如对微量组分的测定应采用高灵敏度的分析方法；起到法律裁决作用的分析任务必须选择国家标准方法；要求现场测定的任务应选择快速检验方法等，然后用选定的方法准确测定。

4. 分析数据的处理与结果表达 对于测定得到的数据首先要对其可靠性进行判断，然后运用建立在统计学基础上的误差理论对数据进行计算和处理，并对计算得出的分析结果的可靠性进行分析，最后确定待测组分的含量，并按要求给出分析报告。如果选择的分析方法没有检测到要分析的物质，应以"未检出"（或写小于具体检出限数值）作为报告结果，而不应报告为"零"。

三、样品的采集与保存

（一）样品的采集

样品采集是指从待测样品库中抽取数量一定的具有代表性的样品作为检测分析的材料。在分析测量过程中，只有采集到合理且正确的样品，才有可能得到有用的数据，得到正确可靠的结论。关于样品采集，有四大原则：代表性原则、典型性原则、适时性原则、程序原则。

1. 代表性原则　食品因其生产批号、原料情况（来源、种类、地区、季节等）、加工工艺、储运条件以及生产、销售人员的责任心和安全卫生意识对食品质量有很重要的影响。所以，采集的样品必须能充分代表被分析总体的性质，使采集的样品能够真正反映被采集样品的整体水平。

2. 典型性原则　对有些样品的采集，应根据检测目的，采集能充分说明此目的的典型样品。如食物中毒患者，要采集患者吃剩的可疑食物、患者呕吐物或胃内容物等典型样品。

3. 适时性原则　根据检测目的及周围环境，某些样品的采集要有严格的时间观念，采集样品时要避免样品被污染和被测组分的损失，选择合适的采样器具和采样方法。采样时要详细记录采样时间、地点、位置、温湿度等。一般采样分为 3 份，分别供检验、复验、备查或仲裁之用。

4. 程序性原则　采样、检验、留样、报告均应按规定的程序进行，各阶段都要有完整的手续，责任分清。

（二）样品的保存

从样品的采集到样品的分析测定这一段时间里，由于空间、时间的变化，有可能会导致样品中的某些物理参数和化学组分发生变化，以至于检测失败或数据不准确。为减少这些变化，保证检测结果的可靠性和准确性，就需要采取一定的措施，尽快检测或妥善保存。

1. 密封保存法　对于含水分或具有挥发性的样品，放置在密闭容器中，防止样品风化、挥发；对于需要干燥储藏的样品，也可以有效防止外源的空气与水分侵入，污染样品。

2. 化学保存法　指在样品中加入某些物质来保证样品的性质稳定。常见的有加生物抑制剂、酸（碱）化，可以有效防止生物作用、防止样品物理性质发生改变等。需要注意的是加入的物质不应干扰其他组分的测定。

3. 冷藏保存法　将样品放置在光暗处或冰箱中，可以有效抑制样品中的生物活动，防止外源微生物污染样品导致变质，同时也可以减缓样品自身的物理作用与化学速度。

四、常用卫生检验技术

（一）紫外 - 可见分光光度法

光是一种电磁辐射，或称电磁波，是一种以巨大速度通过空间传播的光子流。光谱分析法是指利用物质与辐射能作用时所产生的吸收信号或辐射信号的特征和强度而建立起来的定性、定量及结构分析方法。紫外可见分光光度法是光谱分析法中一种广泛应用的分析方法。

1. 紫外 - 可见吸收光谱的形成

（1）分子对电磁辐射的选择性吸收：当辐射通过固定、液体或气体等透明介质分子时，物质分子选择性地吸收辐射，产生紫外 - 可见吸收光谱，又称为分子吸收光谱。

（2）紫外 - 可见吸收光谱及其特征：当紫外 - 可见光区某一波长（λ）的单色光通过溶液时，其吸光度（A）以波长为横坐标，吸光度为纵坐标绘制的图形称为紫外 - 可见吸收光谱，又称为分吸收光谱，简称吸收光谱或吸收曲线。

2. 紫外 - 可见分光光度计　分光光度计有许多种类型，按波长类型分为单波长分光光度计和双波长分光光度计；按光束类型分为单光束分光光度计和双光束分光光度计；按波长范围分为可见分光光度计、紫外 - 可见分光光度计，后者由 5 个部分组成，可分为光源、单色器、吸收池、检测器、显示系统等。

（二）电位分析法

电位分析法是以测量原电池的电动势为基础，根据电动势与溶液中某种离子的活度（或浓度）之间的定量关系来测定待测物质活度或浓度的一种电化学分析法。可分为直接电位法和电位滴定法。

1. **直接电位法**　依据电位与被测组分浓度的关系进行直接测定的方法称为直接电位法。

2. **电位滴定法**　通过测量电位的变化来确定滴定终点的方法称为电位滴定法。该方法不用指示剂确定终点，不受溶液颜色、浑浊度等的影响，适合有色溶液或浑浊溶液中某些物质的测定，以及无适合指示剂时的滴定。

电化学分析法与其他方法相比，它可以测定元素的价态，并且给出元素的活度（a），而不像其他方法测定的是浓度（c），这对于生命科学研究具有特别重要的意义。同时还具有快速、灵敏、准确、仪器简单、价格低廉、线性范围宽、易于实现自动化等优点。在卫生检验、医药分析、环境监测等领域得到广泛应用，在自动监测、在线分析和活体分析中发挥着重要作用。

（三）其他常用卫生检验技术

其他常用检验技术有分子荧光分析法、原子吸收分光光度法、原子荧光光谱法、电感耦合等离子体原子发射光谱法、电导分析法、溶出伏安法、电位溶出法、液相色谱法、气相色谱法、高效液相色谱法、离子色谱法、毛细管电泳法等。

五、常用快速检验技术

快速检验通常是指使用特殊仪器或装置在较短的时间内得出检测结果的行为，一般认为理化检验在 2 小时内能得出结果的方法即可视为快速检测方法。常用的快速检测方法主要有理化快速检测技术、分子生物学分析检测技术、纳米检测技术、生物传感器检测技术及免疫分析技术等。

（一）快速检验技术种类

1. **理化快速检测技术**　理化快速检验方法是指在一定的实验条件下，借助各种仪器、设备和试剂，运用物理、化学的方法来快速检测评价样品质量的一种方法，具有快速、简单、结果直观、便携等特点。如化学比色分析法、基于光谱学快速检测技术、电子鼻多功能快速检测仪等。

2. **分子生物学分析检测技术**　常见的有生物芯片检测技术、液相悬浮芯片、化学活性萤光素酶表达法等。

3. **纳米检测技术**　纳米材料是指在三维空间中至少有一维处在纳米尺度范围（1～100nm），或由它们作为基本单元且具有纳米效应的材料。功能化纳米材料与传统检测方法相结合建立的高灵敏、高通量的快速检测方法，已广泛应用于化学、医学等多个领域的分析检测。常见的纳米检测技术有纳米磁珠分离技术、纳米金检测技术、量子点检测技术、碳纳米管检测技术等。

4. **生物传感器检测技术**　生物传感器通常是指由生物分子识别元件与信号转换器紧密结合，对特定化学物质或生物活性物质具有选择性和可逆响应的分析装置。如酶传感器、免疫传感器及其他生物传感器等。

生物传感器与传统方法比较，具有以下特点：①所需样品量少，前处理简单，可同时完成样品的分离和46检测；②可反复多次使用，并可实现连续在线监测；③灵敏度高、选择性好；④仪器成本低，易于微型化，便于推广普及。

5.**免疫学分析检测技术**　免疫分析法简单、快速、灵敏度高、特异性强，是初筛及测定致癌物和一些剧毒农药的好方法，常用的标记免疫分析法有酶联免疫法、放射免疫分析法、免疫发光分析法、免疫胶体金分析技术等。

（二）快速检验技术的特点

1.着重于现场快速分析，具有设备简单、小型化、易于操作、反应快速、采样量少等特点。

2.测定结果具有一定的准确度，能满足相关规定限量检测的需要。

3.是处理突发事故、公共卫生事件和日常监测中常用的检测手段。

第一章　练习题与答案

第2章 消毒基础知识

学习目标

1. 正确应用常用消毒灭菌方法。
2. 列出常见微生物的种类。
3. 描述微生物对消毒灭菌方法的抗力。

第一节 消毒概要

一、消毒的定义及内涵

(一) 消毒定义

消毒是指用物理、化学等消毒因子杀灭、清除、中和或抑制人体外环境中的目标微生物使其达到无害化，从而防止传染病传播的措施。消毒是指一种状态、一种结果。有时消毒又指一种消毒处理过程、一种消毒方法。与灭菌的区别在于，消毒能杀死病原微生物、但不一定能杀死细菌芽孢。而灭菌是指把物体上所有微生物（包括细菌芽孢在内）全部杀死的方法。

(二) 消毒的内涵

消毒定义的内涵十分丰富，主要有以下几方面内容。

1. 消毒因子 指用于消毒的物质或能量。消毒因子包括物理消毒因子、化学消毒因子和生物消毒因子，或其组合而成的复合消毒因子。

(1) 物理消毒因子：通过物理原理产生消毒作用的因子，主要有热力、电离辐射、紫外线照射、微波、超声波和等离子体。或指通过物理摩擦、物理过滤、物理与空间阻隔，以及疫点和疫区的封锁隔离等方式产生消毒作用。

(2) 化学消毒因子：主要通过化学反应产生消毒作用的因子，主要有灭菌剂、消毒剂、抗毒剂、抗菌剂、抑菌剂和防保剂等。

(3) 生物消毒因子：通过生物学原理产生消毒作用的因子，主要有动物提取物、植物提取物、微生物代谢的生物活性成分或微生物活体，主要包括酚类化合物、醌类化合物、精油、生物碱、多糖、多肽、酶和噬菌体等。

2. 人体外环境 指人体生存所处的自然界以及人体与自然界直接接触的机体部分微生态环境。主要包括如下几个部分。

(1) 人体的体表、与外界相通的腔道和创口等，如呼吸道、消化道，泌尿道等系统。

(2) 人体所处的周围环境和场所，如水、空气、土壤和物体表面等。

（3）人体食用、使用和享用的物品，如食品、药品、饮水、医疗器械、卫生用品、餐饮具、衣物、书籍、字画等。

3. **目标微生物** 指每次消毒活动时要杀灭、清除、中和或抑制的微生物。这些消毒目标微生物存在于消毒对象的表或里。主要包括以下几部分。

（1）对人、动物和植物致病的病原微生物。

（2）对人体具有卫生学意义的卫生微生物。

（3）对环境和物品有害的微生物。

（4）其他特定的微生物。

4. **消毒作用方式** 指消毒因子作用于目标微生物的方式。消毒因子通过杀灭、清除、中和或抑制等几种方式作用于目标微生物。

（1）杀灭：或称杀死、灭活等，是消毒因子对目标微生物不可逆、彻底地摧毁，灭活是针对病毒而言的，因为病毒的核酸具有感染活性，必须毁灭其核酸，使其丧失感染活性，才能达到了对病毒杀灭的目的。

（2）清除：通过物理摩擦去除目标微生物的方式达到消毒的目的。①物理摩擦：用水洗手、洗头、冲洗地面等；如用水洗手、扫帚扫地、抹布擦拭家具等；②物理过滤：如口罩、细菌过滤器、层流手术室等；③物理与空间阻隔：如医用防护服、防护面罩、防护眼镜等医护人员自我隔离，以及疫点和疫区的封锁隔离，如隔离医学观察室、居家隔离、封村、封城，或远距离隔离生活区等。

（3）中和：是针对抗原抗体反应的消毒方式，如机体针对特定的病原体抗原产生的中和抗体，能有效地中和该病原体抗原对机体细胞的感染。

（4）抑制：是指消毒因子暂时控制住了目标微生物的生长繁殖活性而并未杀灭它们，在抑制因素解除后，目标微生物可以复活生长。

5. **无害化** 指通过物理或化学等消毒因子的处理，使消毒对象目标微生物的数量减少到对人体、物体和物品等不产生危害的程度。通过消毒处理，消毒对象或达到了要求的无菌状态，或达到了要求的消毒合格状态、抗菌和抑菌合格状态、防腐保存合格状态。

6. **消毒方法** 或称消毒措施，是指对不同消毒对象所采取的具体消毒方法。这些消毒方法包括物理消毒因子、化学消毒因子、生物消毒因子以及这些消毒因子组合而成的复合因子，处理消毒对象的表和（或）里，使其作用于目标微生物，达到所需消毒效果及状态的所有措施。

二、消毒的分类

消毒根据作用机制不同可以分为物理消毒、化学消毒、生物消毒，也可以按照消毒水平的不同分为高水平消毒、中水平消毒与低水平消毒，还可根据消毒时机的不同分为预防性消毒和疫源地消毒。

（一）根据作用机制分类

1. **物理消毒法** 是指利用物理因素杀灭或消除病原微生物及其他有害微生物的方法。其原理是使病原体蛋白凝固变性，失去正常的代谢功能，达到消毒的目的。常用的物理消毒方法有热力消毒、电离辐射消毒、过滤消毒、超声波消毒、微波消毒和等离子体消毒。其特点是作用迅速、消毒后的物品不遗留有害物质。

2. **化学消毒法**　是指用化学药品进行消毒的方法。作用于病原微生物,使其蛋白质变性或改变膜的通透性,失去正常代谢和复制功能而死亡。经常使用的化学药剂有含氯消毒剂、过氧化物消毒剂、碘类消毒剂、醛类消毒剂、杂环类气体消毒剂、酚类消毒剂、醇类消毒剂、季铵盐类消毒等。化学消毒法使用方便,不需要复杂的设备,但某些消毒药品有一定的毒性和腐蚀性,为保证消毒效果,减少毒副作用,必须严格执行要求的条件和使用说明。

3. **生物消毒法**　是指利用某些生物活体或生物提取组分等生物因子作用于目标微生物,达到消毒目的方法。常用的生物因子主要为酚类化合物、醌类化合物、精油、生物碱、多糖、多肽、酶和噬菌体,特点是作用缓慢,效果有限,但费用较低。多用于大规模废物及排泄物的卫生处理。

(二)根据消毒水平分类

1. **低水平消毒**　主要针对细菌繁殖体和亲脂类病毒进行杀灭,方法包括化学消毒、通风换气、冲洗等。使用的消杀剂主要是季铵盐类和双胍类。低水平消毒对分枝杆菌、细菌芽孢及亲水性病毒往往杀灭效果不理想。

2. **中水平消毒**　目的是杀灭常见的各种病原微生物,但对细菌芽孢杀灭效果仍有不足,常用的化学药剂有碘类消毒剂、醇类消毒剂、酚类消毒剂,以及醇类和季铵盐类化合物的复方消毒剂等。

3. **高水平消毒**　可以杀灭绝大多数细菌芽孢、一切细菌繁殖体(包括分枝杆菌、病毒、真菌及其孢子)。主要消毒方式包括高压蒸汽消毒和含氯制剂、二氧化氯、邻苯二甲醛、过氧乙酸、过氧化氢等化学消毒剂。

(三)根据消毒时机分类

1. **预防性消毒**　是指在未发现传染源的情况下,对可能被病原体污染的物品、场所和人体进行消毒措施。如公共场所消毒、运输工具消毒、饮用水及餐具消毒,饭前便后洗手均属之。医院中手术室消毒、对免疫受损严重的患者,如骨髓移植患者预防性隔离及消毒措施亦为预防性消毒。

2. **疫源地消毒**　疫源地消毒是指在有传染源(患者、带菌者、患者的排泄物、污染的物品及环境空气等)的情况下进行的消毒。疫源地消毒又分为随时消毒和终末消毒两种。随时消毒是指及时杀灭并消除由污染源排出的病原微生物而进行的随时的消毒工作。终末消毒是指传染源住院隔离、痊愈或死亡后,对其原居地点进行的彻底消毒,以期将传染病所遗留的病原微生物彻底消灭。在医院里传染源停止隔离出院后,对物品及病房的消毒亦为终末消毒。

三、消毒效果影响因素

消毒因子对微生物的作用效果受诸多因素的影响,这些消毒效果影响因素涉及消毒因子、微生物和作用环境 3 个方面。这些因素中有的对消毒效果具有促进作用,有的对消毒效果具有抑制作用。消毒方法选择原则是基于消毒因子作用水平、消毒对象物品对人体健康造成的危险程度和消毒目标微生物对消毒因子抵抗力的大小来决定的。

(一)消毒因子强度

消毒因子强度是指在消毒灭菌过程中,作用于待处理物品上的消毒因子的实际强度。对于物理因子通常描述为强度(如温度、辐照强度、压力值等),对于化学或生物消毒灭

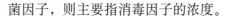

菌因子，则主要指消毒因子的浓度。

通常，有效消毒因子强度越大，对微生物的杀灭能力越强。如在热力消毒灭菌方法中，作用温度越高，对微生物的杀灭效果越好，杀灭的微生物种类范围越广，杀灭微生物的速度也越快。多数化学消毒剂也遵循"浓度越高，效果越好"的规律，但也有少数消毒剂例外，如乙醇消毒剂的最佳浓度范围在 70%～75%，过高浓度的乙醇会使微生物表面的蛋白质快速变性凝固，降低进入微生物内部乙醇的浓度，导致对微生物的杀灭作用下降。

（二）消毒因子作用时间

消毒因子对微生物的杀灭效果与作用时间有关。一般消毒剂接触到微生物后，不可能立刻就将其杀灭，必须与其消毒对象作用一定时间才能发挥作用。不同的消毒因子，其发挥作用所需的最短时间不同。对于特定种类消毒因子，其作用时间越长，消毒效果越好。在一定范围内，消毒因子的强度增加，所需的有效作用时间相应缩短，反之，消毒因子强度降低，达到同样消毒效果所需的作用时间会延长。

（三）消毒目标微生物种类和数量

不同种类的微生物，因其结构特征、组成成分不同，所以对消毒剂的敏感性也会不同。如细菌芽孢因含水量少（约 40%），蛋白质受热不易变性；芽孢形成时能合成一些特殊的酶，这些酶较之繁殖体中的酶具有更强的耐热性；所以芽孢对热的抵抗力很强；同种微生物在不同生理状态下，对消毒灭菌因子的抵抗力也有所不同，如老龄菌比幼龄菌抵抗力强。

而物品上微生物污染程度越高，消毒就越困难。原因之一是物品上微生物的数量增加，彼此重叠加强了机械保护作用；其二是微生物的数量多，抵抗力强的个体也随之增多。因此，消毒污染严重的物品，需要提高能量或药物浓度，或延长作用时间才能达到消毒合格要求。

（四）消毒环境温度与湿度

温度对消毒效果的影响表现为两个方面，一是影响消毒因子的产生，二是影响微生物对消毒因子的敏感性。无论物理或化学消毒方法，一般温度越高消毒效果越好。如含氯消毒剂温度每提高 10℃，消毒效果增强 1～2 倍。但个别消毒剂随着温度升高，其杀菌率反而下降，所以，应掌握各种消毒剂的使用温度。

空气的相对湿度对气体消毒剂影响显著。使用环氧乙烷或甲醛消毒都有最适范围，湿度过高过低都会影响杀灭效果。甲醛气体消毒以湿度 80%～90% 为宜，环氧乙烷消毒一般以湿度 80% 为宜。而紫外等消毒器在空气湿度较大时会被降低消毒效果。实际工作中，应根据各消毒方法的要求，调整相对湿度至最适范围，以保证消毒灭菌效果。

（五）消毒环境酸碱度

酸碱度（pH）的变化可严重影响某些消毒剂的杀菌作用。一方面酸碱度影响消毒剂有效成分的释放，另一方面酸碱度的变化也影响微生物的生命活动。如戊二醛在碱性条件下可使杀菌能力提高，但易聚合失效，在酸性溶液中较稳定，但杀菌力下降；而含氯消毒剂类在碱性条件下稳定，杀菌最适 pH 为 6.0～8.0，pH < 4.0 时易分解；氯己定溶液 pH 在 5.5～8.0 时具有杀菌活性，偏碱更好，但 pH 不宜超过 8.0；而酸碱度对甲醛杀菌作用影响不大。在实际工作中可通过调整消毒环境的 pH，以利于消毒方法发挥其应有的效果。

（六）消毒环境拮抗物质

某些消毒剂能与一些特定的化合物反应，消耗消毒剂从而使其消毒效果下降；另一些化学物则可能对微生物起到保护作用，从而导致消毒效果下降。这些能使消毒效果下降的物质称为化学拮抗物质。例如，蛋白质、油脂类有机物包围在微生物外面可阻碍消毒因子的穿透，并消耗一部分消毒剂，可使杀菌效果下降。因此，应将污染物品清洗后进行消毒，或提高浓度，或延长作用时间。此外，锰、亚硝酸盐、铁、硫化物可减弱含氯消毒剂的杀菌作用；棉纱布或合成纤维可吸附季铵盐类，减弱杀菌作用；阴离子表面活性剂，以及钙、镁、铁、铝等离子亦可减弱季铵盐类的活性；含氯消毒剂、含碘消毒剂、过氧化物类消毒剂易被还原剂中和。在实际应用中，需注意避免拮抗物质对消毒剂的作用，才能更好地保证消毒与灭菌的效果。

（七）消毒液表面张力

对于化学消毒剂，尤其是液体消毒剂而言，表面张力影响消毒剂与待消毒处理物品及其表面微生物的接触、穿透，从而影响消毒效果。消毒剂溶液的表面张力降低有利于接触微生物而促进杀灭作用。所以在配制消毒剂时，选择表面张力低的溶剂，或在消毒剂中加入某些表面活性剂。如石炭酸溶液中加入某些湿润剂、氯代二甲酚溶液中加入少许饱和脂肪酸肥皂，都能提高消毒效果。温度升高也具有降低表面张力的作用。

（八）被消毒物品的包装情况及位置

消毒因子必须作用于待消毒处理物品上的微生物才能发挥杀灭作用。而待消毒处理物品或者因为包装，或者因为物品大小不同，消毒因子需要穿透这些物品或者包装才能真正作用于微生物。不同的消毒因子，其穿透能力不同。实际工作中，需为消毒因子的穿透创造条件。例如，热力消毒时，物品不宜包装太大、太紧；甲醛熏蒸时，消毒对象要充分暴露，不能堆放；消毒粪便、痰液时，应将消毒剂与之搅拌均匀等。

消毒器产生（释放）的消毒因子在消毒器中分布并不均匀，导致各位置消毒因子剂量变化不一致，因此各个位置点上的消毒效果也会有不同。如紫外线的穿透能力差，所以在紫外消毒时，被遮挡位置的消毒效果往往较差。

（九）连续消毒

某些物品的消毒处理工作中，常存在将多件物品连续放入同一消毒剂溶液中进行消毒处理的现象（如浸洗拖布的消毒液、浸泡污染医疗器械的消毒液、浸泡洗手消毒液）。随着处理物品的增加，消毒剂有效成分含量会不断下降，消毒效果也会随之下降。

（十）其他影响因素

1. 电压　对于采用电力消毒灭菌器械，电压变化会导致消毒器械产生的消毒因子强度发生变化，从而影响消毒效果。

2. 压力　以蒸汽或气体形式发挥作用的消毒因子，其效果受消毒器内部压力的影响。某些消毒器如环氧乙烷灭菌柜、预真空压力蒸汽灭菌器等，其运行过程中需要负压过程，负压的程度影响到消毒灭菌效果。在湿热消毒灭菌时，气压越高，水的沸点越高，水蒸气的温度越高，消毒效果越好，达到灭菌的时间越短。

3. 气体成分　某些消毒器械如电离辐射消毒灭菌的消毒效果受气体成分的影响，在有氧气存在时会产生过氧化物，从而增强杀菌作用。

四、常用消毒灭菌方法

（一）消毒方法

1. 物理消毒法　是指利用物理作用（包括光、热、蒸汽、压力等）杀灭病原微生物的方法。

最常用的物理消毒法有湿热消毒法、紫外线消毒法、微波消毒法等。

（1）湿热消毒法：利用湿热使菌体蛋白变性或凝固，酶失去活性，代谢发生障碍，致使细胞死亡，包括煮沸消毒法、巴斯德消毒法和低温蒸汽消毒法。

（2）紫外线消毒法：是利用病原微生物吸收波长为 $200 \sim 280\mu m$ 的紫外线能量后，其遗传物质发生实变导致细胞不再分裂繁殖，达到杀灭病原微生物目的的消毒方式。

（3）微波消毒法：靠热效应发挥作用，其特点是在一定含水量的条件下才能显现热效应。

2. 化学消毒法　是指利用化学消毒剂杀灭病原微生物的方法。

（1）根据消毒剂的杀菌作用进行分类：可分为高效消毒剂、中效消毒剂和低效消毒剂。①高效消毒剂：包括含氯制剂、二氧化氯、邻苯二甲醛、过氧乙酸、过氧化氢、臭氧、碘酊等；②中效消毒剂：包括碘类消毒剂（碘伏、氯己定碘等）、醇类和氯己定的复方、醇类和季铵盐类化合物的复方、酚类等消毒剂；③低效消毒剂：包括采用季铵盐类消毒剂（苯扎溴铵等）和双胍类消毒剂（氯己定）等。

（2）根据消毒剂的化学成分进行分类：可分为含氯消毒剂、过氧化物类消毒剂、醛类消毒剂、醇类消毒剂。①含氯消毒剂：杀菌谱广，能有效杀灭多种微生物和原虫，具有经济、使用方便和高效的特点，由于对金属有腐蚀作用，一般不宜用于金属器械的消毒，主要用于物品表面和环境的消毒。②过氧化物类消毒剂：具有强氧化作用，可以和酶、氨基酸、核酸等发生广泛的反应，可以分解 DNA 的碱基，使 DNA 的双链解开和断裂，可用于内镜器械的消毒或灭菌。③醛类消毒剂：通过醛基的烷基化，或与蛋白质、氨基酸基团之间的交联作用，引起蛋白质凝固造成细菌死亡。因具有脂溶性，易通过细胞膜进入菌体中起杀灭微生物的作用。对金属无腐蚀性，主要用于软式内镜等精密器械的高水平消毒。④醇类消毒剂：能够吸收细菌蛋白的水分，使其脱水变性凝固，从而达到杀灭细菌的目的。具有中效、速效的杀菌作用，无毒、无刺激，对金属无腐蚀性，主要用于不耐热的精密器械的表面消毒。

（二）灭菌方法

1. 物理灭菌法　利用物理方法杀灭一切微生物，包括芽孢，达到无菌保证水平。常见的物理灭菌方法有压力蒸汽灭菌、干热灭菌、辐射灭菌等。

（1）压力蒸汽灭菌：属于湿热灭菌，利用水由气态变为液态时释放的大量热能，迅速提高被灭菌物体的温度，导致细菌及细菌芽孢蛋白凝固变性。饱和蒸汽必须干燥和纯净。压力蒸汽杀菌的基本要素是作用时间、作用温度及饱和蒸汽三大要素。主要特点是杀菌谱广、杀菌作用强、效果可靠、作用快速、无任何残余毒性，适用于包括液体在内的各种不怕热的物品的灭菌。压力蒸汽灭菌设备根据其冷空气排出方法不同分为下排气式压力蒸汽灭菌器和预真空（含脉动真空）式压力蒸汽灭菌器及正压排气灭菌器等不同类型；预真空（含脉动真空）式压力蒸汽灭菌器包括普通型和快速型两种。

（2）干热灭菌：干热灭菌的作用是通过脱水、干燥和大分子变性实现的，适用于耐热、不耐湿、蒸汽或气体不能穿透物品等的灭菌，如玻璃、油脂、粉剂等物品的灭菌。

（3）辐射灭菌：是利用射线的辐照来杀灭一切微生物和芽孢的技术，主要包括 X 射线灭菌和 γ 射线灭菌。其灭菌机制是直接作用于生物的蛋白质、核酸、酶等，干扰 DNA 的合成，破坏细胞膜，从而使微生物生长和分裂停止，导致死亡；间接作用引起生物体内水分子电离和激发，生成自由基，引起微生物死亡。特点是穿透力强，不升高温度。

2. 化学灭菌　是利用化学消毒剂使菌体蛋白质变性和凝固、干扰细菌的酶系统和代谢、破坏细胞膜，从而影响细菌的化学组成、物理结构和生理活动，达到灭菌的作用。

（1）环氧乙烷灭菌：是通过环氧乙烷与蛋白质分子上的巯基、氨基、羟基和羧基及核酸分子上的亚氨基发生烷基化反应，造成蛋白质失去反应基团，阻碍蛋白质的正常生化反应和新陈代谢，导致微生物死亡的灭菌方法。适用于不耐热、不耐湿的诊疗器械、器具和物品的灭菌，如电子仪器、光学仪器、纸质制品、化纤制品、塑料制品、陶瓷及金属制品等。不适用于食品、液体、油脂类、粉剂等灭菌。

（2）过氧化氢等离子体低温灭菌：是在一定的条件下（＜60℃）下，利用过氧化氢气体进行灭菌，并用等离子体技术分解残留过氧化氢的灭菌方法。适用于不耐热、不耐湿的诊疗器械、器具和物品的灭菌，如电子仪器，光学仪器等诊疗器械的灭菌。不适用于布类、纸类、水、油类、粉剂等材质的灭菌。

（3）低温蒸汽甲醛灭菌：甲醛具有还原作用，能够与菌体蛋白（包括酶）的氨基酸结合使蛋白质变性凝固，从而达到灭菌的作用。低温蒸汽甲醛灭菌方式适用于不耐热、不耐湿的诊疗器械、器具和物品的灭菌，如电子仪器、光学仪器、管腔器械、金属器械、玻璃器皿、合成材料和物品等。

五、消毒方法选择原则

消毒方法选择原则主要根据消毒因子作用水平、医疗物品对人体的危险性大小和微生物对消毒因子敏感性或抵抗力等进行。

1. 使用国家批准的消毒剂，并按照使用说明进行。

2. 根据物品污染后对人体的危害程度选择消毒、灭菌的方法。

（1）高度危险的物品：指穿过皮肤或黏膜进入无菌组织或器官内部，或与破损组织、皮肤、黏膜密切接触的医疗用品，必须选用灭菌方法处理。如手术器械和用品、穿刺针、透析器、膀胱镜、活体组织检查钳等。

（2）中度危险性物品：指仅和破损皮肤、黏膜相接触，而不进入无菌组织内部的医疗用品。一般情况下达到消毒即可，可选用中水平或高水平消毒法。如呼吸机管道、气管镜、喉镜等，但中度危险性物品的消毒要求并不相同，有些要求严格，例如内镜、体温计等必须达到高水平消毒，需采用高水平消毒方法消毒。

（3）低度危险性物品：指仅直接或间接地和健康无损的皮肤相接触，微生物污染一般情况下是无害的，只有当受到一定量的病原微生物污染时才造成危害的医疗用品。一般可用低水平消毒方法，或只做一般的清洁处理即可，仅在特殊情况下，才做特殊的消毒要求。例如，当有病原微生物污染时，必须针对污染病原微生物的种类选用有效的消毒方法。

3. 根据物品上污染微生物的种类、数量和危害性选择消毒、灭菌方法。

（1）对受到细菌芽孢、真菌孢子、分枝杆菌和经血传播病原体（乙型肝炎病毒、丙型肝炎病毒、艾滋病病毒等）污染的物品，选用高水平消毒法或灭菌法。

（2）对受到真菌、亲水病毒、螺旋体、支原体、衣原体和病原微生物污染的物品，选用中水平以上消毒法。

（3）对受到一般细菌和亲脂病毒等污染的物品，可选用中水平或低水平消毒法。

（4）对存在较多有机物的物品消毒时，应加大消毒剂的使用剂量和（或）延长消毒作用时间。

（5）当消毒物品上微生物污染特别严重时，应加大消毒剂的使用剂量和（或）延长消毒作用时间。

4. 根据消毒物品的性质选择消毒方法：选择消毒方法时需考虑既要保护消毒物品不受损坏，又要使消毒方法易于发挥作用。

（1）耐高温、耐湿度的物品和器材，应首选压力蒸汽灭菌；耐高温的玻璃器材、油剂类和干粉类等可选用干热灭菌。

（2）不耐热、不耐湿，以及贵重物品。可选择环氧乙烷或低温蒸汽甲醛气体消毒、灭菌。

（3）器械的浸泡灭菌，应选择对金属基本无腐蚀性的消毒剂。

（4）选择表面消毒方法时，应考虑表面性质，光滑表面可选择紫外线消毒器近距离照射，或液体消毒剂擦拭；多孔材料表面可采用喷雾消毒的方法。

六、常用消毒基础设备

（一）酒精计

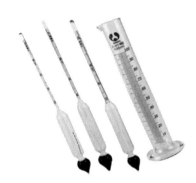

图 2-1　酒精计

酒精计（图 2-1）用来测量白酒或酒精溶液里面酒精的含量。酒精计分为一等标准酒精计（分度值为 0.1%vol）、二等标准酒精计（分度值为 0.2%vol）、精密酒精计（分度值为 0.1%vol，0.2%vol）和工作酒精计（分度值为 0.5%vol，1%vol），单位用体积百分浓度（%vol）表示，即在一定压强和温度下每 100 个体积单位中含同一个体积单位的溶质的体积数。由于液体的体积在通常大气压中受压力影响不大，主要取决于液体的温度变化，所以体积百分浓度一般要注明溶液的温度。我国目前规定 20℃为标准温度，酒精计的分度表是以 20℃时的体积百分比浓度刻度的。

酒精计测量方法

（1）物品准备：酒精计、温度计、计量筒、滤纸、废水槽、待测液、《酒精密度与温度常用数据表》。

（2）检测步骤：①用待测液充分润洗计量筒 2 ～ 3 次；②将待测液缓慢倒入计量筒中；③用待测液充分润洗酒精计、温度计；④用滤纸将酒精计、温度计擦拭干净；⑤将酒精计缓慢放入计量筒中，酒精计与温度计不得与任何物体触碰；⑥读数：眼睛水平观测与弯面切处的酒精计刻度示值，视线水平观测，读出温度示值；⑦记录：根据测得的温度和酒精计示值，查阅《酒精密度与温度常用数据表》，并记录。

（二）余氯计

余氯计（residual chlorine analyzer）是连续测量水中剩余含氯量的仪表，由传感器和二次表两部分组成。可广泛应用于电力、自来水厂、医院等行业中各种水质的余氯和 pH 的连续监测。

1. 余氯计使用方法

（1）物品准备：余氯计、零度水（纯净水）、待测水样、试剂药片、量杯、软布。

（2）检测步骤：①用标准溶液对仪表进行标定校准。即打开电源开关，将零度水（纯净水）倒入玻璃样槽并放入样槽座，盖上样槽盖，按下清零键，屏幕显示 wait（等待），表示正在进行清零，当屏幕不再显示 wait（等待）时，清零结束；②在标准样品杯（20ml）中加入被测水样至刻度，加入一粒试剂药片，并使之溶解；③插入总氯电极，晃动15秒后静置，2分钟后按下读数键等待几秒显示读数（余氯值）即可。每次读数都需按下读数键。

2. 余氯计使用注意事项

（1）水样倒入玻璃样槽后，用强吸水的软布或纸擦干玻璃样槽外的水渍（手指勿直接接触玻璃样槽表面，以免在玻璃样槽表面留下指纹，影响测试结果）。

（2）切断电源后方可清洁仪器。

（3）清除显示器上污渍请用软布或绵纸。

（4）显示器表面易被划伤，禁止用硬物擦拭或触及。

（5）样槽必须保持干净，使用后用蒸馏水冲洗，洗后倒置避免粉尘进入。

（6）水样加入样槽，不要让气泡进入，如不小心有气泡进入，则静置一段时间进行脱泡。

（7）玻璃样槽放入样槽座时，应把有标线的一面面向操作者。

（8）如果误按"标定"键时，可以再次按"标定"键退出标定程序。

（三）ATP 荧光检测仪

ATP 荧光检测仪基于萤火虫发光原理，利用"萤光素酶 - 荧光素体系"快速检测三磷酸腺苷（ATP）。由于所有生物活细胞中含有恒量的 ATP，所以 ATP 含量可以清晰地表明样品中微生物与其他生物残余的多少，用于判断卫生状况。ATP 荧光检测仪可广泛应用于细菌微生物检测、医药卫生、食品安全、市场执法、表面洁净度检测、医疗防疫、水质水政、生产线卫生、工业水处理、环保检测、海关出入境检疫及其他执法部门等多种行业。

1. ATP 荧光检测仪使用方法

（1）物品准备：ATP 荧光检测仪、拭子。

（2）检测步骤：①从冰箱中取出拭子，放置 10 ~ 15 分钟，待恢复至室温后使用。②打开机器，点击检测，仪器提示"放入拭子"进入检测界面。③从套管里取出拭子，一手捏住连接头擦拭物体表面，45°倾斜，10cm×10cm 表面。④将采集器插回套管，一手捏住连接头，另一手捏住囊体上部，来回弯折，直至折断阀门。⑤挤压拭子头 3 次，使拭子头中的液体全部被挤出；捏住拭子头，向下轻甩 5 下拭子，立即将拭子插入仪器中检测。⑥点击检测，15 秒后出检测结果。

2. ATP 荧光检测仪使用注意事项

（1）首先在仪器使用之前要仔细阅读使用说明书，检查仪器的组件内容是否完整，按照使用说明书上的内容规范操作。

（2）仪器不使用时要进行避光冷藏保存。

（3）检测仪器时要竖着测试，否则可能会影响检测结果，结果可能为零。

（四）手动喷雾器

手动喷雾器（图 2-2）是以手动方式产生压力迫使药液通过液力喷出，与外界空气相撞击而分散成雾滴的喷雾器械。由贮液桶经滤网、联接头、抽吸器、连接管、喷管、喷头依次连接连通构成。手动喷雾器有背负式喷雾器、单管式喷雾器、压缩式喷雾器和踏板式喷雾器。

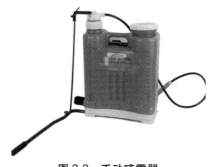

图 2-2 手动喷雾器

手动喷雾器广泛应用于通用工业设备、医药设备、化工设备、农业（草坪及花园）、旅游车辆、专用车辆、船舶、饮料、车辆清洗、地毯清洗、地面清洗、水净化及水处理设备。

1. 背负式手动喷雾器使用方法

（1）组装步骤：①打开喷雾器，取出所有配件，软管、开关、喷杆、喷头、手摇杆、连杆、喷杆固定架等；②将软管一头接在出水口处扭紧，另一头接上开关下部扭紧；③开关上部放入胶垫，防止漏水，将喷杆接上扭紧；④喷杆的另一端放上胶垫，接上喷头扭紧；⑤连杆、喷杆固定夹与喷雾器的连接；⑥将手摇杆插入喷雾器下方孔洞，再将连杆与手摇杆连接。

（2）背负式手动喷雾器的使用步骤：①要正确安装喷雾器零部件。检查各连接是否漏气，使用时，先安装清水试喷，然后再装药剂。②作业前按操作规程，严格遵守药品的使用事项配制好农药。向药液桶内加注药液前，一定要将开关关闭，以免药液漏出，加注药液要用滤网过滤，且药液的液面不能超过安全水位线。③将喷雾器背在背后，左手拿压杆上下压动至一定的压力时（压动次数约为 30 次 / 分），右手执喷杆手柄打开开关并摆动喷杆，根据被喷植物（或面积）大小调节开关大小，使喷头按要求上下或左右喷雾。④初次装药液时，由于气室及喷杆内含有清水，在喷雾起初的 2～3 分钟所喷出的药液浓度较低，所以应注意补喷，以免影响病虫害的防治效果。⑤喷药时要注意力集中，手眼配合，用力要有节奏，将喷嘴对准受病虫害的植物部位喷施农药，做到周到、均匀、正确、安全。⑥工作完毕，应及时倒出桶内残留的药液，并用清水洗净倒干，同时，检查气室内有无积水，如有积水，要拆下水接头放出积水。⑦若短期内不使用喷雾器，应将主要零部件清洗干净，擦干装好，置于阴凉干燥处存放。若长期不用，则要将各个金属零部件涂上黄油，防止生锈。⑧用药后 48 小时内，如发现药害应立即喷洒 1%～2% 洗衣粉溶液，或喷洒清水数次，以缓解药害，减轻损失。

2. 背负式手动喷雾器使用注意事项

（1）作业人员应戴好口罩手套，着长衣长裤，完工后换衣裤，用肥皂洗手，以免中毒。若使用农药不慎，药液进入眼睛、皮肤等应尽快用大量清水冲洗。

（2）水位不超过水位线，以防药液外流，引发中毒。

（3）保持左手压力均匀，上下压动次数在 30 次 / 分左右，勿使压力过大损坏气压室。

（4）作业时，有风应站在上风处，并尽量在无风天气喷药。

（5）妥善保存与处理未用完农药，以防发生不安全现象。

（6）若喷头阻塞，不能用嘴吹喷头片杂物，以免农药中毒。

3. 背负式手动喷雾器使用中常出现的故障及排除方法

（1）喷雾压力不足，雾化不良：若因进水球阀被污物搁起，可拆下进水阀，用布清除污物；若因皮碗破损，可更换新皮碗；若因连接部位未装密封圈，或因密封圈损坏而漏气，可加装或更换密封圈。

（2）喷不成雾：若因喷头体的斜孔被污物堵塞，可疏通斜孔；若因喷孔堵塞可拆开清洗喷孔，但不可使用铁丝或铜针等硬物捅喷孔，防止孔眼扩大，使喷雾质量变差；若因套管内滤网堵塞或过水阀小球搁起，应清洗滤网及清洗搁起小球的污物。

（3）开关漏水或拧不动：若因开关帽未拧紧，应旋紧开关帽；若因开关芯上的垫圈磨损，应更换垫圈。开关拧不动的原因是放置较久，或使用过久，开关芯因药剂的浸蚀而黏结，应拆下零件在煤油或柴油中清洗；拆下有困难时，可在煤油中浸泡一段时间，再拆卸即可拆下，不可用硬物敲打。

（4）各连接部位漏水：若因接头松动，应旋紧螺母；若因垫圈未放平或破损，应将垫圈放平，或更换垫圈；若因垫圈干缩硬化，可在动物油中浸软后再使用。

（五）电动喷雾器

电动喷雾器（图2-3）由贮液桶经滤网、联接头、抽吸器（小型电动泵）、连接管、喷管、喷头依次连接连通构成，抽吸是一个小型电动泵，经电线及开关与电池电连接，电池盒装于贮液桶底部，可将贮液桶制成带有沉下的装电池的凹槽，电动喷雾器的优点是取消了抽吸式吸筒，从而有效地消除了农药外滤伤害操作者的弊病，并且省力，且电动泵压力比人手动吸筒压力大，增大了喷洒距离和范围。

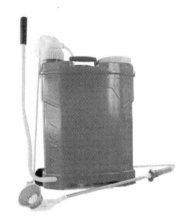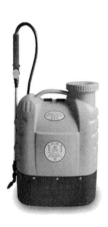

图 2-3　电动喷雾器

广泛应用于通用工业设备、医药设备、化工设备、农业（草坪及花园）、旅游车辆、专用车辆、船舶、饮料、车辆清洗、地毯清洗、地面清洗、水净化及水处理设备。

1. 电动喷雾器使用方法

（1）充电时间问题：新的电动喷雾器，要充电满12小时，平时使用前要充满电（一般8小时以上），如果长时间不用，最好3个月内充一次电，有利于保护电池的寿命。

（2）充电方法：拿出配套的充电器，在电动喷雾器的侧边打开充电口的盖子，然后把充电器的一头插入到充电口那里，另一头插入电源插座。

（3）安装方法：同手动喷雾器。

（4）按照比例配好农药，最好用干净的水配农药，然后把药液通过过滤网倒进喷桶内，不要用非水溶性粉末，以免导致堵塞。

（5）喷洒方法：配好药液后，按下侧边的电源开关药液自动喷洒，旁边的旋转按钮是调速器，可调整药液喷洒的大小。

（6）喷洒后要处理的工作：首先用干净的清水装满喷桶，然后按下电源开关进行喷洒，这是喷桶在进行清洗，抹干净后，再对电动喷雾器进行充电，不使用时保持充满电的状态。

2. 电动喷雾器使用注意事项　不要弄湿电池，更不要把药桶直接放到水中装水，存放时最好抹干后放在通风干燥的地方。

（六）空气消毒机

空气消毒机是通过过滤、净化、杀菌等原理对空气进行消毒的机器。除了杀灭细菌、病毒、霉菌、孢子外，有的机型还能去除室内空气中的甲醛、苯酚等有机污染气体，还可以杀灭或过滤花粉等过敏原。同时，对吸烟产生的烟雾和烟味、卫生间的不良气味、人的体味等可有效去除。消毒效果可靠，并能够在有人活动的情况下进行消毒，实现人机共存。

1. 空气消毒机的临床应用　空气消毒是预防医院感染的重要措施。使用空气消毒机可以有效清洁手术室的空气，净化手术环境，减少手术感染，提高手术成功率。适用于手术室、治疗室、病房等空间的空气消毒。

2. 空气消毒机的工作原理　空气消毒机种类比较多，原理也有很多种，有使用臭氧技术的，有使用紫外灯的，有使用过滤器的，有使用光催化的，等等。

（1）初效过滤、中高效过滤、静电吸附过滤：能有效去除空气中的微粒、尘埃。

（2）活性炭网：有除臭的功能。

（3）光触媒网：抗菌网辅助消毒。一般是用纳米级的光触媒材料（主要是二氧化钛），配合紫光灯照射，在二氧化钛的表面产生带正电的"空穴"和带负电的负氧离子，"空穴"和空气中的水蒸气相结合，产生强碱性的"氢氧根自由基"，它分解空气中的甲醛和苯，使之变为无害的水和二氧化碳。负氧离子和空气中的氧结合，形成"活性氧"，能分解细菌的细胞膜和氧化病毒的蛋白质，从而达到杀菌、灭毒和分解有害气体的目的。

（4）紫外线：实现对空气中细菌的灭活作用，紫外线灯管离被消毒的物体越近，则细菌杀死得更多更快速。其杀菌原理是通过紫外线对细菌、病毒等微生物照射，以破坏其机体内去氧核糖核酸（DNA）的结构，使其立即死亡或丧失繁殖能力。不同波段的紫外线杀菌能力不同，只有短波紫外线（200～300nm）才能对细菌有杀灭能力，其中在250～270nm 范围内杀菌力最强。

（5）负离子发生器：能高效除尘、灭菌、净化空气，同时还能激活空气中的氧分子而形成携氧负离子。负氧离子与空气中的氧结合，形成活性氧，能分解细菌的细胞膜和氧化病毒的蛋白质，从而达到杀菌、灭毒和分解有害气体的目的。

（6）等离子体发生器：低温等离子体通常由气体放电产生，其内部除了基态中性粒子外，富含电子、离子、自由基和激发态分子（原子），具有超常的分子活化能力，能有效杀灭微生物、细菌。等离子体从整体上看呈电中性态。但内部有大量正、负电荷存在，由于电荷的库仑力和极化力，集体表现出巨大的电场作用，这是等离子体存在的最显著特征。

采用双极等离子体静电场对带负电细菌分解与击破，将尘埃极化并吸附，再组合药物浸渍型活性炭、静电网、光触媒催化装置等组件进行二次杀菌过滤，经过处理的洁净空气大量快速循环流动，使受控环境保持在"无菌无尘室"标准。

（7）臭氧发生器：臭氧发生器产生的臭氧是氧的同素异形体，是一种淡蓝色不稳定气体，由 3 个氧原子组成，分子式为 O_3，常温下自行分解为初生态的氧，是一种强氧化剂，其氧化能力仅次于氟。空气消毒机中的臭氧发生器主要是通过电解制法制成。一般大中型臭氧发生器有氧气源和空气源两种，直接把氧气电解成臭氧。臭氧发生器产生的臭氧在低浓度下可瞬时完成氧化作用；微量时有一种清新气味，高浓度时具有强烈的漂白粉味。臭氧与有机物、无机物均能产生氧化。

3. 注意事项

(1) 静态消毒或动态持续消毒均要求关闭门窗。

(2) 严禁有物品覆盖或遮挡消毒机进出风口。

(3) 电源插座必须使用有安全地线的三芯插座。

(4) 机器内严禁进水，用湿布清洁机器时，必须先切断电源。

(5) 为了达到消毒效果，不可超体积使用。

(6) 定期检查机器工作状况，如发现异常应立即检修，电器故障应由专业技术员进行处理。

4. 维护保养

(1) 仪器由专人专管，保持 24 小时通电待机，以免频繁启动损坏仪器。

(2) 过滤网的保养：定期检查过滤网，若发现过滤网积尘太多，应及时用清水清洗或更换过滤网。

(3) 紫外线灯管的保养：紫外线的辐射强度将影响空气消毒效果，因此，定期应用乙醇棉球擦拭紫外线灯管，以确保紫外线灯管的辐射强度不受尘埃的影响。

(4) 负氧离子发生器的保养：由于负氧离子的降尘作用，长期使用后，发生器的出风口机壳附近会沉积大量的尘埃，因此，应定期除尘。清洁时应首先切断电源，用柔性干布或少许医用乙醇擦拭。注意：不得用水冲洗，人体感应探头及显示屏不能用任何洗涤剂、乙醇等擦拭，只能用湿软布轻轻擦拭。

第二节　医疗机构消毒灭菌技术员岗位管理

一、岗位职责及要求

(一) 技术岗位设置

1. 回收岗　负责复用医疗器械、器具及物品的接收、检查、分类，根据复用医疗器械、器具及物品的种类、性质及管理特点可细分为外来器械回收岗、软式内镜回收岗、精密器械回收岗等。

2. 清洗消毒岗　负责复用医疗器械、器具及物品的清洗及消毒工作，包括普通器械清洗消毒岗、精密器械清洗消毒岗、软式内镜清洗消毒岗等。

3. 配置岗　负责对清洗消毒干燥后的器械进行规范的检查、保养，组配等工作。

4. 包装岗　负责各种清洗消毒后的器械的装配、制作和包装。

5. 灭菌岗　负责高温、低温灭菌工作，灭菌质量检测。

6. 发放岗　负责灭菌后物品的卸载、检查、存储、发放。

(二) 工作岗位职责

(1) 严格落实医疗机构感染预防与控制的各项工作制度和措施，正确执行标准预防技术，掌握职业防护相关知识和技能。

(2) 掌握复用医疗器械、器具及物品规范化的处置流程，满足临床需求，安全、高效地做好供应保障工作。

(3) 负责规范操作各类清洗消毒、干燥、灭菌等设备设施，正确执行操作规程，保证设备设施的安全运行。

（4）每日按要求进行设备运行前的检查，根据工作需要正确选择设备的运行程序，能正确判断设备设施的常见故障，能对设备设施进行日常维护保养，确保处于完好状态。

（5）能做好设备运行过程的动态监测，按照要求对设备运行参数进行记录。

（6）按照要求进行正确的装、卸载，能够正确评估清洗、消毒、灭菌的效果，对不合格的物品能够正确处置。

（7）掌握各类应急预案的处置流程，发生突发事件时能正确按照预案处置流程及时、有效地进行处置和报告。

（三）岗位资质要求

（1）经过与本岗位相关理论知识及操作技能的培训，经考核合格后方可独立上岗。

（2）从事大型压力蒸汽灭菌器操作的人员，必须取得由相关部门颁发的《特种设备操作人员上岗证》，并在有效期内。

二、能力素质要求

（一）基本素质要求

（1）身心健康，能胜任岗位工作所具备的身体及心理素质要求。

（2）责任心强，严格落实各项岗位职责，认真执行各项工作标准，达到工作质量要求。

（3）具有良好的沟通能力和服务意识，有责任心和亲和力。

（4）自我约束力强，具备一定的学习能力。

（二）专业素质要求

（1）掌握标准预防的概念和职业防护知识。

（2）掌握清洗、消毒、灭菌专业相关的理论知识和专业技能。

（3）能正确评估器械污染种类和程度，根据器械的材质、结构等特点正确选择清洗工具和清洗方法。

（4）正确配制医用清洗剂、消毒剂、润滑剂，正确掌握清洗、消毒效果评价及消毒剂浓度检测方法。

（5）熟练掌握各类器械包装前的质量检查，包括清洁度、干燥度、功能完好性的检查，正确进行组配，根据不同的包装材料选择适宜的包装方法，并正确包装。具有评价清洗质量、包装质量的能力。

（6）熟练操作与本岗位相关的设备设施。

三、工作标准及培训

（1）严格执行消毒灭菌操作规范。

（2）严格遵守消毒供应室三区划分的标准流程。

（3）认真执行各岗位工作职责和职业防护制度。

（4）保证器械物品的清洗质量和灭菌质量。

（5）每年进行 1～2 次专业理论知识和技术操作的考核，成绩须达 90 分以上。

（6）每年参加院、中心及科室主办的相关专业培训课程或人文培训活动。

第三节　消毒与防护知识

一、医务人员手、皮肤、黏膜消毒

（一）医务人员手消毒

在感染传播途径中，医务人员的手是造成医院内感染的重要环节之一。医务人员污染的手可引起院内感染的传播，做好医务人员的手卫生工作是防控院内感染最简单、最经济、最有效的方法。规范洗手及手消毒方法，加强手卫生的管理力度，是控制医院感染的一项重要措施。规范的洗手及采取正确的手消毒方法可降低医院感染的风险，同时也是对患者和医务人员实行双向保护的有效手段。提高医务人员对手卫生的依从性，可有效预防和控制医院感染，提高医疗质量。为了更好地保障医疗安全和医务人员的自身安全，需要执行以下要求：①严格执行《中华人民共和国卫生行业标准医务人员手卫生规范》；②制定并落实医务人员手卫生管理制度；③定期对医务人员进行全员性培训，使所有医务人员掌握医院感控的相关知识；④定期进行手卫生的知识培训，要求人人正确掌握洗手及手消毒的方法，保证洗手与手消毒的效果，并制定出检查标准，培训合格后方可进入工作岗位。

1. 术语和定义

（1）手卫生：是医务人员在从事职业活动过程中的洗手、卫生手消毒和外科手消毒的总称。

（2）洗手：是医务人员用流动水和洗手液（肥皂）揉搓冲洗双手，去除手部皮肤污垢、碎屑和部分微生物的过程。

（3）卫生手消毒：是医务人员用手消毒剂揉搓双手，以减少手部暂居菌的过程。

（4）外科手消毒：是外科手术前医护人员用流动水和洗手液揉搓冲洗双手、前臂至上臂下 1/3，再用手消毒剂清除或者杀灭手部、前臂至上臂下 1/3 暂居菌和减少常居菌的过程。

（5）常居菌：指能从大部分人体皮肤上分离出来的微生物，是皮肤上持久的固有寄居菌，不易被机械摩擦清除。如凝固酶阴性葡萄球菌、棒状杆菌属、丙酸菌属、不动杆菌属等。一般情况下不致病，在一定条件下能引起导管相关感染和手术部位感染等。

（6）暂居菌：指寄居在皮肤表层，常规洗手容易被清除的微生物。直接接触患者或被污染的物体表面时可获得，可通过手传播，与医院感染密切相关。

（7）手消毒剂：应用于手消毒的化学制剂。

（8）速干手消毒剂：含有醇类和护肤成分的手消毒剂。

（9）免冲洗手消毒剂：主要用于外科手部皮肤消毒，使用后不需用水冲洗的手消毒剂。

（10）手卫生设施：用于洗手与手消毒的设施设备，包括洗手池、水龙头、流动水、洗手液（肥皂）、干手用品、手消毒剂等。

2. 手消毒标准

（1）卫生手消毒：监测的细菌菌落总数应 $\leqslant 10\mathrm{CFU/cm^2}$。

（2）外科手消毒：监测的细菌菌落总数应 $\leqslant 5\mathrm{CFU/cm^2}$。

3. 洗手指征

（1）下列情况医务人员应洗手和（或）使用手消毒剂进行卫生手消毒：①接触患者前；

②无菌操作前，包括进行侵入性操作前；③接触患者黏膜、破损皮肤或伤口、血液、体液、分泌物、排泄物、伤口敷料等之后；④穿脱隔离衣前后、摘手套后；⑤接触患者周围环境后，包括接触患者周围的医疗相关器械、用具等物体表面后；⑥检查、治疗、护理免疫功能低下的患者前；⑦出入隔离病房、重症监护病房、烧伤病房、新生儿重症病房和传染病病房等医院感染重点部门前后；⑧接触具有传染性血液、体液和分泌物及被传染性致病微生物污染物品后；⑨双手直接为传染病患者进行检查、治疗、护理或处理传染患者污物之后；⑩当手部有血液或其他体液等肉眼可见的污染时，或可能接触艰难梭菌、肠道病毒等对速干手消毒剂不敏感的病原微生物时。

（2）下列情况时医务人员应先洗手，后进行卫生手消毒：①接触传染病患者的血液、体液和分泌物及被传染性病原微生物污染的物品后；②直接为传染病患者进行检查、治疗、护理或处理传染患者污物之后。

4. 医务人员洗手方法

（1）七步洗手法：①将双手打湿后取洗手液或涂抹皂液，两手手指并拢、手掌相对相互揉搓；②用左手搓洗右手手背和指缝，然后用右手搓洗左手的手背和指缝；③两手掌心相对，双手交叉搓洗指头缝；④将一手的手指弯曲半握拳，把指背放在另一手的掌心旋转揉搓，双手交换搓洗；⑤一手握住另一手的拇指旋转揉搓，双手交换搓洗；⑥将一手的五个手指指尖合拢，放在另一手的掌心旋转揉搓，双手交换搓洗；⑦揉搓手腕，双手交换搓洗；完成以上 7 步后用清水冲洗双手。

（2）手消毒剂的选择：①卫生手消毒时首选速干手消毒剂；②过敏人群可选用其他手消毒剂；③针对某些对乙醇不敏感的肠道病毒感染时，应选择其他有效的手消毒剂。

（3）注意事项：戴手套不能代替手卫生，摘手套后应进行手卫生。

5. 外科手消毒

（1）医务人员进行外科手消毒的目的：①清除指甲、手、前臂的污物和暂居菌；②将常居菌减少到最低程度；③抑制微生物的快速再生。

（2）选择外科手消毒剂的原则：①能够显著减少完整皮肤上的菌落数量；②含有不刺激皮肤的广谱抗菌成分；③能够在手术期间内连续发挥杀菌作用且作用快速；④与其他物品不产生拮抗性。

（3）外科手消毒方法：①先洗手，后消毒。②不同患者手术之间要进行外科手消毒。③手套破损或手被污染时，应重新进行外科手消毒。④洗手之前应先摘除手部饰物，修剪指甲，指甲长度不超过指尖。⑤取适量的洗手液清洗双手、前臂和上臂下 1/3，并认真揉搓。清洁双手时，可使用清洁指甲用品清洁指甲下的污垢和使用揉搓用品清洁手部皮肤的皱褶处。⑥用流动水冲洗双手及前臂和上臂下 1/3。⑦使用干手用品擦干双手及前臂和上臂下 1/3。

（4）外科手消毒注意事项：①不应戴假指甲，保持指甲周围组织的清洁。洗手时应当彻底清洗容易污染微生物的部位，如指甲、指尖、指甲缝、指关节及佩戴饰物的部位等。②在整个手消毒过程中应保持双手位于胸前并高于肘部，使水由手部流向肘部。③洗手与消毒可使用海绵、其他揉搓用品或双手相互揉搓。④术后摘除外科手套后，应用肥皂（皂液）清洁双手。使用后的清洁指甲用具、揉搓用品如海绵、毛刷等，应放到指定的容器中；揉搓用品应每人使用后消毒或者一次性使用；清洁指甲用品应每日清洁与消毒。

（5）手卫生的监管：①医疗机构定期进行医务人员手卫生依从性和正确性的监测与反

馈；②依从性的监测用手卫生依从率表示；③手卫生依从率的计算方法为手卫生依从率＝手卫生执行时机数 / 应执行手卫生时机数 ×100%；④手卫生正确率的计算办法为手卫生正确率＝正确执行手卫生时机数 / 手卫生执行时机数 ×100%。

（6）手消毒标准：①卫生手消毒，监测的细菌菌落总数应≤ 10CFU/cm²，不得检出致病微生物。②外科手消毒，监测的细菌菌落总数应≤ 5CFU/cm²，不得检出致病微生物。

（二）皮肤消毒

皮肤消毒是指杀灭或清除人体皮肤上的病原微生物，达到消毒的要求。皮肤消毒的化学制剂通常使用擦拭法，消毒范围、作用时间应当遵循产品的使用说明。①一般完整皮肤常用的消毒剂有醇类、碘类、季铵盐类、酚类、过氧化物类等；②破损的皮肤采用的消毒剂应当无菌，常用的有：季铵盐类、过氧化氢、碘伏、酸性氧化电位水。

1. 皮肤消毒的原则及注意事项

（1）皮肤消毒的原则：①彻底清洁皮肤，消毒前要视皮肤的污染情况对皮肤进行清洁去污。②正确选择消毒剂的类型及使用浓度。以乙醇为例，乙醇在 70%～ 80% 的浓度时消毒效果最佳。③消毒剂要有足够的作用时间，不同的皮肤消毒剂所需的作用时间不同，通常为 1～ 5 分钟，或者以所用消毒剂彻底自然干燥为准。

（2）皮肤消毒的注意事项：经常应用乙醇进行手消毒，皮肤会因脱脂而干燥、粗糙，故可加入甘油等皮肤调理剂。

2. 穿刺部位的皮肤消毒　皮肤消毒一般为肌肉、静脉或其他部位注射与穿刺前的皮肤消毒。消毒步骤如下。

（1）用无菌棉签浸润 2% 碘酊，涂擦注射部位皮肤 1 遍，作用 1 分钟后，再用 75% 乙醇擦拭 2 遍，擦净残余碘干燥后，即可注射。

（2）用无菌棉签浸润含有效碘 5000mg/L 的碘伏，直接涂擦注射部位皮肤 2 遍，待半干燥，即可注射。静脉注射时，可用 75% 乙醇棉签脱碘。

（3）消毒范围：肌肉、皮下及静脉注射、针灸部位，各种诊疗性穿刺等消毒方法主要是涂擦，以注射或穿刺部位为中心，由内向外缓慢旋转，逐步涂擦，共 2 次，消毒皮肤面积不小于 5cm×5cm。血管内留置导管及其他部位分流导管和引流处每日按要求处理后用无菌敷料覆盖。

3. 手术切口部位的皮肤消毒

（1）手术部位的皮肤应该用皂液洗净，需备皮部位的皮肤以无菌纱布蘸取皂液擦拭洗净。

（2）器官移植手术和处于重度免疫抑制状态的患者，术前可用除菌皂液擦拭洗净全身皮肤。

（3）消毒方法可按皮肤消毒方法要求进行，消毒范围应在手术野及其外 10cm 以上部位由内向外擦拭。

（4）传染病病原体污染皮肤黏膜消毒：①肠道传染病病原体污染手和皮肤的消毒。可采用含有效碘 5000mg/L 的碘伏擦拭作用 3～ 5 分钟，或用乙醇、异丙醇与醋酸氯己定配制成的消毒液等擦拭消毒，作用 3～ 5 分钟。也可用氧化电位水冲洗消毒。②血源性传染病病原体污染皮肤黏膜的消毒：对于污染的手，可用流水、除菌皂液洗手后用 5000mg/L 碘伏消毒或乙醇、异丙醇 - 醋酸氯己定消毒液搓洗 5 分钟，然后用水冲洗。

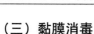

（三）黏膜消毒

黏膜消毒是指杀灭或清除口腔、鼻腔、阴道及外生殖器等黏膜病原微生物的过程。黏膜消毒的化学制剂常用的有碘伏、氯己定、乙醇、季铵盐类、过氧化物类、含氯制剂等。

黏膜消毒的步骤

（1）会阴部及阴道消毒：①先用 5000mg/L 碘伏皂液棉球依次擦洗大、小阴唇，两侧大腿内侧上 1/3，会阴及肛门周围，做备皮处理后用 5000mg/L 碘伏液棉球涂擦外阴，待碘液完全干燥后（需 3～5 分钟）同上法再次涂擦消毒；②子宫切除手术前一天晚上用有效碘 250mg/L 的碘伏或 5000mg/L 醋酸氯己定溶液擦洗阴道 1 次，手术前 2 小时，重复擦洗 1 次，阴道冲洗消毒用含有效碘 250mg/L 或醋酸氯己定水溶液消毒。

（2）口腔和咽部消毒：①取含有效碘 500mg/L 的碘伏液或 1% 过氧化氢液含漱消毒。也可用氧化电位水含漱。②用过氧化氢溶液、复方硼酸溶液等漱口，5000mg/L 碘伏或硝酸银溶液局部涂抹。

（3）新生儿脐带消毒：用碘酊和 75% 乙醇处理，也可用 5000mg/L 有效碘的碘伏处理。

二、室内空气消毒

（一）空气消毒的方法

1. 开窗通风

（1）开窗通风：每天开窗通风至少 2 次，保持空气流通和对流。

（2）每次通风 30 分钟以上，对流净化空气和环境，减少细菌、病毒数量。

2. 紫外线消毒

（1）利用适当波长的紫外线，破坏病原微生物中的 DNA 或 RNA 的分子结构，而使生长性细胞死亡。

（2）消毒时要注意紫外线灯管的照射强度、照射时间、照射距离，以免影响消毒效果。

（3）用此方法消毒时，应避免人体接触紫外线照射，以免对人体造成不良后果。

3. 消毒剂拖地或喷洒

（1）消毒剂的种类有含氯消毒剂，过氧乙酸、戊二醛、二氧化氯等。

（2）配制一定浓度的消毒剂，可以用消毒剂浸泡拖把，每天拖地 1～2 次。

（3）可在空中喷洒消毒，同时注意保护好口鼻等暴露部位。

4. 臭氧空气消毒　臭氧是一种强氧化剂，可分解细菌内部葡萄糖所需的酶物质，直接破坏细菌细胞器、DNA、RNA，使细菌的新陈代谢被破坏，导致细菌灭活死亡。

（二）室内空气消毒的环境分类

1. Ⅰ类环境的空气消毒　Ⅰ类环境包括层流洁净手术室和层流洁净病房。这类环境要求空气中的细菌总数 ≤ 10CFU/m³，只能采用层流通风，才能使空气中的微生物减到此标准以下。

2. Ⅱ类环境的空气消毒　Ⅱ类环境包括普通手术室、产房、婴儿室、早产儿室、普通保护性隔离室、供应室无菌区、烧伤病房、重症监护病房。可选用下述方法。

（1）紫外线空气消毒器：这种消毒器由高强度紫外线灯和过滤系统组成，可以有效滤除空气中的尘埃，并可将进入消毒器的空气中的微生物杀死。安装消毒器，开机器 30 分钟后即可达到消毒要求，以后每 15 分钟开机 1 次，消毒 15 分钟，一直反复开机、关机循环至预定时间。本机采用低臭氧紫外线灯制备，消毒环境中臭氧浓度低于 0.2mg/m³，对人安全，故可在有人的房间内进行消毒。

（2）静电吸附式空气消毒器：这类消毒器采用静电吸附原理，加以过滤系统，不仅可过滤和吸附空气中带菌的尘埃，也可吸附微生物。消毒 30 分钟后，可达到卫生标准。可用于有人在房间内的空气的消毒。

（3）注意事项：①所用消毒器的循环风量（m³/h）必须是房间体积的 8 倍以上。②有些小型的上述消毒器，经试验证明不能达到上述消毒效果，则不宜用于 Ⅱ 类环境空气消毒。可查验其检测报告和经行政部门发证时批准的使用说明书。③ Ⅱ 类环境均为有人房间，必须采用对人无毒无害，且可连续消毒的方法，故不推荐使用臭氧消毒器和化学喷雾消毒。

3. Ⅲ 类环境的空气消毒

（1）Ⅲ 类环境包括母婴同室、消毒供应室、检查包装区和无菌物品存放区、血液透析中心（室）及其他普通住院病区。这类环境要求空气中的细菌总数 ≤ 500CFU/m³。

（2）空气消毒方法

1）臭氧消毒：管式、板式和沿面放电式臭氧发生器均可选用。要求达到臭氧浓度 ≥ 20mg/m²，在 RH ≥ 70% 条件下，消毒时间 ≥ 30 分钟。消毒时人必须离开房间，消毒后待房间内闻不到臭氧气味时才可进入。

2）紫外线消毒：可选用产生臭氧的紫外线灯，以利用紫外线和臭氧的协同作用。一般按每立方空间装紫外线灯瓦数 ≥ 1.5W，计算出装灯数。考虑到紫外线兼有表面消毒和空气消毒的双重作用，可安装在桌面上方 1m 处。不考虑表面消毒的房间，可吸顶安装，也可采用活动式紫外线灯照射。

上述各种方式使用的紫外线灯，照射时间一般均应 > 30 分钟。使用的紫外线灯，新灯的辐照强度不得低于 90μW/cm²，使用中紫外线的辐照强度不得低于 70μW/cm²，凡低于 70μW/cm² 者应及时更换灯管。测定紫外线强度应采用经过计量部门检定的紫外线强度计，按条件测定。

3）可采用化学消毒剂喷雾或熏蒸消毒，常用的化学消毒剂有过氧乙酸。将过氧乙酸稀释成 3% ～ 5% 水溶液，加热蒸发，在 60% ～ 80% 相对湿度、室温下，过氧乙酸用量按 1g/m³ 计算，熏蒸时间 2 小时。

①过氧化氢复方空气消毒剂：以过氧化氢为主要成分，配以增效剂和稳定剂等，一般用量按过氧化氢 50mg/m³ 计算，采用喷雾法，在相对湿度 60% ～ 80%，室温下作用 30 分钟。

②季铵盐类消毒液：采用双链和单链季铵盐，配以增效剂和稳定剂制成的空气消毒剂。每立方米喷 1.2ml 折合药物浓度 10mg/m³ 左右，作用 30 分钟。

③含氯消毒剂：用酸性增效剂和 M 氯异氰胍酸钠干粉相混而制成的氯烟熏剂或酸氯烟熏剂，可用于空气消毒，点燃后产生强大的杀菌性气体。在室温 20℃、相对湿度 ≥ 70% 条件下，用药 1.5mg/m³，点燃后关闭门窗，作用 1 ～ 2 小时。

（3）注意事项：①所用消毒剂必须有卫生许可证以及在有效期内；②消毒时室内不可有人；③甲醛不宜用于空气消毒，因有致癌作用。

4. IV类环境的空气消毒

（1）IV类环境为普通门（急）诊及其检查治疗室，感染性疾病科门诊和病区。前三类环境的消毒方法均可选用。

（2）中草药消毒剂：有些中草药消毒剂对空气中微生物有杀灭作用，可用于IV类环境空气消毒。

三、物体表面消毒

（一）物体表面消毒的方法

主要有化学方法、物理方法、紫外线照射、高温蒸汽法、消毒剂喷洒。

（二）物体表面消毒的方式

主要有清洗、擦拭、喷雾、浸泡等。

（三）消毒剂的种类

1. 84消毒液500mg/L作用于物体表面10分钟即可基本杀灭冠状病毒。

2. 75%乙醇物体表面进行擦拭消毒。

3. 含有效氯为1000mg/L的含氯消毒剂，用于发现传染源时。

4. 有效碘为500mg/L的碘伏对物体表面消毒，用于发现传染源时。

5. 一般物体表面或不易擦洗物体表面可用1000mg/L二氧化氯进行喷雾消毒。

（四）医疗机构环境表面清洁与消毒管理规范

1. *消毒剂喷洒* 适用于较大的物体表面，喷雾的气溶胶也可消毒。

2. *普通喷雾* 粒径大，沉降快，作用时间较短。

3. *气溶胶喷雾* 颗粒小，沉降慢，作用时间较长，需关闭门窗，做好防护，消毒剂覆盖适用于较小范围明显可见污染物的随时消毒处理，移除后对污染区周边环境进行擦拭消毒，效果可靠。

4. *消毒气雾剂熏蒸* 适用于环境表面、空气和物品。消毒较彻底，死角少，需要做好人员防护，防止误吸中毒。

5. *物理方法* 紫外线，控制照射时间。

6. *高温蒸汽* 小范围可行，大范围较难达到效果。

（五）常用消毒剂的特点，使用方法及注意事项（表2-1）

表2-1 常用消毒剂的特点，使用方法及注意事项

名称	常见类型	使用方法	使用浓度及时间	特点	注意事项
含氯消毒剂	漂白粉、漂白粉精、次氯酸钠、三氯磷酸钠、二氯异氰尿酸钠、三氯异氰尿酸、次氯酸	擦拭、浸泡、喷洒	细菌繁殖体、亲脂病毒、真菌 250～700mg/L，>10分钟 所有细菌（含芽孢）、真菌、病毒 2000～5000mg/L，>30分钟	杀菌谱广，可杀灭细菌繁殖体、病毒、真菌孢子及细菌芽孢，适用浓度从低到高	密封保存,置于阴凉、干燥、通风处 具有腐蚀和漂白作用，操作时需做好防护

续表

名称	常见类型	使用方法	使用浓度及时间	特点	注意事项
过氧化物类消毒剂	过氧化氢（俗称双氧水）	喷雾消毒	3%～5%，＞30分钟	3%能杀死细菌繁殖体，7%能杀灭细菌芽孢	环保、无残留、无长期毒性。使用时需现用现配
	过氧乙酸	喷雾、熏蒸、擦拭、浸泡、覆盖	1000～2000mg/L，＞30分钟	所有细菌（含芽孢）、真菌、病毒	腐蚀性强，使用时需做好防护措施
乙醇	70%～90%乙醇	浸泡、擦拭	70%～80%	低效消毒剂，可杀灭细菌繁殖体、亲脂病毒、真菌	快速、无污染、对金属无腐蚀作用，但易燃易挥发
酚类消毒剂	来苏水、甲酚皂、DP300	擦拭、浸泡、喷洒	1%～5%，30～60分钟 5%，1～2小时	属于低水平消毒剂	对人体有毒性，不适用于皮肤、黏膜消毒。使用时需注意水体污染问题
季铵盐	苯扎溴铵、新洁灵消毒液、度米芬	擦拭消毒	1000～2000mg/L，15～30分钟	低效消毒剂，对化脓性病原菌有良好的杀灭作用，对革兰阳性菌的作用大于阴性菌	易被物体吸附，浸泡消毒时注意更换；不能与肥皂或其他阴离子洗涤剂合用；不宜用于代谢物、呕吐物的消毒
醛类	甲醛	熏蒸消毒	1.1g/ml，10ml/m³，浓度为36%	对所有微生物都具有消灭作用，使用方便、效果可靠，对物体无损害，但扩散能力较差，受温、湿度影响较大	其易致癌，须在专门的灭菌容器内使用

（六）提示

1.过度消毒导致正常生活环境中细菌明显减少，对人体免疫刺激不足，反而容易生病。

2.过度消毒可能引起微生态环境失调和超级细菌的产生，容易诱发身体过敏。

3.过度消毒可能损伤皮肤、黏膜、呼吸道，甚至引起中毒。

四、常用医疗器械消毒

（一）医疗器械常用消毒方法

1.物理消毒法：热力消毒法、紫外线消毒法、低温等离子体消毒法、过滤除菌法、静电除菌法、微波消毒法。

2.化学消毒方法：灭菌剂、高效消毒剂、中效消毒剂、低效消毒剂。

3.生物消毒方式。

（二）消毒方法的特点

1. 物理消毒法使用上并不是很灵活。

2. 化学消毒方法存在以下问题。

（1）消毒剂在消毒手术器械、床单、衣物时，需人工配成不同浓度，使用不方便。

（2）消毒液的浓度及消毒效果不确定。

（3）工作人员长期接触消毒剂，会对皮肤、指甲造成严重的损伤。

3. 生物消毒方法通常杀菌并不彻底。

关于常用医疗器械消毒的具体方法在后面章节具体阐述。

五、一次性使用医疗用品的消毒制度

1. 定义：一次性使用医疗用品，是指无菌、无热源、经检验合格，在有效期的一次性直接使用的医疗器械。包括无菌注射器、无菌注射针、无菌输液器、无菌输血器和无菌输液袋等。

2. 一次性使用医疗用品由医疗机构的相关部门按规定统一采购。

3. 凡使用的进入人体组织或无菌器官的医疗用品必须达到灭菌要求。

4. 一次性使用医疗用品的储存

（1）进入医院的一次性使用医疗用品应设立专门的储存室。

（2）室内清洁干燥并定期进行空气消毒。

（3）物品按有效期长短及品种不同分别放置。

（4）物品距地面 20cm 以上。

5. 一次性无菌医疗用品使用原则

（1）严格按照无菌操作规程进行。

（2）开启后立即使用，避免放置时间过长。

（3）在操作中一次性用品疑被污染或已经被污染，应立即更换。

（4）禁止重复使用。

6. 根据《医院感染管理规范》中一次性使用医疗用品的管理规定，凡一次性使用的医疗用品使用后都必须按规定进行处理。

7. 使用后的一次性医疗用品，按规定处理后做好记录。

六、紫外线消毒的相关知识

（一）紫外线的作用

1. 作用于微生物的 DNA，通过破坏 DNA 结构，使之失去繁殖和自我复制的功能。

2. 可使空气中的氧电离产生具有杀菌作用的臭氧，从而达到消毒的目的。

3. 紫外线可以杀灭常见的病毒、细菌及真菌等病原体。

（二）紫外线的副作用

1. 紫外线对眼睛和裸露的皮肤损伤非常大。

2. 直接照射会引发电光性眼炎、皮炎，甚至皮肤脱屑。

（三）紫外线的使用范围

1. 室内空气消毒。

2. 物体表面消毒。

（四）紫外线消毒灯的要求

1. 紫外线消毒灯在电压为 220V、环境相对湿度为 60%、温度为 20℃时，辐射的 253.7mm 紫外线强度（使用中的强度）应不低于 70μW/cm²。

2. 应定期监测紫外线消毒灯的辐照强度，根据要求及时更换。

3. 紫外线消毒灯的使用寿命，即由新灯的强度降低到 70μW /cm² 的时间（功率≥ 30W），或降低到原来新灯强度的 70%（功率≤ 30W）的时间，应不低于 1000 小时。

（五）紫外线的使用方法

1. 在室内无人状态下，采用紫外线灯悬吊或移动式直接照射消毒。

2. 灯管吊装高度距离地面 2.2m。

3. 安装紫外线灯的数量为平均≥ 1.5W/m³，照射时间≥ 30 分钟。

4. 紫外线直接照射消毒空气时，应关闭门窗，保持消毒空间内环境清洁、干燥。

5. 消毒空气适宜温度为 20 ～ 40℃，相对湿度低于 60%。

（六）紫外线灯清洁及监测

1. 75% 乙醇擦拭紫外线灯管，待干。

2. 开启紫外线灯 5 分钟，开始监测。

3. 监测方法及操作方法

（1）辐照计测试法。

（2）指示卡法。

（3）将辐照计或指示卡放在被检紫外线灯下垂直距离 1m 的中央处。将测定波长为 253.7nm 的紫外线辐照计或将指示卡有图案一面朝上，照射 1 分钟，观察指示卡色块的颜色，将其与标准色块比较，测定判定合格标准。

（4）紫外线强度指示卡：①新灯管辐照强度≥ 90μW/cm²；②使用中灯管辐照强度应≥ 70μW/cm²；③紫外线灯管辐照强度＜ 70μW/cm²，通知使用单位更换新灯管。

（七）注意事项

1. 监测人严格做好个人防护，避免眼睛、皮肤暴露在紫外线照射中。

2. 测定时电压 220V±5V，紫外线辐照计应在计量部门检定的有效期内使用。

3. 指示卡应获得原卫生部消毒产品卫生许可批件，并在有效期内使用。

4. 灯管的辐射强度

（1）紫外线辐射强度是影响消毒效果的基本因素，按照《消毒技术规范》规定的要求，新紫外线灯管辐射强度应大于 100μW/cm²（距离 1m 处）为合格，正在使用中的灯管辐射强度最低应达到 70μW/cm² 暂可使用，但必须延长照射时间。

（2）依据紫外线照射剂量等于辐射强度乘以照射时间的公式可求出不同强度所需延长照射时间，高强度短时间或低强度长时间均能获得同样的灭菌效果。

（3）若紫外线光源的强度低于 40μW/cm²，则再延长照射时间也不能起到满意的杀菌作用，即应停止使用。

5. 紫外线灯管安装的数量

（1）按原卫生部颁布的《消毒技术规范》，室内悬吊式紫外线消毒灯安装数（30W 紫外线灯，在垂直 1m 处辐射强度高于 70μW/cm²）为平均每立方米不少于 1.5W，并且要求分布均匀。

（2）距离地面 1.8～2.2m，使得人的呼吸带处于有效照射范围。

（3）连续照射不少于 30 分钟。

6. 环境温度：环境温度对紫外线辐射强度有一定的影响，温度过高或过低都会使辐射强度降低，如温度下降到 4℃时，辐射强度则可下降 65%～80%，严重影响杀菌效果。一般以室温 20～40℃为紫外线消毒的适宜温度，在此温度范围内紫外线辐射的强度最大且稳定，能达到理想的消毒效果。

7. 相对湿度：相对湿度高，紫外线辐射穿透细胞减少。有关文献介绍，相对湿度在 55%～60% 时，紫外线对微生物的杀灭率最强，相对湿度在 60%～70% 或以上时，微生物对紫外线的敏感率降低，相对湿度在 80% 以上甚至反而对微生物有激活作用，可使杀菌力下降 30%～40%。刚刚湿拖地和擦桌面后立即进行紫外线消毒，会使室内湿度增大，影响消毒效果。因此，使用紫外线消毒时室内要保持清洁、干燥。

8. 防止紫外线辐射损伤：主要防止紫外线对眼睛、面部暴露皮肤的辐射损伤，不可直视灯管以防引起结膜炎。不得使紫外线光源直接照射到人，以防皮肤产生红斑。紫外线可放出臭氧，臭氧过多可使人中毒，在有人工作的环境中，臭氧的浓度不得超过 $0.3mg/m^3$。应在房间无人情况下进行紫外线照射。进行辐射强度监测时，用特制的辐射强度检测工具尺，背对光源进行观察，也可用普通玻璃或墨镜作为防护面罩，防护镜保护眼睛和面部皮肤。也可用普通玻璃或墨镜作为防护面罩，防护镜保护眼睛和面部皮肤。

9. 灯管定期保洁：紫外线灯管表面的灰尘和油垢，会阻碍紫外线的穿透，使用中应注意灯管的擦拭与保洁，新灯管使用前，可先用 75% 乙醇棉球擦拭。使用过程中一般每 2 周擦拭 1 次。发现灯管表面有灰尘、油污时，应随时擦拭，保持灯管的洁净和透明，以免影响紫外线的穿透及辐射强度。

10. 加强紫外线灯管辐射强度的监测：对使用中的紫外线灯应 3～6 个月用紫外线辐射照度仪做一次强度检测，发现强度不合格的灯管要及时更换。用紫外线辐射照度仪每年做一次计量标定，以保持准确性。监测时，必须按照《消毒技术规范》中的测定条件，电压 220V，温度 20℃以上，相对湿度 <60%，以开灯 5 分钟后的稳定强度为紫外线杀菌灯的辐射强度。也可用紫外线辐射强度化学指示卡测定，将指示卡距灯管 1m 处照射 1 分钟，光敏涂料由白色变为紫红色，与标准色块相比，便可知灯管辐射强度。

第二章　练习题与答案

第3章 化学消毒剂相关知识

第一节 化学消毒剂的种类、原理及用途

学习目标

1. 掌握常见化学消毒剂的使用方法。
2. 了解常见化学消毒剂的种类。
3. 熟悉化学消毒剂的使用注意事项。

一、化学消毒剂的定义、种类

（一）化学消毒剂的定义

化学消毒剂，也称"消毒剂"，是指作用于微生物和病原体，能使其蛋白质变性，失去正常功能而死亡的化学消毒药物。

（二）化学消毒剂的分类

化学消毒剂按照其作用水平可分为灭菌剂、高效消毒剂、中效消毒剂、低效消毒剂。目前常用的有含氯消毒剂、氧化消毒剂、碘类消毒剂、醛类消毒剂、杂环类气体消毒剂、酚类消毒剂、醇类消毒剂、季胺类消毒剂等（表3-1，表3-2）。

表3-1 按作用水平分类

分类	杀灭微生物范围	消毒剂
灭菌剂	一切微生物：细菌繁殖体和芽孢、真菌、分枝杆菌、病毒	甲醛、戊二醛、环氧乙烷、二氧化氯、过氧乙酸、过氧化氢等
高效消毒剂	一切致病性微生物，对细菌芽孢也有一定的杀灭作用	含氯消毒剂、臭氧、甲基乙内酰脲（海因）类化合物、双链季铵盐类
中效消毒剂	除细菌芽孢外的各种致病微生物	含碘消毒剂、醇类、酚类
低效消毒剂	细菌繁殖体和亲脂病毒、不能杀灭细菌芽孢和亲水病毒	苯扎溴铵等季铵盐类、氯己定等胍类、金属离子类

表 3-2　消毒药物基本种类

灭菌剂或高效消毒剂	高效消毒剂	中效消毒剂	低效消毒剂
醛类： 甲醛、戊二醛、邻苯二甲醛	氯类： 次氯酸盐类、氯化异氰脲酸类、氯胺类、氯化嗪酮类、氯化海因类	碘类： 碘酊、碘伏、洗必泰碘	季铵盐： 苯扎氯铵、苯扎溴铵、吡啶溴铵
烷基化物类： 环氧乙烷、环氧丙烷、乙型丙内酯、溴化甲烷	溴类： 溴化海因类	醇类： 乙醇、异丙醇、丙二醇、三氯丁醇	双胍类： 氯己定、阿立西定
过氧化物类： 过氧乙酸、过氧化氢、臭氧、二氧化氯	甲氧基乙内酰脲类： 二溴二甲基乙内酰脲、二氯二甲基乙内酰脲	酚类： 石炭酸（苯酚） 煤酚皂（甲酚） 卤化酚（六氯酚） 双长链季铵盐	酸或碱类： 乳酸、醋酸、碳酸钠
			金属类： 高锰酸钾、红汞、银离子

1. 根据化学消毒剂对微生物的杀菌能力，可将消毒剂分成高效、中效、低效三个类别。高效消毒剂是指可杀灭一切微生物，包括细菌、真菌、细菌芽孢、病毒的消毒剂，例如二氧化氯、戊二醛、过氧化氢等，这类消毒剂也被称为灭菌剂。中效消毒剂是指不能杀死细菌芽孢，但能杀死细菌繁殖体、真菌和大多数病毒的消毒剂，例如乙醇、氯制剂、煤酚皂溶液等。低效消毒剂是指可杀灭多数细菌繁殖体、部分真菌和病毒，但不能杀灭细菌芽孢、结核杆菌以及某些真菌和病毒的消毒剂。

2. 根据消毒剂的化学特性，化学消毒剂可分为七大类。它们的杀菌原理和特点如下。

（1）氧化类消毒剂：杀菌原理是释放出新生态原子氧、氧化菌体中的活性基团。杀菌特点是作用快而强，能杀死所有微生物，包括细菌芽孢、病毒。以表面消毒为主，如二氧化氯、过氧化氢、臭氧等，该类消毒剂为灭菌剂。

（2）醛类消毒剂：杀菌原理是使蛋白变性或烷基化。杀菌特点是对细菌、芽孢、真菌、病毒均有效。但温度影响较大，如甲醛、戊二醛等。该类消毒剂可作为灭菌剂使用。

（3）酚类消毒剂：杀菌原理是使蛋白变性、沉淀或使酶系统失活。杀菌特点是对真菌和部分病毒有效。

（4）醇类消毒剂：杀菌原理是使蛋白变性，干扰代谢。杀菌特点是对细菌有效，对芽孢、真菌、病毒无效，如乙醇、乙丙醇等。该类消毒剂为中效消毒剂，只能用于一般性消毒。

（5）碱、盐类消毒剂：杀菌原理是使蛋白变性、沉淀或溶解。杀菌特点是能杀死细菌繁殖体，但不能杀死细菌芽孢、病毒和一些难杀死的微生物。杀菌作用弱，有强腐蚀性，如硝酸、火碱、食盐等。只能作为一般性预防消毒剂。

（6）卤素类消毒剂：杀菌原理是氧化菌体中的活性基因，与氨基结合使蛋白变性。杀菌特点是能杀死大部分微生物，以表面消毒为主，性质不稳定，杀菌效果受环境条件影响大。

（7）表面活性剂类消毒剂：杀菌机制是改变细胞膜透性，使细胞质外漏，妨碍呼吸或使蛋白酶变性。杀菌特点是能杀死细菌繁殖体但对芽孢、真菌、病毒、结核病菌作用差。碱性、中性条件下效果好。

二、化学消毒剂的作用原理及用途

（一）化学消毒剂的作用原理

消毒剂对细菌等微生物有消杀作用，根据细菌的结构及化学物质可对其作用原理分为以下几种。

1.作用于细胞壁或细胞膜结构。细菌的细胞最外层通常带有负电，与镁离子或钙离子作用可保持其稳定，阳离子消毒剂（如季铵盐类消毒剂）带有一个强的正电荷和一个疏水区域，可取代细胞壁及细胞膜上的二价阳离子，破坏脂质双分子层，影响细胞膜上的蛋白质的功能最终导致细菌死亡。氯己定可能通过作用于细胞壁或细胞膜上的脂质，在大肠埃希菌和枯草杆菌的细胞壁表面诱导凹痕的形成。

2.改变细胞膜渗透性，低浓度时增加外膜渗透率，高浓度时增加细胞质渗透率影响其通透性。如 THAM-3G 通过细胞膜作用于金黄色葡萄球菌，细胞内容物从细胞中泄漏出来达到灭活目的。

3.作用于 DNA 的遗传物质，阻碍繁殖过程。聚六亚甲基双胍（PHMB）作用于细菌，细胞分裂停滞和染色体凝结，PHMB 与细菌染色体 DNA 结合配对，形成纳米颗粒，抑制其生长，导致细菌灭活。另外，一些消毒剂可能通过多种作用机制共同作用产生杀菌效果。

（二）化学消毒剂的用途

1.戊二醛（灭菌型）　戊二醛是第三代化学灭菌剂的代表，被称为冷灭菌。其杀菌原理主要依赖于两个自由醛基，能与蛋白质中的多种氨基酸反应，形成无生物活性的乙缩醛及氰醇等物质而杀灭微生物。主要用于对耐湿忌热的医疗器械和精密仪器的浸泡消毒与灭菌。

（1）优点：①具有广谱、高效、低毒的特性；②对金属腐蚀性小；③受有机物影响小、稳定性好等特点。

（2）缺点：作用较慢。

（3）戊二醛消毒液的使用方法：实际中应使用不低于 2% 戊二醛消毒液。低浓度戊二醛溶液可导致细菌芽孢产生亚致死，而造成检验结果阴性（无细菌芽孢检出），一旦条件适宜亚致死的细菌芽孢即可发芽生长；不用低浓度戊二醛消毒液进行高效或灭菌处理，不主张将高浓度戊二醛消毒液稀释后用于高效消毒或灭菌，稀释用水可能影响戊二醛的稳定性和连续使用时限，稀释后戊二醛含量及其增效剂含量是否同比达到要求。

1）一般医疗器械的浸泡消毒：戊二醛浓度≥ 18g/L，浸泡消毒 60 分钟。

2）内镜浸泡消毒：戊二醛浓度≥ 18g/L，浸泡消毒胃、肠和十二指肠镜作用时间＞10 分钟，支气管镜作用时间＞ 20 分钟，分枝杆菌等特殊感染作用时间＞ 45 分钟。

3）一般医疗器械和内镜浸泡灭菌作用时间≥ 10 小时。

（4）戊二醛使用注意事项

1）加入防锈剂（亚硝酸钠）和 pH 调节剂（碳酸氢钠）后应充分摇动使其完全溶解，并于 20 ～ 30 分钟后测定 pH 和戊二醛含量（试纸法可）。

2）放入的器械或用品应比较干燥或将水沥净。

3）注意合理的使用时限。

4）连续使用时，监测消毒液的 pH 和戊二醛含量，低于说明书规定的最低值时不可继续使用。

2. 二氧化氯（灭菌型）　二氧化氯消毒剂是一种安全、高效的食品和饮用水消毒剂，以亚氯酸钠或氯酸钠为原料，发生物化反应产生二氧化氯为主，是一种新型的过氧化物类高效消毒剂，二氧化氯可高效杀灭乙肝病毒、呼吸道病毒等。在 pH 为 6～9 的范围内，pH 越高杀菌效果越好。浓度为 5.0mg/L 的二氧化氯可以消灭水中的铜绿假单胞菌和金黄色葡萄球菌，而饮用水中氯酸盐的含量与潜在健康问题相关，WHO 规定饮用水中浓度最大为 0.7mg/L。

（1）优点：①广谱、高效，能杀灭一切微生物，快速无毒使用安全；②使用范围广泛，不仅可以作灭菌剂，也可作为消毒、防腐剂和保鲜剂；③作饮水消毒时不仅可杀死水中微生物，而且能杀灭原虫和藻类，具有提高水质和除臭作用。消毒后不产生有害物质，国外称它为理想的化学消毒剂。

（2）缺点：①有机物对该消毒剂有一定的影响；②对碳钢、铝、不锈钢等手术器械有一定的腐蚀性；③杀菌效果多受活化剂浓度和活化时间的影响。

（3）二氧化氯的使用方法

1）浸泡法：将洗净、晾干待消毒或灭菌处理的物品浸于二氧化氯溶液中，加盖。①对细菌繁殖的污染，用 100mg/L 浸泡 30 分钟；②对肝炎病毒和结核杆菌的污染用 500mg/L 浸泡 30 分钟；③对细菌芽胞消毒用 1000mg/L 浸泡 30 分钟。灭菌浸泡 60 分钟。

2）擦拭法：参考浸泡法。

3）喷洒法：①对一般污染的表面用 500mg/L 二氧化氯均匀喷洒，作用 30 分钟；②对肝炎病毒和结核分枝杆菌污染的表面用 1000mg/L 二氧化氯均匀喷洒，作用 60 分钟。

4）饮水消毒：在饮用水源中加入 5mg/L 的二氧化氯作用 5 分钟即可。

（4）二氧化氯的使用注意事项：①消毒前将二氧化氯用 10∶1 的柠檬酸活化 30 分钟才能使用；②活化后的二氧化氯不稳定，一般要活化后当天使用；③用二氧化氯消毒内镜或手术器械后，应立即用无菌蒸馏水冲洗，以免对器械有腐蚀作用；④配制溶液时，忌与碱或有机物相接触。

3. 过氧化氢（灭菌型）　过氧化氢又名双氧水（H_2O_2），是一种过氧化物类灭菌剂。广谱、高效、速效、无毒。

（1）优点：无色无味，产品稳定性好。

（2）缺点：稀释液不稳定，对金属和织物有腐蚀性，受有机物影响大。

（3）适用于：丙烯酸树脂制成的外科埋植物、隐形眼镜、不耐热塑料制品、餐具、服装、饮水和空气等的消毒，口腔含漱，外科伤口清洗。

（4）过氧化氢的使用方法

1）浸泡法：将清洗、晾干的待消毒物品浸没于装有 3% 过氧化氢的容器中，加盖，30 分钟。

2）擦拭法。

3）其他：①漱口，1.0%～1.5% 过氧化氢；② 3% 过氧化氢冲洗伤口；③复方过氧化氢空气消毒剂喷雾（20～30ml/m³）。

（5）过氧化氢的使用注意事项：①储存于通风阴凉处，用前应测定有效含量；②稀释液不稳定，临用前配制；③忌与还原剂、碱、碘化物、高锰酸钾等强氧化剂相混合；④对金属有腐蚀性，对织物有漂白作用；⑤谨防溅入眼内或皮肤黏膜上，一旦溅上，立刻用清水冲洗；⑥消毒被血液、脓液等污染的物品时，需适当延长作用时间。

4. 含氯消毒剂（高效消毒剂）　凡是能溶于水中产生次氯酸的消毒剂统称为含氯消毒剂，是人类最早使用的化学消毒剂种类之一，其合成工艺简单、价格低廉，具有广谱杀菌性。单一作用的次氯酸钠在食品中没有显示出长期的抗菌效果，但与其他化合物如氢氧化钠、苯扎氯铵、脂肪聚醚醇和氯化铵复配时可以实现。有研究探讨了次氯酸和二氧化氯的组合消毒剂对温泉水质的效果，发现消毒效果及游离氯残留浓度满足温泉池水质标准。

含氯消毒剂分为：①无机化合物类，次氯酸盐为主，作用较快，但不稳定；②有机化合物类，氯胺类为主，性质稳定，但作用较慢。

通常所说的含氯消毒剂中的有效氯，并非指氯的含量，而是消毒剂的氧化能力相当于多少氯的氧化能力。

（1）优点：①杀菌谱广、作用迅速、杀菌效果可靠；②毒性低；③使用方便、价格低廉。

（2）缺点：①水剂不稳定，有效氯易丧失；②对织物有漂白作用；③对金属有腐蚀性；④易受机物，pH 等的影响。

（3）含氯消毒剂的使用方法

1）浸泡法：将物品放入装有含氯消毒剂溶液的容器中，加盖对细菌繁殖体污染物品，用含有效氯 200mg/L，10 分钟以上。对经血液传播病原体、分枝杆菌和细菌芽孢污染物品，2000mg/L，30 分钟以上。

2）擦拭法：消毒所用药物浓度和作用时间参见浸泡法。

3）喷洒法：①对一般污染表面，用 1000mg/L 的消毒液均匀喷洒，30 分钟以上；②对肝炎病毒和结核分枝杆菌污染的表面，2000mg/L 喷洒，60 分钟以上。

4）干粉（漂白粉等）消毒法：①对排泄物，按排泄物的 1/5 用量（或有效氯 10 000mg/L）加入其中，搅拌后，作用 2～6 小时；②对医院污水，按有效氯 50mg/L 用量加入其中并搅匀，作用 2 小时。

（4）含氯消毒剂的使用注意事项

1）采取防护：含氯消毒剂一般具有强刺激性或腐蚀性，调配或使用时必须戴橡胶手套，如果长时间接触人体，会对皮肤或黏膜有较大刺激。

2）正确使用：使用含氯消毒剂前认真阅读使用说明，严格按照比例调配使用，严禁与其他消毒、清洁产品或酸性物质等混合使用，否则会产生有毒物质，引发中毒。因其具有漂白作用，最好不要用于衣物消毒，必须使用时注意浓度要低，时间不要过长。

3）安全存放：应置于有盖容器中保存于阴凉处，远离火源、热源，避免阳光直射，并存放于儿童触摸不到的地方，避免误服。

4）勿用于手术器械的消毒灭菌；浸泡消毒时，物品勿带过多水分；勿用于被血、脓、粪便等有机物污染表面的消毒。物品消毒前，应将表面黏附的有机物清除；勿用于手术缝合线的灭菌。

5. 臭氧（高效消毒剂）　常温下为爆炸性气体，有特臭，为已知最强的氧化剂。臭氧稳定性差，在常温下可自行分解为氧，所以臭氧不能瓶装贮备，只能现场生产，立即使用。

（1）臭氧的用途

1）水的消毒：医院污水和诊疗用水的消毒。

2）物体表面消毒：饮食用具、理发工具、食品加工用具、衣物、钱币、化验单、病例夹、票卷等放密闭箱内消毒。

3）空气消毒：用于人不在的情况下，室内空气的消毒。

（2）臭氧的使用注意事项：①臭氧对人有毒，国家规定大气中允许浓度为 0.2mg/m³，故必须在无人条件下进行；②臭氧为强氧化剂，对多种物品有损坏，浓度越高对物品损坏越重；③温度和湿度可影响臭氧的杀菌效果；④臭氧做水的消毒时，0℃最好，温度越高，越有利于臭氧的分解，故杀菌效果越差；⑤加湿有利于臭氧的杀菌作用，湿度越大杀菌效果越好。

6. 碘伏消毒液（中效消毒剂）　碘伏消毒液是由碘、碘化钾与作为载体和助溶剂的聚醇醚或聚维酮络合制成的不定型络合物，使碘易溶于水，逐渐释放出游离碘，因而能长时间地保持有效的杀菌作用；为中效消毒剂，能杀灭细菌繁殖体、结核分枝杆菌及真菌和病毒，但不能杀灭细菌芽孢，适用于皮肤、黏膜的消毒。

（1）优点：①具有中效、速效、低毒、对皮肤无刺激、黄染较轻；②易溶于水，兼有消毒、洗净两种作用；③用碘伏消毒，使用方便，可以消毒、脱碘一次完成。无须碘酊消毒、乙醇脱碘。

（2）缺点：①受有机物影响大；②对铝、铜、碳钢等二价金属有腐蚀性。

（3）碘伏消毒液使用方法

1）浸泡法：对细菌繁殖体污染物品，含有效碘 250mg/L 的消毒液浸泡 30 分钟。

2）擦拭法：①卫生手消毒，用含有效碘 500mg/L 的消毒擦拭 2 分钟；②外科手消毒，有效碘 3000～5000mg/L，擦拭 3 分钟；③手术部位及注射部位的皮肤消毒，用含有效碘 3000～5000mg/L 的消毒液局部擦拭两遍，作用 2 分钟；④口腔黏膜创面消毒，用含有效碘 500mg/L 的消毒液擦拭，作用 3～5 分钟。

3）冲洗法：对阴道黏膜及伤口黏膜创面的消毒，用有效碘 250mg/L 的消毒液冲洗 3～5 分钟。

7. 醇类消毒剂（中效消毒剂）　能使细菌蛋白变性、沉淀而起到抑菌和杀菌作用；为中效消毒剂，主要用于皮肤消毒，包括乙醇、丙醇、异丙醇和苯氧乙醇等。最常用的是乙醇消毒剂，乙醇可通过与其他抗菌剂复配达到增效的目的，如与过氧乙酸复配提升对病毒的灭活能力，与氯己定、季铵盐组合提高持久杀菌性。

（1）优点：①具有中效、速效的杀菌作用；②无毒、无刺激，对金属无腐蚀性。

（2）缺点：①受有机物影响大；②易挥发，不稳定。

（3）乙醇的使用方法

1）浸泡法：将待消毒的物品放入装有乙醇溶液的容器中，加盖。

对细菌繁殖体污染医疗器械等物品的消毒，用 75% 乙醇溶液浸泡 10 分钟以上；外科洗手消毒，用 75% 乙醇溶液浸泡 5 分钟。

2）擦拭法：对皮肤的消毒，用 75% 乙醇棉球擦拭；手消毒时，用含乙醇的手搓揉剂搓揉至干燥，可采用浸泡或反复擦拭的方法进行消毒。

（4）75% 乙醇使用注意事项

1）注意通风：室内使用时需保持良好通风。

2）注意安全：不要大量喷洒身体，易引起乙醇过敏。不建议在空气中喷洒进行消毒。

3）远离火源：使用喷剂一定要远离火源或电源，预防火灾和爆炸风险。给电器表面消毒前，应先关闭电源，待电气设备冷却后再擦拭消毒。如乙醇着火，可使用干粉灭火器、二氧化碳灭火器等进行灭火。小面积着火也可用湿毛巾、湿衣物覆盖灭火。室外可使用沙土覆盖。

4）安全存放：避免与氧化剂、酸类、碱金属、强碱等不同物资混放。乙醇是易燃危险品，注意避光、阴凉密封保存。放置于儿童触摸不到的地方，避免误服。家中不宜大量存放乙醇。

8. **季铵盐类（低效消毒剂）**　此药物在高浓度时凝固蛋白，低浓度时抑制细菌的代谢，对革兰阳性和阴性菌杀灭作用较好；是以季铵盐为主要化学成分的消毒剂，主要包括氯型季铵盐和溴型季铵盐；是一种阳离子表面活性剂；包括单链季铵盐和双长链季铵盐，前者对繁殖体有广谱杀灭作用，但不能杀灭芽孢和亲水病毒，属低效消毒剂，如苯扎溴铵。后者可杀灭多种细菌繁殖体，对芽孢也有一定的杀灭作用。季铵盐类消毒剂属于低效级别，以苯扎氯铵和苯扎溴铵为主。苯扎氯铵与氢氧化钠或氧化胺在适当浓度下连用，对金黄色葡萄球菌及海氏肠球菌具有长期的抗菌效果。代表性制剂如下。

（1）新洁尔灭（低效消毒剂）：新洁尔灭属季铵盐类消毒剂，它是一种阳离子表面活性剂，属低效消毒剂。特点是对皮肤黏膜无刺激，毒性小，稳定性好，对消毒物品无损害，适用于皮肤黏膜和环境物品的消毒。新洁尔灭的使用方法如下。

1）对污染物品的消毒：可用 0.1% ～ 0.5% 浓度的溶液喷洒，浸泡或抹擦，作用 10 ～ 60 分钟。如水质过硬，可将浓度提高 1 ～ 2 倍。

2）消毒皮肤：可用 0.1% ～ 0.5% 的浓度涂抹、浸泡。

3）消毒黏膜：可用 0.02% 溶液浸洗或冲洗。

（2）氯己定（洗必泰）（低效消毒剂）：洗必泰为双胍类化合物，该药属低效消毒剂。杀菌机制与季铵盐类相似，但杀菌力比季铵盐类大 3 倍。其抗菌谱广，是目前较好的消毒剂之一，适用于皮肤、黏膜创面及环境物体表面的消毒。

1）优点：①杀菌速效，对皮肤无刺激；②对金属无腐蚀性，性能稳定；③抑菌效果特别强，抑菌浓度可低达 10-5-10-6。

2）缺点：易受有机物的影响。

3）洗必泰的使用方法

①浸泡法：0.5% 洗必泰乙醇（70%）溶液或 4% 葡萄糖酸盐洗必泰溶液，卫生洗手 1 ～ 2 分钟；外科洗手 3 分钟。

②擦拭法：手术部位及注射部位皮肤的消毒，0.5% 氯己定乙醇（70%）溶液局部擦拭 2 遍，作用 2 分钟。

③伤口创面消毒：0.5% 氯己定水溶液擦拭创面 2 ～ 3 遍，作用 2 分钟。

④冲洗法：对阴道、膀胱或伤口黏膜创面的消毒，用 0.01% ～ 0.1% 洗必泰水溶液冲洗 3 ～ 5 分钟。

第二节　化学消毒剂的配制

一、化学消毒剂的配制原则

化学消毒剂应按照用多少配多少、何时用何时配的原则。

化学消毒剂经过稀释其稳定性急剧下降，所以坚持现配现用。做到"五要"和"七不要"。

（一）五要

1. 配制时，消毒剂和水分量要精确。

2. 盛放消毒剂的容器应洗净并事先消毒。

3. 物品应除去脏污清洗干燥后再进行消毒。

4. 配制的消毒剂最好当天使用。

5. 充分了解消毒剂的性质，因为消毒剂选用不当，反而可能促进微生物生长及污染扩大。

（二）七不要

1. 不要把化学消毒剂用作灭菌处理。

2. 不要把器械储存在消毒溶液中。

3. 容器内的消毒液不要装得太满。

4. 不要使用配制较久的消毒液。

5. 不要随便把两种消毒液混合使用。

6. 不要随意把不合适的洗涤剂加到消毒液中，以防消毒剂失效。

7. 不要认为使用消毒剂溶液后，被消毒物品已达到杀菌、可靠和安全。

（三）常用公式

1. 欲配制浓度 × 欲配制数量 = 所需原药量

2. 欲配制数量 − 所需原药量 = 加水量

3. （欲配制药液浓度 × 欲配制药液数量）/ 原药含量 = 所需原药量

4. 消毒剂蒸气量 = 房间容积 × 消毒剂使用浓度 × 消毒剂原液浓度

二、化学消毒剂的配制方法

（一）含氯消毒剂

按其主要杀菌成分主要包括三氯异腈脲酸、二氯异腈脲酸钠、氯化磷酸三钠、次氯酸钠、二氧化氯等，此类消毒剂为强氧化消毒剂，一般有刺激性氯味（原药），对细菌及病毒有良好的杀灭效果，属高效消毒剂。

1. 三氯异腈脲酸（片剂）　片剂规格有两种（250mg/ 片有效氯、500mg/ 片有效氯）。

（1）使用方法

1）用于空气消毒：250mg/ 片，1L 水 6 片；500mg/ 片，1L 水 3 片。处理剂量：20ml/m³，必须使用超低容量喷雾器喷雾。

2）擦拭物体表面消毒（2 遍）：250mg/ 片，1L 水 4 片；500mg/ 片，1L 水 2 片。

3）地面消毒：用墩布拖地 250mg/ 片，1L 水 4 ～ 8 片；500mg/ 片，1L 水 2 ～ 4 片。

疫区的地面和物体表面、患者的排泄物和分泌物 250mg/ 片、患者的衣服和被褥等可用 500 ～ 2000mg/L 有效氯进行喷洒、擦拭、浸泡 15 ～ 30 分钟。

（2）配制方法：500mg/L 有效氯消毒剂，使用 2 片（250mg/ 片）加入 1kg 水中，溶解后使用；或使用 1 片（500mg/ 片）加入 1L 水中，溶解后使用。

（3）注意事项：成品消毒剂避光保存，严禁暴晒；应用浓度消毒剂，现用现配；避免用金属制容器装盛消毒剂。

2. 氯制剂粉剂　使用方法：首先明确要使用的消毒剂有效氯含量，然后按下列公式计算。

稀释的倍数 = 产品的有效氯含量 / 预配制的消毒浓度 −1

如：用有效氯含量为 2.5% 的消毒粉对餐具进行消毒，需药液浓度为 500mg/L，即有效氯含量应是 5/ 万。

稀释倍数 =0.025/0.0005 − 1=49，即 1 份药加 49 份水，将餐具浸泡在配好的消毒液中，作用 30 分钟后即可。如有已知喷雾器容量，按下述公式计算喷雾器中所需加的药量。

所需加的药量 = 喷雾器的容积 × 配制药液的浓度 / 产品的有效氯含量

如：先要将 13% 的消毒粉配制成 1500mg/L 的药液，已知喷雾器容量是 8L 那么该喷雾器应加 13% 消毒粉 =8L×0.0015/0.13=0.0923kg=92.3g，即将 13% 的消毒粉称取 92.3g 放在喷雾器中，将水加至 8L 即可。用此浓度可按 200ml/m³ 进行喷洒消毒。值得注意的是单位为升（L）的算出来为千克（kg），单位为毫升（ml）的算出来为克（g）。上述计算公式适用于各种消毒剂的配制。

3. 二氧化氯　成品为液体，为二元包装（带活化剂），按说明书活化后使用，活化后为黄色氯味液体，有效含量一般为 10 000 ～ 20 000mg/L。

（1）配制方法：有效含量为 500mg/L 的二氧化氯消毒剂活化后，1 份活化后原药（有效含量为 10 000mg/L）加入 19 份水中，混合后使用。

（2）注意事项：严禁不活化直接使用；成品消毒剂避光保存，严禁暴晒；应用浓度消毒剂不稳定，必须现用现配；避免用金属制容器装盛消毒剂。

（二）过氧乙酸

一元包装可直接使用，二元包装（1 号液为过氧化氢、2 号液为乙酸）按说明书配比（一般为 1 ∶ 1）混合后，必须静置反应 24 ～ 48 小时后方可使用，成品有效含量必须 215%。成品为强氧化剂、强烈刺激性液体，有腐蚀性。

1. 使用方法　疫区消毒：15% 过氧乙酸（一般使用成品原液），用 7ml/m³，加热，熏蒸 2 小时；2% 过氧乙酸，用 8ml/m³，使用气溶胶喷雾的方法消毒 1 小时，消毒后进行通风；或使用 0.2% ～ 0.5% 过氧乙酸进行喷洒（200ml/m³）表面消毒。

2. 配制方法　按上述计算公式进行计算。

3. 注意事项　二元包装的产品应合成后（＞ 24 小时）方可使用；成品消毒剂避光保存，严禁暴晒；须现用现配；过氧乙酸有强腐蚀性，配制、使用时应戴防酸手套、防护镜；严禁用金属制容器装盛消毒剂；室内空气消毒时，室内湿度越大消毒效果越好。儿童避免接触。

（三）过氧化氢（双氧水）

成品为强腐蚀性液体，市售成品含量一般为 27% 或 35%。

1. 使用　疫区室内消毒：用 50mg/m³（纯量），使用气溶胶喷雾的方法消毒 0.5 ～ 1 小时，消毒后进行通风。

2. 配制方法　有效含量为 2.7% 过氧化氢消毒剂：1 份原药（有效含量为 27%）加入 9 份水中，混合后使用，按 50 mg/m³ 的施药量计，即应用约 2ml（2.7% 过氧化氢）/m³。

3. 注意事项　成品消毒剂避光保存，严禁暴晒；须现用现配；过氧化氢有强腐蚀性，配制、使用时应戴防护手套、防护镜；避免用金属制容器装盛消毒剂；儿童避免接触；室内空气消毒时，室内湿度越大消毒效果越好。

三、化学消毒剂的配制注意事项

1. 防止消毒剂污染。

2. 配制正确。

3. 达到足够的浓度。

4. 存放容器要清洁，并要加盖。

5. 放入物品要干燥，不能常带水分。

6. 应按期使用、按时更换，不过期使用。

四、化学消毒剂使用注意事项

1. 相应的卫生许可证明，符合消毒产品外包装的有关规定。

2. 根据物品的性能及污染微生物的种类和数量选择有效消毒剂，正确掌握消毒剂使用浓度的配制方法。

3. 坚持现配现用原则，严格按使用期限应用。

4. 按要求进行浓度监测。

5. 防止消毒剂受到污染。

6. 对存在较多有机物的物品消毒时，或消毒物品上微生物污染特别严重时，应加大消毒剂的使用剂量和（或）延长消毒作用时间。

7. 凡被甲类传染病患者和病毒性肝炎、结核、艾滋病、炭疽病等患者的排泄物、分泌物、血液等污染的器材和物品，应先消毒再清洗。

8. 注意温度、湿度、酸碱度、化学拮抗物质、水质的硬度等因素的影响。

9. 加强个人防护。消毒时要注意自我防护，避免消毒事故和消毒操作不当对人的伤害。

第 3 章　练习题与答案

第4章　消毒供应中心的建设与管理

第一节　消毒供应中心功能定位

一、消毒供应专业发展进程

（一）消毒供应中心的概念

消毒供应中心是医院内承担各科室所有重复使用诊疗器械器具和物品清洗、消毒、灭菌以及无菌物品供应的部门，是预防和控制医院感染的重点科室。

（二）消毒供应专业发展进程

消毒供应专业是护理学中的一个独立学科。随着医疗技术的迅猛发展、人们对微生物学理论研究的不断深入，以及消毒学技术的不断应用和创新，消毒供应专业得到了长足的发展。2009年，卫生部颁布了医院消毒供应中心三项强制性行业标准，即 WS310.1《医院消毒供应中心第一部分：管理规范》、WS310.2《医院消毒供应中心第二部分：清洗消毒及灭菌技术操作规范》、WS310.3《医院消毒供应中心第三部分：清洗消毒及灭菌效果监测标准》，2016年对标准进行了第一次修订，2023年再次修订。这三项规范和标准的颁布和实施使得消毒供应专业的发展驶入快车道，也极大地促进了消毒供应专业的规范化发展和标准化建设。

二、消毒供应中心职能

1. 对重复使用的诊疗器械、器具和物品进行清洗、消毒、灭菌及集中管理的部门，保障全院消毒灭菌器械、器具和物品的供应。

2. 预防医疗器械相关院内感染的重要部门，保证消毒灭菌符合相应的法律法规和标准要求，保障消毒灭菌物品安全。

3. 科学开展消毒灭菌，合理配备设备设施，科学设计建筑布局，保证处置流程通畅高效，保障消毒灭菌器械、物品及时有效供应。

4. 建立健全岗位职责、操作规程、消毒隔离、质量管理、过程监测、设备管理及职业安全防护等管理制度，建立有效风险管理，具备有效应对突发公共事件等紧急情况的快速反应能力。

5. 建立和落实各项质量标准，完善质量检查和监测体系，对影响清洗、消毒、灭菌的相关产品建立采购、验收、维护、问题反馈等管理制度，保证医院 CSSD 系统质量和安全。

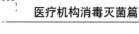

6. 科学管理，优化流程，合理规划储备量，提高器械使用率和周转率，保持物流系统的高效运营和合理的成本控制。

第二节　消毒供应中心建筑设计

消毒供应中心建筑、布局的合理化，是医疗机构无菌物品供应工作质量的基础，是对消毒供应中心标准化、现代化、科学化和专业化管理的促进，是减少院内感染的重要措施，同时也是医院医疗护理质量的重要保证。

一、选址

1. 消毒供应中心选址应处于相对独立区域，要求通风、采光良好，附近无污染源，避免外界干扰，不建议设在地下室或半地下室。对于已建在地下室或半地下室的消毒供应中心，应确保工作区域温度、湿度、机械通风换气次数及新风符合行业标准和规范要求。

2. 位置宜靠近手术部、重症监护 ICU、DSA 介入治疗等医疗相关单元，同时考虑与临床科室物流的便捷性。

3. 建议选址结合蒸汽管道距离进行设计，与营养厨房、洗衣房等考虑后勤供给侧的共用便捷性和经济性。保证高压灭菌所需要的蒸汽源及蒸汽质量。

二、功能区域划分

工作区域应按照去污区、检查包装及灭菌区、无菌物品存放区进行划分，按单向流程设置，工作人员办公及辅助用房应自成一区。进入工作区域的人员均应满足各工作区域防护要求。

1. *去污区*　应设回收登记及分类区、清洗消毒区、回收车清洗消毒用房、水处理设施等区域。

2. *检查包装及灭菌区*　应设器械检查保养及包装区、灭菌区、敷料制备区、质检、卫生材料库和器械库等用房。

3. *无菌物品存放区*　无菌物品存放区为灭菌后的物品进行储存、发放的区域，可与一次性物品发放区有机整合，便于管理。

4. *辅助区*　应设办公、浴室、示教室、护士长办公室、更衣室、休息室、值班室、卫生间、洁具间、库房等。

三、平面功能布局设计

（一）去污区

去污区是消毒供应中心内开展使用后复用器械、器具及物品回收分类、清洗消毒等工作的区域，主要使用的设备包括全自动清洗消毒机、超声波清洗机、医用干燥柜、水处理设备等。清洗消毒区域主要负责物品的接收、分类、浸泡、洗涤，配置手工清洗操作台。在去污区与检查包装灭菌区之间利用双扉全自动清洗消毒机或双门互锁式传递窗形成物理屏障。污染物品经专用通道进入区域，经分类、清洗、消毒、干燥后再传到清洁区。工作人员只有通过缓冲区更衣、换鞋后才能到清洁区，可有效防止工作人员跨区走动产生交叉感染的风险。

1. 在进行空间组织设计时，去污区按工作流程划分为回收分类区（病区、手术室分为两区）、传染物品处理区、手工清洗区、机械清洗区，各区之间有一定距离。

2. 操作区域的划分按"污—洁—净"的处理顺序。传染物品应设置在相对独立一角或一室，清洗与分类要保持充分的距离。

3. 分类后的特殊感染物品不能和其他物品一同在清洗槽内手工清洗，可以考虑在集中去污区附近设置相对独立的特殊感染处理间。

4. 区域间物理屏障空间面积的预留不宜过窄，宜同时满足传递窗和穿越式全自动清洗机设备的布置。

5. 污染回收通路宜设置相对独立的通道或电梯，如果手术室等净化单元连接应再设专用入口。

6. 下送车清洗间靠近无菌物品发放区。

7. 室内地面、墙面和工作台面应坚固平整、不起尘，便于清洁，装饰材料防水、耐腐蚀。

8. 排水设施完善，有防蝇、防鼠等有害生物防治设施。

（二）检查包装及灭菌区

检查包装及灭菌区是对清洗消毒干燥后的诊疗器械、器具和物品进行检查、保养、装配、包装及灭菌（包括敷料制作等）的区域。该区域为微正压区，区内洁净度要求相对较高，应充分考虑人流、物流动向，在装修材料的选择上，选择易于清洁，不易积尘的材料。灭菌区安装了排风装置，随时通风降温和排出室内蒸汽；检查包装及灭菌区与无菌物品存放区采用双扉脉动真空灭菌器作为物理屏障严密分隔，同时该区域内还应设有低温灭菌区，经过低温灭菌的物品通过双扉设备或传递窗进入无菌物品存放区。

1. 物品穿越清洁屏障抵达清洁区后，需要预留一定的空间对物品进行二次分类和质检。

2. 器械间和敷料间必须独立，避免环境和器械受到棉絮微尘的污染。

3. 器械间和敷料间两室相邻利于包装灭菌工作的开展。

4. 应在各区域入口处或醒目位置设置区域标识，根据工作需要可在区域内设置提示标识。

5. 手术室器械和病区器械分台分区制作包装。

6. 使用双扉灭菌器时其位置应靠近器械包装区和无菌物品存放区。

7. 使用单扉灭菌器时可单独设置为一室，经过通路与包装区连接，可不设门，利于运输。

8. 该区域物理屏障的空间区域宜同时满足各类高温灭菌设备的安装及低温灭菌相对独立空间的设置。

9. 低温灭菌设备宜靠近无菌物品存放区，便于物品的传递。

10. 敷料间应设充足的敷料储存架或柜。

11. 监测室设置于检查包装及灭菌区。

12. 清洁物品入口靠近敷料间的缓冲区域，方便进行清洁敷料等物品的初步分类和储存。

13. 缓冲间靠近器械包装区，便于工作人员洗手，进入时避免敷料间毛絮的污染。

14. 应按照消防要求配备灭火装置，并有明显的标识和消防逃生线路指引图，消防通道应畅通无阻。

（三）无菌物品存放区

无菌物品存放区是储存、发放无菌物品的区域。其开展的主要工作包括高温灭菌后物品冷却卸载、无菌物品存储、无菌物品发放、一次性物品管理及发放等。高温灭菌后物品通过充分冷却有效控制无菌物品存放的温、湿度变化。无菌物品存放区对空气洁净度的要求最高，为防止其他区域对无菌物品存放区的污染，空气压力为正压，避免其他区域空气的进入，该区域内不设水源、气源，长期保持干燥与清洁。该区域设在整个工作区的一端，使之可成为相对封闭区域，控制无关人员的进出，有效防止产生交叉感染的可能。

1. 宜靠近发放区便于物品的发放供应。

2. 应与其他房间和区域隔断，相对独立。

3. 宜靠近压力蒸汽灭菌室和低温灭菌室，提高运输效率。

4. 宜靠近一次性用品库房，便于请领储存和装车发送。

（四）缓冲区

1. 去污区、检查包装灭菌区应独立设置缓冲间，缓冲间面积不应小于 3 ㎡。

2. 无菌物品存放区可单独设置缓冲间，也可和检查包装灭菌区共用缓冲间。

3. 各缓冲间连接在工作区域与辅助区之间。

（五）辅助区

辅助区包括办公室、一次性耗材库房、休息室、更衣室、值班室、卫生间等。

1. 辅助区与工作区相对隔离。

2. 换鞋区靠近办公生活区入口处。

四、装饰与机电设计

（一）土建及装饰设计

消毒供应中心整体建筑布局设置和装饰对消毒供应能否完全发挥功能，工作质量和工作流畅度能否发挥最高效率有着重要的影响。根据《医院消毒技术规范》《医院感染管理规范》和《医院消毒供应中心（室）验收标准》等相关规范要求，结合部分建设实践，拟制设置建议如下。

1. 做到"四分开"，即工作区与生活区分开、污染物品与清洁物品分开、敷料检查包装与器械检查包装分开、待灭菌物品与灭菌后物品分开；分设入口，即污染物品的入口、清洁物品入口、无菌物品发放入口、工作人员入口。

2. 去污区装修时要考虑到污染区有外露的管道和水槽，地面潮湿，为做好防滑措施，地面宜采用浅色防滑、耐磨、耐腐蚀、易清洗材料；墙面、顶面宜采用接缝少、不易开裂、表面光滑、易清洁、阻燃、耐碰撞材料（如彩钢板、镀锌钢板、无机预涂板、抗倍特板等），吊顶用角钢悬挂加强，强度可支撑人员进入吊顶维修，采用表面光滑、缝隙少、不易发霉、隔音隔热效果好的装修材料；所有 90° 阳角弧形设置，可全部采用电泳铝合金型材圆弧过渡；照明灯均采用密闭型；室内采用吸顶式空调，便于灵活开启与关闭。

3. 检查包装灭菌区为清洁程度要求相对较高的区域，室内应清洁干燥，在装修时不但应考虑人流、物流，还应考虑到装修材料的耐用性和实用性，地面宜采用厚塑胶地板，同质热焊形成无缝地面；墙面、顶面宜采用接缝少、不易开裂、表面光滑、易清洁、阻燃、耐碰撞材料，吊顶用角钢悬挂加强，强度可支撑人员进入吊顶维修，采用表面光滑、缝隙少、不易发霉、隔音隔热效果好的装修材料；所有 90°阳角弧形设置，可全部采用电镀铝合金型材圆弧过渡；在高温灭菌设备间应安装排风设施，通风降温，以排出局部高热和高湿空气；室内采用吸顶式空调，便于灵活开启与关闭。

4. 无菌物品存放区承担着无菌物品的储存与发放任务。内有不锈钢储物架和不锈钢器械柜，存放灭菌后的物品。地面采用防滑、耐磨、耐腐蚀、易清洗材料；墙面、顶面宜采用接缝少、不易开裂、表面光滑、易清洁、阻燃、耐碰撞材料，吊顶用角钢悬挂加强，强度可支撑人员进入吊顶维修，采用表面光滑、缝隙少、不易发霉、隔音隔热效果好的装修材料；所有 90°阳角弧形设置，可全部采用电镀铝合金型材圆弧过渡；无菌物品发放处应设有双门联锁传递窗，传递窗离地高 80～90cm，传递窗的尺寸不小于 60cm×60cm×40cm，工作人员在拿取物品时不用弯腰，直接用筐平移传递，减轻工作人员的劳动强度，提高工作效率；室内采用单独的吸顶式空调，便于灵活开启与关闭。

5. 辅助区内的一次性耗材库房、会议室、护士长办公室等处地面采用耐磨材料，墙面采用乳胶漆、吊顶采用石膏板；水处理间、男女浴厕、更衣室、清洗间等处地面、墙面采用浅色耐磨瓷砖，吊顶可采用铝塑板。

6. 各电源插座、灯具建议采用防水、防潮材料。

7. 各区域有实际物理屏障和洁、污物品传递通道，并分别设有工作人员出入各自工作区域的缓冲间。

8. 无菌物品存放区建议不设置流动水洗手池，宜有温、湿度控制措施，温度应低于 24℃，相对湿度低于 70%。

9. 大型清洗消毒及灭菌设备质量和体积大，对于设备的运输搬运，除应留有足够宽度和高度的机房大门外，还应考虑运输搬运路径的宽高度和转弯半径。

（二）机电设计

机电设计要把握好主要六项系统的关系，即去污区的清洗 / 浸泡槽和各区域洗手设备使用的冷热水供应系统，供应脉动真空灭菌器使用高压蒸汽供应系统，供应各类清洗消毒设备对器械进行清洗时使用水处理系统，供各类医疗设备的用电和各工作区域不同的照度要求的供电及照明系统，清洗消毒器、高温蒸汽灭菌器等医疗设备对排水、排污管路及防腐系统，各个区域的通风、空调系统。主要规范要求及建设建议如下。

1. 保持有序压差梯度和定向气流，定向气流应经清洁区流向去污区。无菌存放区对相邻并相通房间不应低于 5Pa 的正压，去污区对相邻并相通房间和室外均应维持不低于 5Pa 的负压。

2. 各区域换气次数要求：去污区建议机械通风不小于 10 次 / 小时，检查包装灭菌区建议机械通风不小于 10 次 / 小时。无菌物品存放区及检查包装区洁净程度要求相对较高，应保持为相对正压，建议设计为万级层流净化空间；辅助区保持标准压，机械通风换气次数应为 18 次 / 小时（表 4-1）。

表 4-1　各区域换气要求

工作区域	温度（℃）	相对湿度（%）	换气次数（次 / 小时）
去污区	16 ～ 21	30 ～ 60	≥ 10
检查包装及灭菌区	20 ～ 23	30 ～ 60	≥ 10
无菌物品存放区	< 24	< 70	4 ～ 10

3. 使用环氧乙烷灭菌的低温灭菌间，为防止环氧乙烷气体中毒、燃烧、爆炸等职业伤害和意外事故的发生，要有独立的排风系统将易燃有毒气体排出，排气管应至室外，并于出口处反转向下，距排气口 7.6m 范围内不应有易燃易爆物和建筑物的入风口和门窗，并应按环保要求无害化处理。

4. 消毒供应中心的高温灭菌设备应独立设置排水系统，单独收集并设置降温池或降温井。

5. 给水管道应设置倒流防止器或其他有效防止回流污染的装置；给排水系统应不渗漏，下水应有防回流设计。为防止地漏返味，建议各区域内的设备排水地漏装设反水弯。

（三）信息化系统设计

消毒供应中心应结合物联技术对各物料及流程进行统一管理。每批次物料、清洗物通过电子识别标签等形式，使其信息能够通过信息化终端设备进行快速查询、定位、修改、消毒供应链路信息确认等，使供应流程具有追溯性。

五、空间布局模式

空间布局应避免医疗活动的交叉、迂回，提高工作效率。各区应通过物理屏障和气流屏障的设计，保持清晰的人流、物流、气流线路，杜绝无菌物品、清洁物品与污染物品在运输线路上的交叉以及对工作人员医疗活动的干扰。主要布局有以下几种形式。

（一）分层式立体型消毒供应中心

分层式立体消毒供应中心将空间关系立体化，单平面层划分为不同功能区域，通过多个垂直运输交通组织方案来实现从污到洁再到净的物流线。当消毒供应中心面积需求较大，医院又受到用地面积限制时，可以分层式布局。

消毒供应中心采用分层式立体型空间布局时，空间区域内应分别设置人流线、污染物动线、洁净物品动线，该动线可用水平或垂直交通动线实现。做到人物分流，洁污分流，办公辅助用房应相对集中布置。在自成一区的基础上不同楼层可以酌情配置值班、休息用房。

由于蒸汽加压系统和高温灭菌系统设备重量较大，宜将无菌区设置在底层，各层平面应从污到净自上而下地布置，相邻楼层之间不宜跨越工作区域。

（二）环抱式消毒供应中心

环抱式消毒供应中心布置方式，多为 C 形或 U 形布局，污染物品出入口和洁净物品入口于功能单元的同一方向布置，在消毒供应单元内形成环抱型动线。可将办公生活用房设置在环线内部的核心区域，在多个方向上预留通往污染区、清洁区、无菌区的出入口，出入口位置需配置相应的缓冲及风淋用房，便于各岗位工作人员快速抵达工作区域。

（三）单一消毒主街型供应中心

单一消毒主街型消毒供应中心，有一条消毒主街，可以是一字形、L 形等形态，布置方式是在不同的空间方向上设置污染物品出入口和洁净物品入口，工作区布局按照从污到洁再到净的工作流程线性布置。由于为单向通过需要,接收区和发放区宜位于尽头端位置布置;污染区、清洁区、无菌物品存放区等工作区域在消毒主街垂直方向布置办公生活用房,也可在工作区外预留专用的工作人员通道。

第三节　职业危害及防护

医院 CSSD 工作人员在工作过程中,常涉及致病微生物的污染、锐器刺伤、化学伤及烫伤等多种职业伤害的危险,应落实职业安全防护措施。

一、CSSD 职业安全的影响因素

(一)物理因素

1.噪声　消毒供应中心的清洗消毒、干燥柜、高压气枪、高压水枪、排风扇、超声清洗机、预真空压力蒸汽灭菌器等设备运行时会产生不同程度的噪声;碗、弯盘、盆碰撞也会产生噪声。长期工作在噪声环境中易引起疲劳、听力减退、记忆力下降等。

2.高温作业

(1)消毒供应中心的压力蒸汽灭菌器、清洗消毒器和干燥柜等设备在工作中都会产热,压力蒸汽灭菌器在灭菌时温度最高可达 134℃,工作中散发大量的热。夏季在高温下作业易出现疲惫、烦躁、中暑等,这些都会影响工作人员的健康。

(2)在取出干燥柜的器械、清洗消毒后器械卸载、开启压力蒸汽灭菌器、灭菌后物品卸载等工作过程中,未使用防烫伤防护工具、违反操作规程及其他原因,导致高温固体、液体、气体对工作人员伤害的安全事故。

(3)棉尘:在制作棉垫、敷料的过程中,极易导致棉尘四处飞散,对护士的呼吸系统以及视力等造成影响。

(4)紫外线:采用紫外线消毒时,若紫外线直接照射眼部,易会对眼部造成伤害导致眼部疾病,如角膜炎、白内障等;若紫外线直接照射皮肤,易会诱发多种皮肤疾病。

(二)生物因素

生物因素即经血液传播性疾病的感染。主要发生在污染物品的回收、分类、清洗等环节,被污染过的各种穿刺针头、手术器械及沾有血液、体液的器具、布类,会污染工作人员皮肤、黏膜,增加感染上乙型肝炎及艾滋病等疾病的风险。

(三)化学因素

CSSD 工作人员进行消毒、灭菌过程中使用清洗剂、消毒剂及化学气体等,如使用不慎可造成皮肤、黏膜或呼吸道的损害及毒性反应。

1.含氯消毒剂　氯对人体皮肤、黏膜和呼吸道均有损害。高浓度、接触时间长会破坏皮肤脂质层,引起呼吸道深部病变。氯对皮肤黏膜具有刺激、腐蚀作用,在操作时未能遵循操作规范,裸手接触消毒剂或溅在皮肤上,可引起局部灼伤,溅入眼内可导致烧伤。

2.清洗剂　碱性清洗剂的 pH 9～11,未稀释的清洗剂对皮肤有较强的刺激与腐蚀性。高浓度的含酶清洗剂直接喷洒在皮肤和黏膜,由于酶的作用可对局部有较强的腐蚀性。

3.环氧乙烷　用于低温化学灭菌。工作人员在使用 EO 低温化学灭菌器的过程中,由于操作不当、未安装合格的排风系统及机器发生故障等原因,会造成环氧乙烷残余量增加或泄漏，增加职业伤害的危险。当吸入环氧乙烷气体 $> 5 \times 10^{-6}$，可出现头晕头痛、恶心、呕吐，严重者能引起肺水肿。

（四）机械性运动伤

工作人员在操作时，如人力搬运货物、装载、推车过程中，姿势不正确、工具或操作台不符合人体功能学、负荷超重、操作不当等会引起扭伤、拉伤、撞击伤等；长时间站立与低头姿势会造成下肢静脉曲张。

（五）心理因素

护士处于职业暴露的环境下，一旦在工作中造成职业暴露，会对其造成极大的心理压力。

（六）其他因素

工作人员职业防护意识有待提升，部分工作人员职业防护意识淡薄，对疾病危害、传播渠道无全面认知，在实施各操作时未能依据规章制度执行，使感染风险大大增加。

二、CSSD 职业防护措施

（一）建立严格管理规章制度

1.建立严格管理制度　首先各医院、科室、护士长应对消毒供应室予以重视，加强职业培训，增加护士的规范化操作水平，既要提高护士人员的认知水平，认识到职业危害的严重性，又要提高职业水平，避免职业暴露。

2.建立职业安全手册　对易发生职业暴露的工作环节制定详细作业指导书，配备安全作业工具，教育工作人员严格执行操作技术，提高自我防护意识，掌握各种防护措施。

3.升级更新相关工作环境　应及时升级消毒供应室的有关设备，对于老旧设备，有安全风险的设备予以淘汰。应选取噪声小、毒害作用小、工作效率高的设备。对于不必要的有毒有害化学消毒物质，进行替换或升级防护工具。应建立紧急应急方案，对于因意外导致的接触或吸入等，有应急措施。

4.建立安全档案　对消毒供应室的人员应定期体检，建立安全档案，及时发现身体的异常，可进行有关疫苗的接种，防患于未然。定期给予工作人员接种乙型肝炎疫苗，提高机体免疫水平。

5.社会心理因素的预防与控制措施　消毒供应中心工作人员应具有本专业的相关知识，正确掌握各类器械的消毒灭菌方法，不断加强学习，规范各项操作，及时更新知识，才能充分体现自身的价值，得到大家的尊重和认可。鼓励 CSSD 工作人员养成良好的工作和卫生习惯，同时保持良好的人际关系，不断提高心理承受和适应能力，从而减少生理和心理疲劳发生，提高工作效率。

（二）预防物理性因素的损害

1.预防烫伤　压力蒸汽灭菌器必须由培训合格的消毒员负责，压力蒸汽灭菌器门开启后，物品需冷却后才能卸载。工作人员在进行卸载操作时，要遵守职业安全制度，拿取高温物品时必须戴隔热手套，防止烫伤。从干热灭菌器取物品时，须待炉内温度下降至 40℃才可以开门。干燥柜取物时，注意防止温度过高。工作区域应配备烫伤药物，以备人员烫伤时使用。

2.操作前风险评估　在进行体力操作前，先对物品的重量做初步的风险评估，应尽量避免有危险的体力操作，如搬运重物＞15kg，长度＞50cm，高度＞30cm，或将物品放置于肩以上高度时，应采用双人、多人搬动或用推车；有条件的可备机械升降搬运车。

3. 采用正确的搬运姿势　搬运、移动重物时应注意运动幅度，避免用力过度及长时间处于某种不平衡的体位，防止腰部扭伤或肢体肌肉拉伤。

4. 避免紫外线直射　应避免紫外线对人体的直接照射，必要时戴防护镜和穿防护服进行保护。

5. 避免电击的危险　建立安全用电的管理制度。医院专业人员定期对所有电器设备、仪器及供电电路，尤其是电器的绝缘和接地状况进行检查。对全科室工作人员进行安全用电知识培训，执行各种设备操作规程，严格按照仪器说明书进行操作。定期检查与维护，确保机器性能良好。用毕，应先切断电源，再行整理。地面保持干燥，防止漏电。下班时要切断设备及仪器的电源。

6. 预防跌倒　工作人员应穿防滑专用鞋，避免人员发生跌倒意外。及时改善工作区域地面湿滑的问题，若有无法解决的地面湿滑问题，应粘贴警示标志，定时清洁，尽可能确保地面干燥。

7. 降低噪声　工作人员宜戴耳塞或使用隔音设备。设备设施的机械活动部件应定期润滑，减少金属物品间的相互碰撞。降低工作人员说话的分贝，尽量避免远距离喊话等，减少异常噪声对人体的损害。

8. 控制棉尘吸入　敷料间应设立在相对独立的空间，空气净化装置应定时更换滤网，宜使用低纤维絮敷料。

（三）生物因素的预防与控制措施

1. 消毒供应中心医护人员要增加自我防护意识，在回收处理污染的医疗物品时，必须戴手套、口罩、穿鞋套、隔离衣，必要时戴防护眼罩。

2. 有效的手卫生是预防和控制病原体传播、降低医院感染发生率的最基本、最简单易行的手段。

3. 消毒供应中心医护人员要熟练掌握各种操作技术，不要直接用手对尖锐器械进行清点、清洗。

4. 污染器械全部集中 CSSD 处置，减少工作人员重复接触污染器械和被刺伤的机会。

5. 针头及其他锐器放在专用加盖的硬质容器内。回收容器应有密封盖，不发生器械外露，避免运输过程工作人员被针头或锐器刺伤造成意外。

6. 使用高压水枪进行冲洗器械时，应在水面下操作，防止液体飞溅或气溶胶的产生。

7. 手工清洗管腔器械时，注意管道接口的固定，冲洗穿刺针时，水压不可过大，以免引起飞溅或针头脱落而刺伤工作人员。

（四）预防化学性因素损害

1. 工作人员在使用清洗剂、除锈剂、润滑剂及消毒剂前必须认真阅读产品使用说明书，了解其使用方法、禁忌、毒性反应及处理，按照说明书的操作指引配制，接触原液时应戴手套、口罩、帽子，穿防水围裙，必要时戴防护眼罩，防止高浓度、挥发性、腐蚀性化学消毒剂的伤害。操作完毕后用水充分冲洗所接触物品及区域。使用化学溶液过程中如不慎溅到身体、眼内及皮肤黏膜上，立即用流动清水冲洗，必要时就诊。

2. 使用化学消毒剂的过程中要保持工作区域空气流通，避免挥发性化学消毒剂在空气中含量过大，导致急、慢性损害。配制消毒液时浓度要准确，过低达不到消毒效果，过高则对人体造成伤害和浪费。

3. 妥善保管各类化学溶液。指定专人保管，固定分类存放，放置处有清晰明显的标识。各类容器密闭加盖，容器表面的标签清晰完好。

4. 预防环氧乙烷的损害

（1）严格按照产品说明书及国家环保相关规定进行设备安装。环氧乙烷灭菌器设在独立房间，设备尾气排放必须安装完全独立的与外界直接相通的排气系统，房间要有良好的通风条件。

（2）定期对环氧乙烷灭菌器腔体和环境的环氧乙烷残余浓度进行监测，在每日 8 小时工作中，环氧乙烷浓度 TWA（时间加权平均浓度）应不超过 $1.82mg/m^3$（1ppm）。

三、意外伤害的报告及处理

（一）职业暴露应急处理（图 4-1）

建立工作人员意外伤害登记手册，记录发生的情况、处理方法、损害程度、追踪观察，分析伤害原因、处理方法、损害程度、追踪观察，以减少类似伤害的重复发生。发生锐器伤及职业暴露时，要立即按照《职业暴露应急处理预案》的处理指引，及时报告医院感染办公室专职人员，并立即采取保护措施，必要时到专科就诊。

1. 锐器伤

（1）立即采取保护措施、清创，尽力将伤口处血液挤出，用肥皂液和流动水清洗伤口，对创面用 75% 乙醇或碘伏进行严格消毒处理。

（2）立即向医院感染管理委员会报告并明确病原，以确定是否需要接受 HIV、HBV、HCV 等血源性传播疾病的检查和随访。对毒性的症状和表现进行检测，采取预防措施，保护他人，直到跟踪检测全部完成。

（3）以文件的形式对事故进行详细记录。单位负责人必须保存一份被锐器伤害的记录，其内容至少应包括该锐器的名称、型号、事故发生的地点并分析事故发生的原因。

（4）若病原不明确或病原已确诊为 HIV 或 HBV、HCV 等，均应依据卫生部制定的规章采取预防措施。若病原是 HIV，应在 2 小时内采取措施；若有任何疑问，应积极查询更详细的资料或向传染病学专家咨询。

（5）被 HBV 阳性患者血液、体液污染的锐器刺伤，应在 24 小时内注射乙肝疫苗高价球蛋白，同时进行血液乙肝标志物检查，阴性者皮下注射乙肝疫苗 10μg、5μg、5μg（0、1、6 个月间隔）。

2. 黏膜暴露

（1）口腔黏膜暴露：用流动水或生理水反复冲洗 15 分钟，严重者至口腔科就诊。

（2）眼结膜暴露：用洗眼器或流动水反复冲 15 分钟，严重者至眼科就诊。

（3）黏膜暴露：需要判断暴露源性质并告知科主任或护士长，请专家评估伤口暴露级别。若暴露源不明，进行乙肝系列、HIV、梅毒等检测；若暴露源明确，应进行相应的暴露源血液检测，根据检测结果决定是否预防性用药。若需要用药，尽量在短时间内服用高效价免疫球蛋白、病毒阻断类药物，填写职业暴露个案登记表，上报医院感染管理科，由医院上报所在地疾病控制中心。

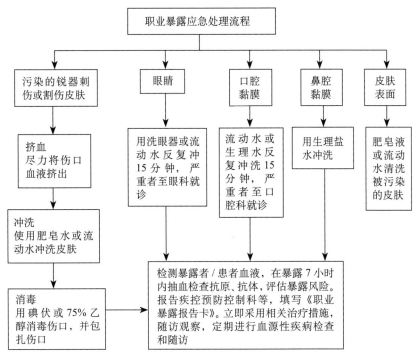

图 4-1　职业暴露应急处理程序

（二）化学伤

化学消毒剂喷溅到皮肤、黏膜等，立即脱去污衣物，用清水冲洗，侵及黏膜时用流动水或生理盐水反复冲洗，严重时应立即就诊。

（三）挫伤

发生腰背扭伤、挫伤、压伤等，应立即停止操作，协助离开危险物品，并做好相关医疗处理。

（四）烫伤

在操作岗位应备隔热手套，执行操作规程，防止烫伤事件发生。一旦发生烫伤立即离开热源，视局部烫伤情况进行及时处理。

第 5 章　去污区岗位实践

第一节　职能与要求

学习目标

1. 掌握消毒供应中心去污区管理要求。
2. 了解去污区建筑布局、人员、设备设施耗材要求。

一、职能及工作范围

（一）概述

去污区属于污染区域，其工作任务是对可重复使用的诊疗器械、器具和物品，进行回收、分类、清洗、消毒（包括运送器具清洗消毒等），通过清洗消毒使污染的诊疗器械、器具和物品达到消毒水平。

（二）环境要求

该区域需保持相对负压，物品流向由污到洁，不交叉不逆流，防止污染物的扩散。该区域温度宜保持在 16 ～ 21℃，湿度宜保在 30%～ 60%，换气次数应保持在每小时 10 次及以上，并需保证一定的照明度，以利于操作，详见表 5-1，表 5-2。

表 5-1　工作区域温度、相对湿度及机械通风换气次数要求

工作区域	温度（℃）	相对湿度（%）	换气次数（次/小时）
☆ 去污区	16 ～ 21	30 ～ 60	≥ 10
检查、包装及灭菌区	20 ～ 23	30 ～ 60	≥ 10
无菌物品存放区	< 24	< 70	4 ～ 10

注：☆为此区域环境要求

表 5-2　工作区域照明要求

工作面/功能	最低照度（lx）	平均照度（lx）	最高照度（lx）
普通检查	500	750	1000
精细检查	1000	1500	2000
☆ 清洗池	500	750	1000
普通工作区域	200	300	500
无菌物品存放区域	200	300	500

注：☆为此区域环境要求

工作台应每批次物品回收后进行清洁消毒，地面应保持清洁干燥，至少每日湿式擦拭消毒 1 次，如遇污染需随时擦拭消毒。定期维护空调及新风系统。

二、国内行业标准

（一）术语定义

1. **去污区**（decontamination area）　CSSD 内对重复使用的诊疗器械、器具和物品，进行回收、分类、清洗、消毒（包括运送器具的清洗消毒等）的区域，为污染区域。

2. **去污**（decontamination）　指去除被处理物品上的有机物、无机物和微生物的过程。

3. **清洗**（cleaning）　指去除医疗器械、器具和物品上污物的全过程，流程包括冲洗、洗涤、漂洗和终末漂洗。

4. **冲洗**（flushing）　指使用流动水去除器械、器具和物品表面污物的过程。

5. **洗涤**（washing）　指使用含有化学清洗剂的清洗用水，去除器械、器具和物品污染物的过程。

6. **漂洗**（rising）　用流动水冲洗洗涤后器械、器具和物品上残留物的过程。

7. **终末漂洗**（final rinsing）　用经纯化的水对漂洗后的器械、器具和物品进行最终的处理过程。

8. **超声波清洗器**（ultrasonic cleaner）　利用超声波在水中振荡产生"空化效应"进行清洗的设备。

9. **清洗消毒器**（washer-disinfector）　用于清洗消毒诊疗器械、器具和物品的设备。

10. **湿热消毒**（moist heat disinfection）　利用湿热使菌体蛋白质变性或凝固，酶失去活性，代谢发生障碍，致使细胞死亡。包括煮沸消毒法、巴斯德消毒法和低温蒸汽消毒法。

11. **Ao 值**（ovalue）　评价湿热消毒效果的指标，指当以 Z 值表示的微生物杀灭效果为 10K 时，温度相当于 80℃的时间（秒）。

12. **精密器械**（delicate instruments）　结构精细、复杂、易损，对清洗、消毒、灭菌处理有特殊方法和技术要求的医疗器械。

13. **管腔器械**（hollow device）　含有管腔，其直径 ≥ 2mm，且其腔体中的任何一点距其与外界相通的开口处的距离 ≤ 其内直径的 1500 倍的器械。

14. **清洗效果测试物**（test soil）　用于测试清洗效果的产品。

15. **大修**（major repair）　超出该设备常规维护保养范围，显著影响该设备性能的维修操作。如：压力蒸汽灭菌器大修如更换真空泵、与腔体相连的阀门、大型供汽管道、控制系统等，以及清洗消毒器大修如更换水泵、清洗剂供给系统、加热系统、控制系统等。

（二）管理规范摘要（摘自《中华人民共和国卫生行业标准 WS310.1-3—2016》规范）

1. 工作区域设计要求

（1）去污区、检查包装及灭菌区和无菌物品存放区之间应设实际屏障。

（2）去污区与检查包装及灭菌区之间应设物品传递窗，并分别设人员出入缓冲间（带）。

（3）缓冲间（带）应设洗手设施，采用非手触式水龙头开关。

2. 设施设备要求

（1）清洗消毒设备及设施：医院应根据 CSSD 的规模、任务及工作量，合理配置清洗消毒设备及配套设施。设备设施应符合国家相关规定。

（2）应配有污物回收器具、分类台、手工清洗池、压力水枪、压力气枪、超声清洗装置、干燥设备及相应清洗用品等。

（3）应配备机械清洗消毒设备。

3. 耗材要求

（1）医用清洗剂：应符合国家相关标准和规定。根据器械的材质、污染物种类，选择适宜的清洗剂，使用遵循厂家产品说明书。

（2）碱性清洗剂：pH > 7.5，对各种有机物有较好的祛除作用，对金属腐蚀性小，不会加快返锈的现象。

（3）中性清洗剂：pH 6.5 ~ 7.5，对金属无腐蚀。

（4）酸性清洗剂：pH < 6.5，对无机固体粒子有较好的溶解去除作用，对金属物品的腐蚀性小。

（5）酶清洗剂：含酶的清洗剂，有较强的去污能力，能快速分解蛋白质等多种有机污染物。

（6）消毒剂：应符合国家相关标准和规定，并对器械腐蚀性较低。

（7）医用润滑剂：应为水溶性，与人体组织有较好的相容性。不应影响灭菌介质的穿透性和器械的机械性能。

4. 介质要求　清洗用水应有自来水、热水、软水、经纯化的水供应。自来水水质应符合 GB5749 的规定，终末漂洗、消毒用水的电导率 ≤ 15μS/cm（25℃）。洗涤阶段水温最好在 45℃ 左右。清洗消毒器在清洗程序中，冲洗、洗涤、漂洗时应使用软水。

5. 质量控制过程的记录与可追溯要求

（1）应留存清洗消毒器和灭菌器运行参数打印资料或记录。

（2）应对清洗、消毒、质量的日常监测和定期监测进行记录。

（3）记录应具有可追溯性，清洗、消毒监测资料和记录的保存期应 ≥ 6 个月。

（4）应建立质量管理追溯制度，完善质量控制过程的相关记录。

（5）应定期对监测资料进行总结分析，做到持续质量改进。

（6）如采用信息系统，手术器械包的标识使用后应随器械回到 CSSD 进行追溯记录。

三、人员要求

（一）人员素质要求

1. 医院应根据 CSSD 的工作量及各岗位需求，科学、合理配置具有执业资格的护士、消毒员和其他工作人员。

2. CSSD 的工作人员应当接受与其岗位职责相应的岗位培训，正确掌握以下知识与技能：各类诊疗器械、器具和物品的清洗、消毒、干燥的知识与技能；相关清洗消毒、干燥设备的操作规程；职业安全防护原则和方法；医院感染预防与控制的相关知识；相关的法律、法规、标准、规范。

3. 应建立 CSSD 工作人员的继续教育制度，根据专业进展，开展培训，更新知识。

（二）人员防护及着装要求（表 5-3）。

表 5-3 CSSD 人员防护及着装要求

区域	操作	防护着装					
		圆帽	口罩	防护服 / 防水围裙	专用鞋	手套	护目镜 / 面罩
诊疗场所	污染物品回收	✓	△			✓	
去污区 ☆	污染器械分类、核对、机械清洗装载	✓	✓	✓	✓	✓	△
	手工清洗器械和用具	✓	✓	✓	✓	✓	✓
检查、包装及灭菌区	器械检查、包装	✓	△		✓	△	
	灭菌物品装载	✓			✓		
	无菌物品卸载				✓	△，#	
无菌物品存放区	无菌物品发放	✓			✓		

注：✓表示应使用；△表示可使用；# 表示具有防烫功能的手套；☆ 为此区域要求

（三）岗位职责

1. 接收分类岗位职责

（1）具备正确识别各类器械、器具及物品名称、数量、功能的能力。

发现回收物品的数量与功能异常时应及时沟通解决。

（2）应根据器械、器具及物品的材质、结构、精密程度及污染程度进行正确分类，标识清晰准确。

（3）负责外来器械的接收工作，认真核对，准确记录，相关资料及时归档。

（4）严格落实标准预防，做好个人防护。

2. 清洗消毒岗位职责

（1）根据器械、器具及物品的材质、结构、精密程度及污染程度选择正确的清洗消毒方法，对精密器械进行有效保护，并确保特殊结构器械的清洗效果。

（2）掌握消毒液、清洗液、润滑液、除锈剂的正确配制，现用现配，保持有效浓度，手工清洗时选择合适的清洗工具。

（3）正确使用清洗消毒设备设施，正确装载，准确记录清洗运行参数，定期进行清洗效果监测，负责各种清洗消毒设备设施的日常维护与保养。

（4）及时发现物品清洗消毒过程中存在的质量问题，采取相应的改进措施，确保清洗消毒效果，做到持续质量改进。

（5）掌握特殊感染器械的清洗消毒流程，降低交叉感染风险的发生。

（6）严格落实标准预防，做好个人防护。

四、常用设备设施

（一）接收分类台

根据工作量及器械种类、性质等可设置多个接收分类台，工作台大小满足工作需求，随着科学技术的发展，为了更加高效且准确地完成接收分类工作，可选择智能接收分类台。

（二）手工清洗工作站

用于各类复用医疗器械、器具、物品的手工清洗，根据工作流程可设置具备清洗、超声、消毒等功能的清洗槽。

（三）清洗消毒机

用于耐热、耐湿的复用医疗器械、器具、物品的机械清洗，根据工作量可选择单仓、多仓或大型的清洗消毒器、真空负压清洗消毒机以及与之相配套的专用清洗架，满足各类器械的清洗。

（四）超声清洗机

用于耐热、耐湿的复用医疗器械、器具、物品的超声清洗，对于肉眼器械、口腔科根管扩大针等细小精密器械，可配备专用的小型高频的超声清洗机，减少对器械的损坏。

（五）干燥柜

干燥柜用于清洗消毒后的复用医疗器械、器具、物品的干燥。可选择双门的设备和真空负压干燥柜，如单门的干燥柜应放在传递窗的附近。

（六）辅助设备设施

如水处理设备设施、压力水枪、压力气枪、污物回收器具、非手触式洗手设施、洗眼装置等。开展区域消毒供应服务的医疗机构宜配置转运车辆、周转箱等。

五、常用耗材

（一）医用清洗剂

1. 医用清洗剂应符合《医用清洗剂卫生要求》。根据器械材质、污染物种类，选择适宜的清洗剂，清洗液应现用现配，一用一换，避免交叉感染。

2. 医用清洗剂一般通过润湿、分解、皂化、溶解、乳化、螯合等作用，去除医疗器械上的各类污染物。

3. 使用前应详细了解各类清洗剂产品说明书，了解适用范围、使用注意事项、储存要求、操作人员的职业防护要求及职业暴露时紧急处理方法等。

4. 清洗剂应遵循厂家说明书对水质、稀释比例、温度、使用时间等要求，并彻底漂洗。

5. 医用清洗剂分为碱性清洗剂、酸性清洗剂、中性清洗剂、酶清洗剂。

（1）碱性清洗剂：pH ＞ 7.5，对各种无机物和有机物有较好的祛除作用，可有效去除脂类污物，对蛋白类污物也可通过水解反应达到较好去除效果，温度增加能增强清洗效果，对金属腐蚀性小，不会加快返锈。其主要成分为碱、络合剂、防锈剂等。碱性清洗剂对铝、锌、锡、黄铜等有一定腐蚀性。

（2）中性清洗剂：pH6.5 ～ 7.5，对金属无腐蚀，有较好的去除有机物的作用，适用于大部分器械，尤其是对 pH 有较高要求的精密特殊材质器械。

（3）酸性清洗剂：pH ＜ 6.5，对无机固体粒子有较好的溶解去除作用，可用于除锈及除垢，可去除金属器械表面及清洗消毒器内腔的金属着色，对金属物品的腐蚀性小。其主要成分为磷酸、表面活性剂、缓蚀剂等。不能作为器械常规清洗剂来使用。只有在器械出现锈、垢、变色等问题后，才可以根据使用说明书合理使用。

（4）酶清洗剂：含酶的清洗剂有较强的去污能力，能快速分解蛋白质、血液、体液等多种有机污染物。其主要成分是脂肪酶、蛋白酶、糖酶、淀粉酶、协同酶、生化酶、表面活性剂、螯合剂等。清洗效果的影响因素有 pH、温度及污染严重程度。一般来说，在一定的温度范围内，温度越高越好。适当提高清洗液温度有助于提高清洗效果，但当温度高于 60℃，酶的活性消失，清洗能力下降。当污染程度严重时，需要适当提高酶液的配比浓度才能达到相应的清洗效果。

（二）医用润滑剂

pH 中性，一般为水溶性，与人体组织有较好相容性。能够对器械关节、转轴部位起到有效的润滑作用，不影响灭菌介质的穿透性和器械的机械性能。主要成分为医用白油、乳化剂等。不应使用液状石蜡作为器械润滑剂。含有橡胶、塑料和乳胶成分的器械不使用润滑剂。低泡或无泡，不影响全自动清洗消毒器的正常运转，稳定性好。使用时遵循产品厂家说明书来使用。使用期限应遵循产品说明书，有污染时及时更换。特殊污染器械使用后应一用一换。

（三）清洗工具

包括清洗毛刷、低纤维絮清洁布、含清洗剂的海绵、硅胶刷、通条、器械清洗专用撑开器等。根据不同类型器械的清洗要求，配备不同形状、不同直径大小及长度的工具。

（四）消毒剂

1. 根据杀菌作用，分为高水平消毒剂、中水平消毒剂、低水平消毒剂；根据化学成分，分为含氯消毒剂、过氧化物类消毒剂、醛类消毒剂、醇类消毒剂、季铵盐类消毒剂、含碘类消毒剂、酸性氧化电位水等。

2. 消毒产品具备完整的《消毒产品卫生安全评价报告》及网上备案。

3. 消毒剂的使用应遵循产品说明书、《医院消毒卫生标准》和《医疗机构消毒技术规范》的规定。

4. 消毒前应彻底清洗器械上的污染物，以免影响消毒效果。

5. 按照厂家说明书储存。

6. 消毒剂使用前应按照产品说明书进行有效浓度监测。有效浓度监测应使用厂家配套监测产品。使用中水平消毒液的有效浓度应符合使用要求。

7. 使用期限应遵循产品说明书，有污染时及时更换。特殊污染器械使用后应一用一换。

（五）清洗消毒检测材料

1. 器械清洗质量监测 ATP 生物荧光检测法、残留血检测法、残留蛋白测试法、OPA 检测法、细菌培养计数法等。耗材的储存、使用、维护保养等应遵循产品说明书。

2. 消毒监测材料 湿热消毒监测测试纸、各类化学消毒剂测试纸，如有效氯浓度检测试纸、pH 试纸等。耗材的储存、使用等应遵循产品说明书。

第二节　现场预处理与回收

学习目标

1. 熟悉个人防护要求和回收原则；熟悉器械、器具和物品用后预处理基本要求。

2. 正确使用回收用具并掌握清洗、消毒方法。

3. 熟练掌握污染器械、器具和物品回收操作方法；精密类器械的清点、核查操作程序和步骤。

一、现场预处理

（一）概述

现场预处理质量对保护手术器械功能及保证医疗安全方面具有重要意义，因为各类污染物质对器械表面具有一定的腐蚀性，干涸的污染物会进一步增加清洗的难度，污染物堵塞器械的管腔或缝隙极易造成器械功能损害或报废，缩短手术器械的使用寿命，增加医疗成本，同时清洗不彻底易形成生物膜，导致灭菌失败，存在安全隐患。

（二）方法

1. 使用者在使用间隙或使用后去除器械上残留的血液（渍）、组织和肉眼可见污染物以及保湿等操作。采取擦拭的方法去除肉眼可见污染物，根据需要使用保湿，不应采用酶清洗剂进行保湿，应选择可防止蛋白质凝固、对器械无腐蚀性的保湿剂。

2. 使用者应将使用后污染器械物品分装在专用封闭容器中，重复使用的诊疗器械、器具和物品应与一次性使用物品分开放置，精密器械应采取保护措施。

3. 对被朊病毒、气性坏疽及突发原因不明的传染病病原体污染的诊疗器械、器具、物品，使用者应双层封闭包装并标明感染性疾病名称，及时回收处理。

二、回收

（一）概述

回收工作是 CSSD 开展供应工作重要环节，需要和使用部门密切配合，以满足供应需求和质量标准。回收工作是器械处理流程中的起点，开展及时、高效的回收工作，利于提高工作效率，加快器械处理和器械使用的周转效率。重复使用的诊疗器械、器具和物品使用频率高、范围广，因此，污染器械的回收过程需要加强消毒隔离措施，严格控制污染扩散，应采取封闭回收方式，确保诊疗和工作环境安全。

（二）回收的定义

回收是将污染的可重复使用的医疗器械、器具和物品安全、及时转运到消毒供应中心，满足临床对器械的使用需求，提高周转效率。

（三）回收原则

1. 重复使用的诊疗器械、器具和物品置于密闭的容器中，采用密闭方式回收。精密器械应采取保护措施，由 CSSD 集中回收处理。

2. 应及时回收。不应在诊疗场所对污染的诊疗器械、器具和物品进行清点，避免反复装卸。

3. 回收工具每次使用后应清洗、消毒，干燥备用。

（四）回收操作流程及质量评价标准

1. 回收操作流程　见图 5-1。

2. 工作质量评价标准

（1）及时回收，满足临床科室服务需求。

（2）密闭式安全回收，精密和贵重器械分类放置，防护措施到位。

（3）转运工具一用一消毒，处于清洁干燥备用状态。

（4）标准预防措施落实到位。

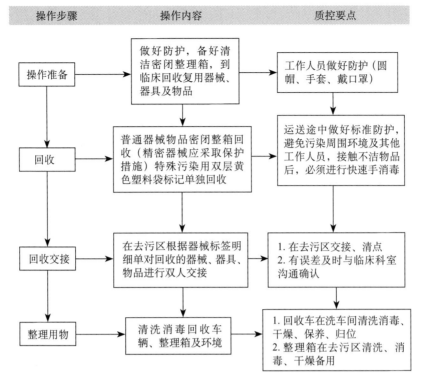

图 5-1 回收操作流程

（五）回收用具的清洗消毒

1. **回收用具种类** 回收用具包括手推车、盒（箱）或其他密封容器等。

2. **回收用具质量**

（1）回收用具材质应坚固，耐刺破，防止液体渗漏，且易清洗消毒。

（2）回收用具应封闭，回收箱（盒）体与盖紧扣；推车门应具有闭锁装置，利于车门关闭牢固，车门边缘宜设有密封条，具有封闭作用。回收用具外部应有标签，便于在密闭状态下满足识别需求。水平位置上进行，保证装、卸载工作安全。

（3）使用机动车运输，宜配置装载搬运的升降辅助设施，利于推车和人员搬运操作。

3. **使用方法** 回收用具使用方式应符合消毒隔离的原则，防止交叉污染。通常回收用具有以下两种使用方式。

（1）回收用具（车、箱）分开使用方式：即污染物品回收运送用具和无菌物品运送用具分开固定使用。采取运送用具分开使用，可以共同用洗车间和清洗设备和设施。

（2）回收用具（车、箱）共用方式：即使用消毒合格的运送用具（车、箱），先集中完成无菌物品下送，再集中回收污染器械物品。回收工作完成后，可采用大型清洗清毒设备进行清洗，消毒干燥备用。是可以减少运输用具的配置，提高运输用具的使用率和回收与运送工作效率。

回收用具应由 CSSD 集中清洗、消毒。回收用具清洗消毒应遵循先清洗后消毒。

4. **消毒原则**

（1）机械清洗消毒：采用回收车（箱）清洗程序进行清洗、消毒、干燥处理，热力消毒 90℃，1 分钟，Ao 值 600。清洗时回收车（箱）应打开盖子、将箱体和盖分别放在清洗装载架上，应固定车门，防止冲洗时关闭，使清洗媒介能充分接触回收车（箱）的各表面。

（2）手工清洗消毒：采用清洗媒介、消毒液擦拭。用冲洗水枪等方法进行清洗消毒。擦拭或冲洗时，从污染较轻的部位开始处理，再处理污染较重部位，由上到下、由外到内有序进行，不要遗漏。干燥后存放于清洁区域。

5.回收用具清洗消毒质量标准

（1）清洗后的回收用具应清洁、干燥、密封严密、标识清晰、车轮等部件完好。

（2）依据 WS/T367《医疗机构消毒技术规范》规定，回收用具属于低度危险物品。消毒方法和质量标准要求包括：①采用清洗消毒器进行湿热消毒，湿热消毒温度应≥90℃，时间≥1分钟或 Ao 值≥600。②使用含氯消毒剂，配制浓度应为500mg/L，作用时间10分钟。③酸性氧化电位水消毒方法，有效氯含量为（60±10）mg/L；pH2.0～3.0；氧化还原电位（ORP）≥1100mV；残留氯离子＜1000mg/L。

6.注意事项

（1）转运过程中，应确保回收箱盖子盖紧封闭，车内物品放置妥善，回收车应保持车门关闭状态。

（2）回收精密、贵重器械时，应使用具有保护措施的回收容器装载，导线类器械应与锐利器械分开放置，避免损坏。

（3）运输结束后，应做好回收工具的清洁消毒工作。消毒液的使用和配置应遵循产品说明书并符合 WS/T367—2012《医疗机构消毒技术规范》的相关要求。

第三节　分　　类

学 习 目 标

1.熟悉个人防护要求和分类原则；熟悉器械、器具和物品拆分方式。

2.正确使用分类工具，合理放置标识牌。

3.熟练掌握污染器械、器具和物品拆分操作方法；精密类器械的拆分、核查和分类装载程序。

一、概述

（一）目的

在清洗前，将可重复使用的诊疗器械、器具和物品根据其材质、结构、精密程度、污染类型及污染程度等进行分类，以便有针对性地选取相应的清洗消毒方法。

（二）适用范围

适用于所有可重复使用的诊疗器械、器具和物品的分类。

（三）术语定义

1.管腔器械（hollow device）　含有管腔，其直径≥2mm，且其腔体中的任何一点距其与外界相通的开口处的距离≤其内直径的1500倍的器械。

2.精密器械（delicate instrument）　结构精细、复杂、易损，对清洗、消毒、灭菌处理有特殊方法和技术要求的诊疗器械。

3. **轻度污染器械**（slightly contaminated device）　肉眼检查无明显污迹、血渍等的器械。

4. **重度污染器械**（heavily contaminated device）　有肉眼可见的血液、体液、分泌物等污染物的器械。

二、分类原则

应根据器械材质、结构、精密程度、污染类型及污染程度等进行分类。根据器械材质分为金属类、橡胶类、玻璃类等；根据器械结构：分为平面类、轴节类、管腔类等。根据器械污染程度分为轻度污染、重度污染和特殊污染。根据器械耐热耐湿分类：分为耐热耐湿、不耐热不耐湿、不耐热耐湿等。操作人员应遵守标准预防原则，防止发生职业暴露。

三、分类操作流程

（一）操作准备

1. **人员准备**　操作人员规范着装，防护用品包括口罩、手套、防水服/防水围裙、圆帽、防水鞋，必要时可使用护目镜/防护面罩，防护用品应符合国家相关标准，且在有效期内使用。

2. **用物准备**　分类物品准备齐全，包括 U 形架、标识牌、密纹筐、清洗篮筐及保护垫等。

（二）分类操作方法

1. 在去污区进行清点分类、拆卸和核查。

2. 按照配置清单清点器械数量、规格。

3. 检查器械性能，对器械的完好性进行评估。

4. 耐热耐湿器械、不耐热不耐湿器械、精密器械、重度污染器械、急用器械应分开放置，做好标识。标识牌上根据需要注明相关信息。

5. 可拆卸的器械按照厂家说明书拆卸到最小单位，小配件应放于密纹筐内，置于同一个清洗筐内或同一层清洗架，防止丢失。

6. 带手柄的关节器械应按照器械型号选择相适应的 U 形架，将手柄穿在 U 形架上，打开器械轴节。

7. 同一类器械放入同一清洗篮筐内进行清洗；根据器械数量及规格选择不同型号的篮筐；器械不叠放。

8. 精密器械单独放置于清洗篮筐，宜使用保护垫或保护套。

9. 每次分类完成后，清洁、整理工作台面。

10. 分类用具每次使用后应清洗、消毒，干燥备用，并按要求摆放整齐。

（三）分类操作流程

见图 5-2。

（四）工作质量评价标准

1. 器械分类应仔细清点、核查，确认无误后在记录单上登记签名。

2. 对器械分类清点缺失、损坏等问题，应及时记录及反馈，沟通协调处理。

3. 清点后及时整理台面，有血渍污染时应及时擦拭消毒。

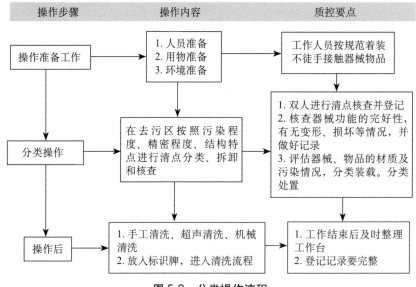

操作步骤	操作内容	质控要点

图 5-2　分类操作流程

（五）分类注意事项

1. 标识牌为耐热耐湿材质，妥善放置，避免对器械造成遮挡。

2. 特殊污染的诊疗器械、器具和物品应与其他物品分开处置。

3. 做好职业防护，避免发生职业暴露。

第四节　清　洗

学习目标

　　1. 了解器械、器具和物品手工清洗、机械清洗的知识；了解清洗耗材的选择和使用方法。

　　2. 熟悉机械清洗设备的使用方法及维护、保养知识；熟悉精密贵重器械操作技术要求；熟悉手工清洗、机械清洗质量标准。

　　3. 掌握机械清洗操作原则及注意事项；掌握机械清洗的技术操作方法和步骤；能处理简单设备故障。

一、概述

（一）目的

　　彻底清洗和去除污染物，降低器械微生物负荷；正确选择消毒水平及方法，清除或杀灭器械的致病菌，以达到无害化的处理，保证患者、工作人员及环境安全。

（二）术语定义

　　1. **手工清洗**　适用于对复杂器械、有特殊要求的器械及有机物污染较重器械的初步处理。手工清洗的方法有流动水冲洗、压力水枪冲洗、浸泡、刷洗、擦拭及擦洗等。

2. **机械清洗**　包括清洗消毒器清洗、超声清洗机清洗、负压清洗器清洗。

3. **清洗消毒器清洗**　耐湿耐热的器械、器具和物品的首选。

4. **超声清洗机清洗**　适用于管腔及结构复杂器械的清洗，特别对含有管腔、深孔、盲孔、凹凸槽的器械和物品，宜与手工清洗或清洗消毒器结合应用。

5. **负压清洗器清洗**　通过负压原理，产生吸附作用，适用于耐压力的管腔器械、精密器械、结构复杂类器械的清洗。

二、清洗原则

（一）手工清洗原则

1. 遵循器械生产厂家提供的使用说明书或指导手册。

2. 评估器械的结构、材质和污染程度。

3. 手工清洗步骤分别为冲洗、洗涤、漂洗、终末漂洗。洗涤方法根据器械材质耐湿程度可选择浸泡、擦洗、擦拭、刷洗。

4. 根据器械的材质、污染物种类选择适宜的清洗剂，遵循清洗剂产品说明书，使用量具或分配器进行配制，现配现用。

5. 根据器械的结构和形状使用相匹配的清洗工具，清洗工具用后及时清洗、消毒。

6. 宜先处理精密、贵重器械，再处理普通器械，精密器械应单独妥善放置，并使用保护垫。

7. 优先处理急件。

8. 管腔器械宜使用压力水枪进行冲洗。

（二）机械清洗原则

1. **清洗消毒器清洗的原则**

（1）不同的器械、器具和物品，其材质、结构及特点不同，注意选择相应的程序和参数。

（2）根据清洗负载的种类，选择清洗架，如层类器械清洗架、弯盘清洗架、麻醉 / 呼吸管道清洗架、微创器械清洗架等。

2. **超声清洗机清洗的原则**

（1）超声清洗可作为手工清洗或机械清洗的辅助手段。

（2）应严格遵循器械生产厂家使用说明书或指导手册，选择合适的频率和时间。一般情况下超声清洗时间不宜超过 10 分钟。

（3）应根据清洗的不同材质及精密程度选择超声波清洗器清洗频率。

（4）器械应浸泡在液面下进行超声清洗；器械不宜直接放置于超声清洗机槽中，应使用篮筐装载清洗，装载不应超出篮筐高度，避免造成器械损坏。

（5）精密手术器械妥善固定，并放入专用篮筐内，防止受压。

（6）不适合用于光学目镜、弹性材质的器械和物品如橡胶类物品等的清洗。

3. **负压清洗器清洗的原则**

（1）遵循生产厂家使用说明书和指导手册，选择恰当的清洗程序及参数，保证管腔器械、结构复杂类器械的清洗。

（2）清洗过程中器械应全部浸没在水下，保证清洗液充分与器械的表面及其内壁接触。

（3）负压清洗器不能用于不耐压力器械的清洗。

三、清洗前预处理

消毒供应中心人员在去污区根据器械污染程度、器械精密程度和结构特点进行分类，在常规清洗前进行的预处理，包括冲洗、浸泡等操作。

（一）手工预处理

选择适宜的方法和对应清洗剂去除器械上干涸的血渍、污渍、锈蚀、水垢、化学药剂残留及医用胶残留等。

（二）机械预处理

采用机械清洗消毒设备进行预处理如超声清洗器、清洗消毒器。如使用清洗消毒器的清洗程序，增加/调整预清洗步骤、时间和温度的参数，如使用超声清洗器，增加/调整频率时间的参数。

四、手工清洗操作流程

用于手工清洗器械、器具和物品的装载操作，如不能采用机械清洗方法的电源器械类的清洗处理；污染较重及结构复杂器械，包括穿刺针、手术吸引头等器械的清洗预处理。

（一）操作准备

1. 人员准备　操作人员个人防护及着装要求应符合 WS 310.2 中附录 A 的要求。

2. 环境准备　去污区环境整洁，光线充足。

3. 物品准备　器械分类操作台、U 形架、器械清洗篮筐、带盖密纹篮筐、清洗架转运车、分类标识、记录表、医疗垃圾桶、锐器盒、消毒剂等设施及物品。

（二）操作步骤

1. 器械评估　评估器械材质和结构。评估精密器械功能的完好性及数量的准确性。

2. 分类装载　将待清洗器械放入清洗篮筐中。精密器械按类别或单套器械放入清洗篮筐中。

3. 设置标识　对拆分的器械根据需要设置分类标识。

（三）手工清洗流程及质量标准

见图 5-3。

（四）工作质量评价标准

1. 操作台有明显血液、体液污染时，及时擦拭消毒。

2. 装载操作结束，及时清洗、消毒回收工具及操作台面，整理环境。

（五）手工清洗注意事项

1. 手工清洗水温宜为 15～30℃。

2. 去除干涸的污渍应用医用清洗剂浸泡，再刷洗或擦洗。有锈迹的应先除锈。

3. 刷洗操作应在水面下进行，防止产生气溶胶。

4. 器械、器具和物品应按产品说明书拆卸后清洗。

5. 不应使用研磨型清洗材料，应选用与器械材质相匹配的清洗用具和用品。

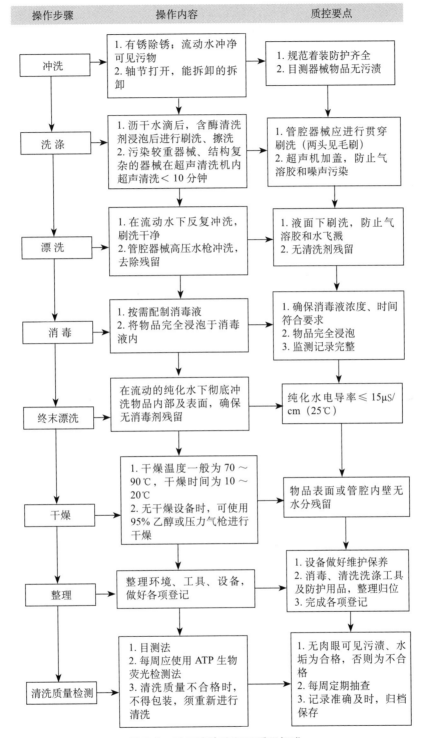

图 5-3　手工清洗流程及质量标准

五、全自动清洗消毒器操作与维护

（一）工作原理

单舱喷淋清洗消毒器主要是通过集成电路或微机系统控制设备的各个功能部件，设备自带多个可编程的清洗程序，利用程序设置可自动完成进水、排水、加医用清洗剂、清洗、消毒、上油润滑及干燥等步骤。通过加热管加热使水温升高，达到清洗或消毒温度，借助控制循环泵的运转速度，使舱内水流高速喷射，形成一定角度的全面冲刷，再通过试剂泵辅助润滑功能，最后经过电热管和风机的干燥作用，实现器械清洗、消毒及干燥的全过程。借助不同功能的清洗架，完成不同器械器具和物品的清洗消毒。

（二）操作前准备

1. 人员准备　操作人员个人防护及着装应符合 WS310.2 中附录 A 的要求。

2. 环境准备　CSSD 去污区应环境整洁、光线充足。

3. 物品准备　操作台、转运车、器械清洗篮筐、清洗架、清洗消毒器、标识等物品及电脑记录系统处于备用状态。接通电源，待机指示灯开启，清洗设备处于备用状态。

（三）操作步骤

1. 操作前评估　评估污染分类，制订可遵循的清洗操作规程，确认清洗器械与清洗方法的适宜性，器械装载方式和装载量符合操作流程。

2. 清洗器运行　选择清洗程序并启动开关，运行指示灯开启。观察预清洗水温，一般不超过45℃，设备舱门处没有水溢出现象，喷淋臂转速正常，且无阻挡，器械可接触水流。自动抽取医用清洗剂时，水温符合使用规定。漂洗阶段喷淋漂洗时间为 1 ～ 2 分钟，漂洗循环 2 次。观察排水阶段，排水通畅，没有水溢出和滞留现象。终末漂洗、消毒温度应≥90℃，消毒时间 1 ～ 5 分钟，热风干燥，温度为 70 ～ 90℃，干燥时间为 15 ～ 20 分钟。

3. 操作结束

（1）清洗消毒结束：运行指示灯熄灭。观察打印的程序代码、消毒时间、温度，并做记录。

（2）开启清洗设备舱门，取出器械清洗架，放置 5 分钟后，观察器械的干燥程度。

（四）某品牌全自动清洗消毒操作流程示例

见图 5-4。

（五）工作质量评价标准

1. 遵循生产厂家提供的使用说明或指导手册，制订技术操作规程。

2. 不得随意改变清洗消毒器的程序和参数。

3. 消毒温度、时间应符合 WS310.2 有关规定，确认并记录设备每次运行的消毒温度、时间和清洗程序。

4. 按照操作规程，每天检查喷淋臂转动是否灵活、出水孔是否通畅。

5. 每日清洁设备舱内，可使用医用清洗剂擦拭内壁、滤网及擦拭设备表面等。对维护的情况应予记录。

6. 对检查设备发现的问题，要指定责任人进行处理。

7. 定时观察和检查医用清洗剂的使用情况。检查注入清洗剂的泵是否正常运转以及泵管有无松脱、老化等现象，确保医用清洗剂用量准确。

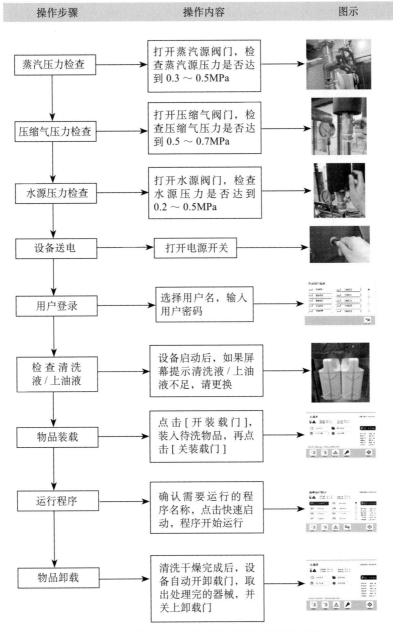

| 操作步骤 | 操作内容 | 图示 |

蒸汽压力检查 → 打开蒸汽源阀门，检查蒸汽源压力是否达到 0.3 ～ 0.5MPa →

压缩气压力检查 → 打开压缩气阀门，检查压缩气压力是否达到 0.5 ～ 0.7MPa →

水源压力检查 → 打开水源阀门，检查水源压力是否达到 0.2 ～ 0.5MPa →

设备送电 → 打开电源开关 →

用户登录 → 选择用户名，输入用户密码 →

检查清洗液/上油液 → 设备启动后，如果屏幕提示清洗液/上油液不足，请更换 →

物品装载 → 点击 [开装载门]，装入待洗物品，再点击 [关装载门] →

运行程序 → 确认需要运行的程序名称，点击快速启动，程序开始运行 →

物品卸载 → 清洗干燥完成后，设备自动开卸载门，取出处理完的器械，并关上卸载门 →

图 5-4　某品牌全自动清洗消毒操作流程示例

（六）设备维护要点

1. 每日专人清洁、保养设备，清洁清洗机外部，包括操作面板。

2. 每日最后 1 次清洗循环结束后，先让机器冷却，然后清洗旋转臂、内腔底部过滤网。

3. 每日检查记录设备的使用运行情况。

4. 检查并及时清除掉落到清洗舱底部的物品。

5. 检查门密封性，确保设备无漏水漏气现象。

6. 每周拆下旋臂清洗，重新安装旋臂时，确保配套和自由旋转。

7. 定期维护和保养，根据需要对清洗腔除垢，检查保养各试剂泵、各循环泵。

（七）机械清洗的注意事项

1. 应定期检查清洗消毒器及负压清洗机的清洗剂用量是否正常。

2. 观察清洗过程中自动加水、排水工作是否正常。

3. 设备运行中出现报警、中断等情况，该批次物品应重新清洗并分析原因。

4. 每日清洗结束时应清理舱内杂物，清洁清洗舱。

5. 应定期观察清洗效果，遵循生产厂家的说明书或指导手册，定期对清洗消毒设备设施进行维护保养及性能检测。

6. 清洗消毒设备在新安装、更新、大修、更换医用清洗剂、改变参数或装载方法等时，应遵循生产厂家的使用说明书或指导手册进行检测，清洗质量检测合格后方可使用。

六、超声清洗机操作与维护

（一）工作原理

超声波清洗机是由超声波发生器发出高频振荡信号，通过换能器转换成高频机械振荡而传播到介质。超声波在清洗液中疏密相间地向前辐射，使液体流动而产生数以万计的微小气泡，微小气泡在声场的作用下振动，当声压达到一定值时，气泡迅速增大，然后突然闭合，在气泡闭合时产生冲击波，使其周围产生上千个大气压，形成一种非常有效的冲击力，由此剥离被清洗物表面的污垢，从而达到清洗净化的目的。

（二）操作前准备

1. **人员准备**　操作人员个人防护及着装应符合 WS310.2 中附录 A 的要求。

2. **环境准备**　在 CSSD 去污区应环境整洁、光线充足。

3. **物品准备**　超声清洗设备、操作台、器械清洗篮筐、清洗架、医用清洗剂、清洗刷、标识等物品以及电脑记录系统处于备用状态。

（三）操作步骤

1. 操作前评估：评估污染分类，选择清洗方法和操作程序，建立可依据的操作规程。对贵重、精密器械等建立可依据的专项操作规程。

2. 清洗槽内注入适量清水，控制水温在 35 ～ 45℃。按配制比例添加医用清洗剂（一般为酶清洗剂）。接通电源，待机指示灯开启。

3. 手工预洗：手工预清洗的器械参照常规手工清洗操作。

4. 超声清洗：将器械放在清洗设备专用的篮筐中，浸没在水下面，盖上盖子。设定清洗时间 5 ～ 10 分钟，按下启动开关，运行指示灯开启。

5. 漂洗：超声清洗结束，运行指示灯熄灭。机械漂洗：将清洗过的器械、器具和物品放到漂洗槽内自动漂洗，控制水温在 35 ～ 45℃，漂洗时间 0.5 ～ 1 分钟，漂洗循环 2 次。超声清洗设备未设漂洗功能时，采用手工漂洗。将超声清洗过的器械、器具和物品，在流动水下冲洗至器械上无泡沫和污渍。

6. 冲洗后的器械、器具和物品使用自动清洗消毒器或湿热消毒槽消毒，应使用经纯化的水。

（四）某品牌超声清洗机操作流程示例（图5-5）

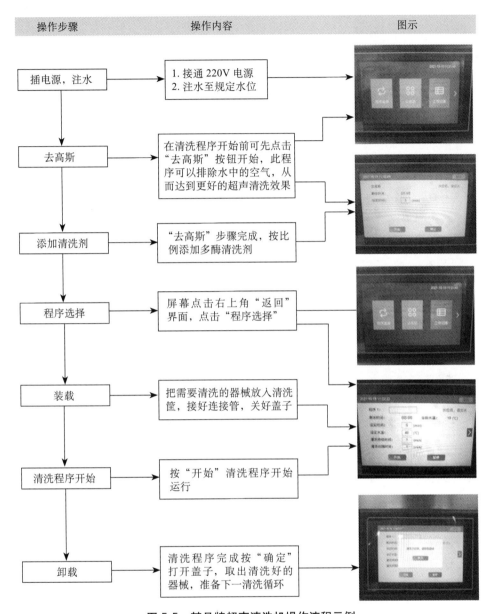

图 5-5　某品牌超声清洗机操作流程示例

（五）工作质量评价标准

1. 设备操作应遵循生产厂家的使用说明书或指导手册。

2. 超声清洗时间宜为 3～5 分钟，不宜超过 10 分钟。

3. 不宜清洗塑料胶类等软材质的器械。

4. 清洗完毕，将槽内污液排出后，要及时用清水冲洗槽内污迹，保持槽内清洁和干燥。

5. 根据器械的分类清洗情况，酌情选用标识和记录。

（六）维护要点

1. 每日专人清洁、保养设备，检查设备温度、时间及性能是否完好，并做好记录。

2. 设备运行前后均须检查、清洗过滤网。

3. 每日设备运行完毕后，清洁清洗槽，检查排水管是否通畅，干燥备用。

4. 每季度检查阀门，每半年监测超声机的清洗效能。

七、减压沸腾清洗机操作与维护

（一）工作原理

减压沸腾清洗消毒器是通过抽真空降低清洗槽内的压力，加热让水在40℃左右达到沸腾，沸腾产生的冲刷力可以清洗器械表面；在抽真空的过程中，器械管腔内部液体由液态转换成气态，此过程管腔内部产生大量的水蒸气，汽化的水分子体积剧烈膨胀，将清洗液和污染物挤压出管腔内部，从而实现管腔器械的内部清洗。多次重复上述的过程，有效解决了细长管腔和盲端器械的清洗。

（二）操作前准备

1. 人员准备　操作人员个人防护及着装应符合 WS310.2 中附录 A 的要求。

2. 环境准备　在 CSSD 去污区应环境整洁、光线充足。

3. 物品准备　操作台、转运车、器械清洗篮筐、清洗架、清洗消毒器、标识等物品以及电脑记录系统处于备用状态。查看热源接通；接通电源，待机指示灯开启，清洗设备处于备用状态。

（三）操作步骤

1. 减压沸腾清洗是浸泡式清洗，将器械整体摆放金属筐内，放置在清洗架，推入清洗舱内，装载器械注意器械完全浸没，避免露出水面。

2. 有开口形状的容器，开口部位应水平放置。

3. 锐利器械、精密器械应固定放置并放入专用篮筐，防止清洗时发生碰撞。

4. 开始运行程序，根据装载量选择"清洗架位"，根据器械选择相应程序。

5. 操作结束

（1）清洗结束：运行结束，舱门打开。手消毒后，拉出清洗架。查看记录并判读。

（2）舱体内不能有遗留的物品。

（四）某品牌减压沸腾清洗机操作流程示例

见图 5-6。

（五）工作质量评价标准

1. 装载器械要完全浸没，避免露出水面。

2. 消毒温度、时间应符合 WS 310.2 有关规定，确认并记录设备每次运行的消毒温度、时间和清洗程序。

（六）维护要点

1. 每月测试电源开关的漏电保护功能。

2. 每月对清洗槽内部进行彻底清洁。

3. 每季度检查电控系统和执行系统元器件，看有无松动，各种导线连接是否牢固。

4. 每季度检查各类连接泵管是否有渗漏。

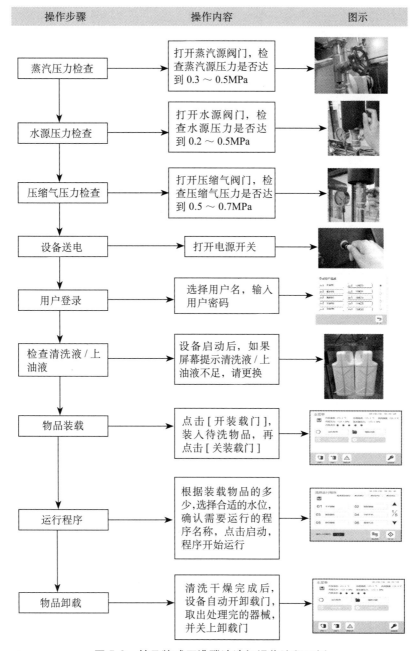

| 操作步骤 | 操作内容 | 图示 |

蒸汽压力检查 → 打开蒸汽源阀门，检查蒸汽源压力是否达到 0.3 ～ 0.5MPa

水源压力检查 → 打开水源阀门，检查水源压力是否达到 0.2 ～ 0.5MPa

压缩气压力检查 → 打开压缩气阀门，检查压缩气压力是否达到 0.5 ～ 0.7MPa

设备送电 → 打开电源开关

用户登录 → 选择用户名，输入用户密码

检查清洗液 / 上油液 → 设备启动后，如果屏幕提示清洗液 / 上油液不足，请更换

物品装载 → 点击 [开装载门]，装入待洗物品，再点击 [关装载门]

运行程序 → 根据装载物品的多少，选择合适的水位，确认需要运行的程序名称，点击启动，程序开始运行

物品卸载 → 清洗干燥完成后，设备自动开卸载门，取出处理完的器械，并关上卸载门

图 5-6　某品牌减压沸腾清洗机操作流程示例

八、床单位清洗消毒器操作与维护

（一）操作前准备

1. 人员准备　操作人员个人防护及着装应符合 WS310.2 中附录 A 的要求。

2. 环境准备　在 CSSD 去污区应环境整洁、光线充足。

3. 物品准备　操作台、转运车、清洗架、清洗消毒器、标识等物品。

（二）操作步骤

1. 打开蒸汽管道疏水器阀门，约 20 分钟。

2. 缓慢打开消毒器连接的蒸汽阀门。

3. 待蒸汽压力稳定后彻底打开蒸汽阀门。

4. 关闭疏水器阀门，检查蒸汽压力是否达到。

5. 打开设备电源，查看密封圈完好性。腔体内干净整洁。

6. 打开监控电脑。双击桌面快捷方式"T-DOC 消毒器监控软件"进入主页面。

7. 通讯正常图表显示为绿色，分别显示有①②③号消毒器和清洗机，双击可查看运行状态。

8. 待开始键 变成绿色后，才能开始运行。

9. 操作结束

（1）检查腔体是否有物品遗落。

（2）逐步关闭设备电源和蒸汽阀门。

（三）工作质量评价标准

1. 操作前进行消毒器安全检查：各压力表处于"零"位置；安全阀关闭良好；蒸汽管路完好；冷水管路完好；各管路完好；疏水器畅通；安全联锁装置完好；外观干净整洁；电源供给完好。

2. 消毒温度、时间应符合 WS 310.2 有关规定，确认并记录设备每次运行的消毒温度、时间和清洗程序。

（四）注意事项

1. 设备运行期间工作人员不得擅自离岗。

2. 保持设备干净整洁。

3. 定期对设备进行擦拭消毒及消毒器腔体内壁进行清洁维护保养。

第五节 消 毒

学 习 目 标

1. 了解器械、器具和物品清洗消毒的知识；了解设备的使用方法。

2. 熟悉机械清洗消毒设备的使用方法及维护、保养知识；熟悉精密贵重器械操作技术要求；熟悉手工清洗、机械清洗消毒质量标准。

3. 掌握机械清洗消毒操作原则及注意事项；掌握机械清洗消毒的技术操作方法和步骤；能简单处理设备故障。

一、概述

（一）目的

彻底清洗和去除污染物，降低器械微生物负荷后；选择正确的消毒方法，清除或杀灭器械的致病菌，以达到无害化处理，保证患者、工作人员及环境安全。

（二）适用范围

1. *湿热消毒* 耐湿耐热的器械、器具和物品的首选。

2. 化学消毒　适用于不耐热器械、器具和物品的消毒。

二、消毒原则

应根据器械的材质选择消毒方式，首选机械湿热消毒。应遵循 WS/367 根据物品的风险等级分类选择对应的消毒水平及方法。应遵循化学消毒剂的使用说明书进行消毒剂配制和使用。

三、消毒的方法

（一）机械湿热消毒方法

1. 清洗后的器械、器具和物品应进行消毒处理。

2. 湿热消毒应采用经纯化的水，电导率 ≤ 15μS/cm（25℃）。

3. 湿热消毒方法的温度、时间应符合表 5-4 的要求。消毒后直接使用的诊疗器械、器具和物品，湿热消毒温度应 ≥ 90℃，时间 ≥ 5 分钟，或 Ao 值 ≥ 3000；消毒后继续灭菌处理的诊疗器械、器具和物品，湿热消毒温度应 ≥ 90℃，时间 ≥ 1 分钟，或 Ao 值 ≥ 600。

表 5-4　湿热消毒法温度与时间

湿热消毒方法	温度 /℃	最短消毒时间 / 分钟
消毒后	93	2.5
直接使用	90	5
消毒后	90	1
继续灭菌处理	80	10
	75	30
	70	100

（二）常用化学消毒方法

1. 75% 乙醇消毒

（1）适用于不耐热、不耐腐蚀器械的消毒，如精密器械、橡胶类器械等。

（2）操作方法

1）操作前：检查 75% 乙醇是否在有效期内。

2）操作时：采用 75% 乙醇进行浸泡或擦拭时，应保证有机物已有效去除并且保证足够的浸泡时间和擦拭次数。

2. 其他化学消毒剂　参见公共卫生与消毒篇及产品使用说明书。

3. 酸性氧化电位水的操作方法

（1）每次使用前，应在使用现场酸性氧化电位水出水口处，分别检测 pH 和有效氯浓度，检测数值应符合指标要求。

（2）主要有效成分指标要求：有效氯含量为（60±10）mg/L，pH 为 2.0 ～ 3.0，氧化还原电位（ORP）≥ 1100mV，残留氯离子 < 1000mg/L。

（3）手工清洗后的待消毒物品，使用酸性氧化电位水流动冲洗和浸泡消毒 2 分钟，净水冲洗 30 秒。

4.化学消毒工作质量评价指标

（1）配制化学消毒溶液时，应戴口罩和手套。

（2）化学粉剂应于阴凉处避光、防潮、密封保存；水剂应于阴凉处避光、密封保存。所需溶液应现配现用。

（3）乙醇易燃，禁忌明火。

（4）严格掌握化学消毒方法的适用范围。准确配制消毒剂使用浓度和消毒时间。配制的消毒剂应加盖保存，定期更换。

（5）消毒后应彻底漂洗，去除化学消毒剂残留。

（6）记录消毒方式及参数。

（三）消毒的注意事项

1.严格执行湿热消毒的各项标准和操作规程，避免发生烫伤。

2.湿热消毒应确认湿热消毒程序的有效性，观察机器运行情况。运行结束，应检查设备物理参数，确认符合设定参数要求，并记录。

3.煮沸槽的温度达到时开始计时，中途加入器械和物品后应重新计时。

4.75%乙醇属于易燃易爆物品，应按《危险化学品安全管理条例》进行保存。

5.采用化学消毒时，应避免消毒液残留和二次污染。

6.酸性氧化电位水对光敏感，有效氯浓度随时间延长而下降，宜现制备现用。

7.酸性氧化电位水对铜、铝等非不锈钢的金属器械、器具和物品有一定的腐蚀作用，长时间排放可造成排水管路的腐蚀，故每次排放后应再排放少量碱性还原电位水或自来水。

第六节　干　　燥

学习目标

1.了解器械、器具和物品干燥的知识；了解干燥设备的使用方法。

2.熟悉干燥设备的使用方法及维护、保养知识；熟悉精密贵重器械干燥技术要求；熟悉干燥清洗消毒质量标准。

3.掌握干燥设备操作原则及注意事项；掌握干燥的技术操作方法和步骤；能处理简单设备故障。

一、概述

（一）目的

去除清洗消毒后器械、器具和物品上及其管腔内的水分。

（二）适用范围

1.医用干燥柜适用于耐热材质的各类手术器械、导管、玻璃制品、精密仪器、湿化瓶、不锈钢碗、盘等物品的干燥。

2.医用真空干燥柜适用于各类管腔器械、精密器械、结构复杂器械及其他不耐高温器械的干燥。

3.压力气枪主要用于对器械、物品表面或管腔的干燥。

4.低纤维絮擦布适用于不耐高温的器械和物品表面的干燥。

（三）术语定义

1.低纤维絮擦布(low fiber wadding cloth)　低纤维絮擦布由原木木浆、棉浆等材料制成，具有低落絮、吸水性能强、触感柔软、不移色等特点。

2.压力气枪（pressure air gun ）　压力气枪是指使用洁净的压缩气体吹干器械、器具和物品外表面及管腔的辅助工具。

二、干燥原则

宜首选干燥设备进行干燥处理。不耐热器械、器具和物品可使用消毒的低纤维絮擦布、压力气枪进行干燥处理。管腔器械宜使用压力气枪进行干燥。不应使用自然干燥方法进行干燥。

三、干燥操作流程

（一）准备工作

1.人员准备　操作人员规范着装，防护用品包括口罩、手套、防水服/防水围裙、圆帽、防水鞋，必要时可使用护目镜/防护面罩，防护用品应符合国家相关标准，且在有效期内使用。

2.用物准备　物品准备齐全，包括医用干燥柜、医用真空干燥柜、压力气枪、消毒的低纤维絮擦布等用具。

（二）干燥设备的操作与维护

1.医用干燥柜

（1）操作前：检查电源及柜舱体内是否清洁；打开主电源和面板上的电源开关。

（2）操作时：将待干燥物品装载入干燥柜内，柜内物品勿叠放，以利于空气循环。导管类、湿化瓶类物品干燥时，宜使用相应导管架、湿化瓶架。根据器械的材质选择适宜的干燥温度和时间，金属类干燥温度为 $70 \sim 90℃$ ；塑胶类干燥温度为 $65 \sim 75℃$ 。

（3）操作后：干燥柜运行结束，戴隔热手套，打开干燥柜门取出物品。

2.医用真空干燥柜

（1）操作前：检查电源是否良好；检查真空干燥柜舱体内是否清洁；为保证干燥效果，需将待干燥物品沥水，用压缩气枪进行干燥，对物品表面和管腔器械内部进行处理。

（2）操作时：放入待干燥的物品，容器应开口朝下或倾斜摆放，间隔排列，不堆叠；管腔器械摆放时保持两端都处于开放状态；不同材质的器械宜分开放置；干燥带有密闭空腔的器械时，应打开空腔进行干燥。低温真空干燥柜根据厂家说明书设定温度和时间。确认物品表面完全干燥后，待舱内压力恢复至室内压力方可打开舱门，取出物品。

（3）操作后：工作结束后，清洁设备，关好干燥柜门，关闭电源开关。

3.压力气枪

（1）操作前：打开气源，检查压力是否充足；检查压力气枪是否清洁，管线、喷头及操作手柄等部件有无裂隙、漏气、老化、堵塞等现象。

（2）操作时：根据不同规格的管腔器械，选择大小相适宜的气枪喷头，器械应先吹干表面水渍，再吹干管腔。

（3）操作后：每日使用后，关闭气源，清洗消毒管线、喷头及操作手柄等部件。

4. 低纤维絮擦布

（1）操作前：检查低纤维絮擦布是否清洁，有无破损。动作轻柔。

（2）操作时：应使用消毒的低纤维絮擦布，擦拭时动作轻柔。

（3）操作后：重复使用的低纤维絮擦布每次使用后应清洗消毒，干燥后备用；一次性使用的低纤维絮擦布使用后丢弃。

（三）工作质量评价指标

1. 清洗消毒后的器械应及时进行干燥处理。

2. 不应使用自然干燥方法进行干燥，避免器械和物品重新滋生细菌或被环境污染。

3. 应根据器械的材质选择适宜的干燥温度：金属类干燥温度 70 ~ 90℃，塑胶类干燥温度为 65 ~ 75℃。

4. 应使用干燥设备对呼吸机麻醉管路进行干燥，保证消毒质量和使用安全。

5. 干燥设备应根据厂家说明书进行维护和保养，应保持干燥柜或箱内的清洁，每天进行表面清洁擦拭，每月检查过滤器和密封圈，每季度进行加热装置的检测。

（四）注意事项

1. 在使用医用高温干燥柜及真空干燥柜时，应加强职业防护，佩戴隔热手套，防止烫伤。

2. 使用中的低纤维絮擦布污染或潮湿时应及时更换。

第七节　实践操作流程案例

学习目标

1. 了解精密器械和专科器械的类别、基本结构和功能。

2. 熟悉器械除锈操作技术要求及质量标准；熟悉管腔类器械、手术腔镜、软式内镜、动力工具、眼科器械、达芬奇机器人手术器械、外来器械的清洗、消毒的基本原则，保护方法。

3. 掌握管腔类器械、软式内镜、动力工具、眼科器械、达芬奇机器人手术器械、外来器械清洗、消毒的标准操作流程及质量要求。掌握除锈剂的使用方法。

一、器械除锈操作流程及质量评价标准

干涸的有机物如蛋白质、脂肪所含的盐类或碘类附着在不锈钢器械表面，破坏不锈钢表面的镀层，造成器械锈蚀。器械除锈就是利用除锈剂清除器械表面的锈迹和锈斑的过程。

（一）准备工作

1. 人员准备　操作者戴一次性帽子、医用外科口罩或 N95 口罩、工作服、工作鞋、护目镜或防护面屏、一次性防水隔离衣或防水围裙、乳胶手套。

2. **环境准备**　在 CSSD 去污区，应环境整洁，光线充足，温湿度达标。

3. **用物准备**　器械清洗专用毛刷、不锈钢篮筐、适量除锈剂、酶清洗剂。

（二）器械除锈操作流程

1. 按除锈剂及酶清洗剂说明书要求的比例配制清洗溶液，注明配制时间。

2. 检查器械上有无血液、体液、残留组织等污染物，在酶清洗剂中将污染物刷洗干净。

3. 用器械清洗专用毛刷蘸除锈剂在生锈器械的局部进行刷洗除锈，锈蚀严重的，在除锈剂中浸泡 1 ～ 2 分钟再刷洗。

4. 在流动水下将器械表面的除锈剂冲洗干净，进行湿热消毒或化学消毒剂浸泡消毒。

（三）器械除锈质量评价标准

1. 防护用品穿戴齐全，刷洗器械在水面下进行，防止产生气溶胶。

2. 按产品说明书的配制浓度配制除锈剂、清洗液，除锈剂温度在 50 ～ 80℃ 范围内，开启后的除锈剂有效期遵循产品说明书，清洗液应现用现配，有效期为 4 小时，有明显污染时及时更换，含酶清洗液温度 15 ～ 30℃，不宜超过 45℃，以免酶失去活性。

3. 刷洗后的器械表面及轴节无血渍、污渍、锈斑，功能完好无损毁，锈蚀严重的器械应及时报废。

（四）器械除锈操作流程（图 5-7）

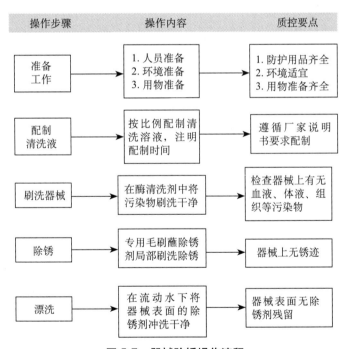

图 5-7　器械除锈操作流程

二、管腔类器械清洗消毒操作流程及质量评价标准

管腔类器械是指含有管腔，直径 ≥ 2mm，且其腔体中的任何一点距其与外界相通的开口处的距离 ≤ 其内直径的 1500 倍的器械。如手术腔镜器械、妇科吸引器、穿刺针等。

（一）准备工作

1. **人员准备**　操作者戴一次性帽子、医用外科口罩或 N95 口罩、工作服、工作鞋、护目镜或防护面屏、一次性防水隔离衣或防水围裙、乳胶手套。

2. 环境准备　在 CSSD 去污区，应环境整洁，光线充足，温、湿度达标。

3. 用物准备　器械清洗专用毛刷、海绵布、带硅胶保护垫的不锈钢篮筐、压力气枪、压力水枪、酶清洗剂、化学消毒剂、清洁纱布等。

（二）管腔类器械清洗消毒操作流程

1. 分类预处理

（1）遵循产品说明书，将管腔器械拆至最小单位，阀门全部打开。

（2）在流动水下将器械表面的污染物冲洗干净，用软布擦洗腔体表面及其他附件，使用管道清洗刷刷洗管腔内部，或使用水枪冲洗。

2. 清洗

（1）手工清洗

1）按配比浓度配制酶清洗剂、化学消毒剂，注明配制时间及姓名。

2）冲洗：将污染的器械、器具及物品置于流动水下冲洗，初步去除污染物。

3）洗涤：根据管腔直径大小，将管腔器械连接到不同型号的超声清洗池内接口上，超声清洗时间为 10 分钟；从超声清洗池中取出器械浸泡在多酶清洗液中，浸泡时间 5～10 分钟，使用管道清洗刷从一头进入管腔，另一头抽出，如果管腔器械为非中空的结构，禁止使用管道清洗刷刷洗腔体内部，防止刷子对内部结构造成损坏。使用压力水枪、气枪反复多次交替冲洗；使用压力气枪检查管腔内清洗效果，气枪对准管腔一端，另一端垫一块纱布，从管腔内部吹出的液体中不含污渍为清洗合格。

4）漂洗：洗涤后，在流动水下冲洗管腔表面及内部多酶清洗液。

5）消毒：首选清洗消毒机进行湿热消毒，也可选择化学消毒剂消毒，将器械完全浸泡在化学消毒剂中，管腔内部注满消毒液，消毒持续时间应遵循厂家说明书要求，也可采用 75% 乙醇擦拭。

6）终末漂洗：使用纯水将器械表面及管腔内部的消毒液彻底冲洗干净。

（2）机械清洗：经手工预处理后，将器械装载于专用清洗架上，确保表面和管腔内部彻底清洗，将其他附件放置于带硅胶保护垫的清洗篮筐中清洗，选择正确清洗程序，进行冲洗、洗涤、漂洗、终末漂洗、消毒干燥处理。

（三）管腔类器械清洗消毒质量评价标准

1. 清洗后的器械应无肉眼可见的污迹、锈迹、血迹等残留。管腔内部吹出的水应清澈不含污渍为清洗合格。清洗不合格的器械应返回去污区重新处理。

2. 刷洗过程中注意保护器械、防止损坏。

3. 器械清洗消毒后应充分干燥，不含水分。

4. 细菌繁殖体、病毒和真菌等对湿热消毒较敏感，因此，湿热消毒是器械消毒的首选方法。

5. 使用清洗工具应不落絮，不损坏器械物品材质的表面。

6. 采用化学消毒的管腔器械，浸泡消毒后应使用流动的纯水彻底冲洗干净器械内部及管腔内部的化学消毒剂，避免消毒剂残留对患者造成损伤。

7. 使用多酶清洗剂浸泡手术器械时，管腔器械上的阀门应完全打开。

8. 手工清洗的水温宜为 15～30℃，超声清洗机水温不宜超过 45℃，避免水温过高造成酶失活。

9. 管腔器械采用湿热消毒的，湿热消毒温度应≥90℃，时间≥1分钟，或 Ao ≥ 600。

10. 适宜机械清洗的管腔器械，首选机械清洗，污染严重的器械应先手工预处理再进行机械清洗。

（四）管腔类器械清洗消毒操作流程（图 5-8）

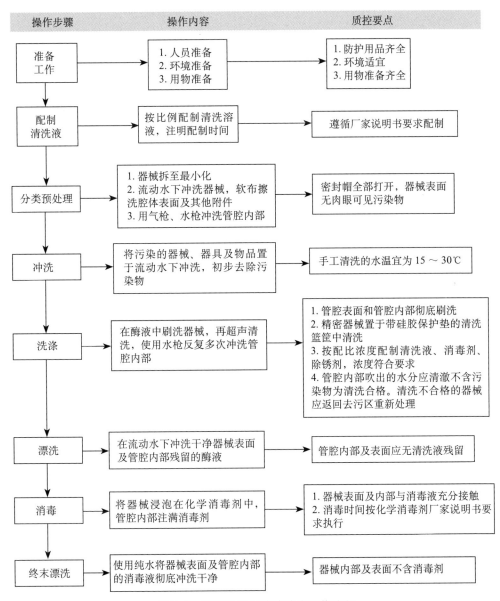

操作步骤	操作内容	质控要点
准备工作	1. 人员准备 2. 环境准备 3. 用物准备	1. 防护用品齐全 2. 环境适宜 3. 用物准备齐全
配制清洗液	按比例配制清洗溶液，注明配制时间	遵循厂家说明书要求配制
分类预处理	1. 器械拆至最小化 2. 流动水下冲洗器械，软布擦洗腔体表面及其他附件 3. 用气枪、水枪冲洗管腔内部	密封帽全部打开，器械表面无肉眼可见污染物
冲洗	将污染的器械、器具及物品置于流动水下冲洗，初步去除污染物	手工清洗的水温宜为 15 ～ 30℃
洗涤	在酶液中刷洗器械，再超声清洗，使用水枪反复多次冲洗管腔内部	1. 管腔表面和管腔内部彻底刷洗 2. 精密器械置于带硅胶保护垫的清洗篮筐中清洗 3. 按配比浓度配制清洗液、消毒剂、除锈剂，浓度符合要求 4. 管腔内部吹出的水分应清澈不含污染物为清洗合格。清洗不合格的器械应返回去污区重新处理
漂洗	在流动水下冲洗干净器械表面及管腔内部残留的酶液	管腔内部及表面应无清洗液残留
消毒	将器械浸泡在化学消毒剂中，管腔内部注满消毒剂	1. 器械表面及内部与消毒液充分接触 2. 消毒时间按化学消毒剂厂家说明书要求执行
终末漂洗	使用纯水将器械表面及管腔内部的消毒液彻底冲洗干净	器械内部及表面不含消毒剂

图 5-8 管腔类器械清洗消毒操作流程

（五）管腔类器械机械清洗消毒操作流程（喷淋式）（图 5-9）

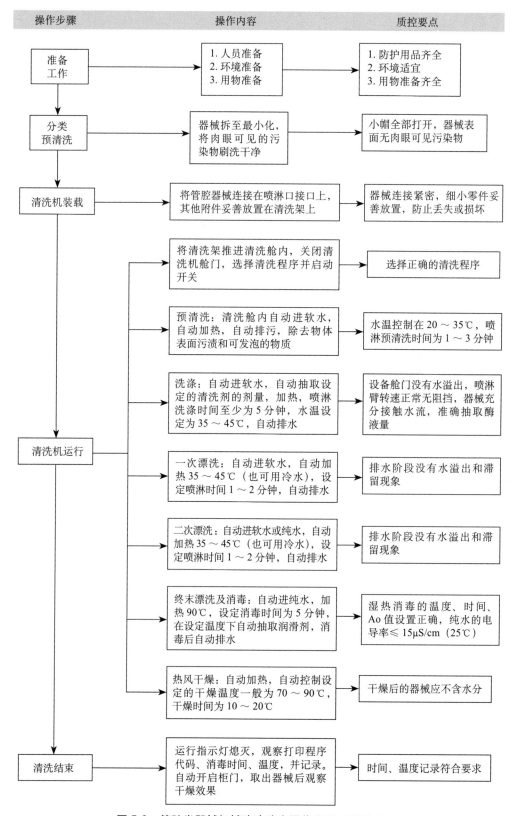

操作步骤	操作内容	质控要点
准备工作	1. 人员准备 2. 环境准备 3. 用物准备	1. 防护用品齐全 2. 环境适宜 3. 用物准备齐全
分类预清洗	器械拆至最小化，将肉眼可见的污染物刷洗干净	小帽全部打开，器械表面无肉眼可见污染物
清洗机装载	将管腔器械连接在喷淋口接口上，其他附件妥善放置在清洗架上	器械连接紧密，细小零件妥善放置，防止丢失或损坏
清洗机运行	将清洗架推进清洗舱内，关闭清洗机舱门，选择清洗程序并启动开关	选择正确的清洗程序
	预清洗：清洗舱内自动进软水，自动加热，自动排污，除去物体表面污渍和可发泡的物质	水温控制在 20～35℃，喷淋预清洗时间为 1～3 分钟
	洗涤：自动进软水，自动抽取设定的清洗剂的剂量，加热，喷淋洗涤时间至少为 5 分钟，水温设定为 35～45℃，自动排水	设备舱门没有水溢出，喷淋臂转速正常无阻挡，器械充分接触水流，准确抽取酶液量
	一次漂洗：自动进软水，自动加热 35～45℃（也可用冷水），设定喷淋时间 1～2 分钟，自动排水	排水阶段没有水溢出和滞留现象
	二次漂洗：自动进软水或纯水，自动加热 35～45℃（也可用冷水），设定喷淋时间 1～2 分钟，自动排水	排水阶段没有水溢出和滞留现象
	终末漂洗及消毒：自动进纯水，加热 90℃，设定消毒时间为 5 分钟，在设定温度下自动抽取润滑剂，消毒后自动排水	湿热消毒的温度、时间、Ao 值设置正确，纯水的电导率 ≤ 15μS/cm（25℃）
	热风干燥：自动加热，自动控制设定的干燥温度一般为 70～90℃，干燥时间为 10～20℃	干燥后的器械应不含水分
清洗结束	运行指示灯熄灭，观察打印程序代码、消毒时间、温度，并记录。自动开启柜门，取出器械后观察干燥效果	时间、温度记录符合要求

图 5-9　管腔类器械机械清洗消毒操作流程（喷淋式）

三、手术腔镜器械清洗消毒操作流程及质量评价标准

手术腔镜器械（硬式内镜）是用于疾病诊断、治疗的不可弯曲的内镜，精密且贵重，由多元材料制成，包括光学材料、电子材料、橡胶材料、金属材料等。手术腔镜器械的处理主要包括光学目镜、器械及附件的处理。

（一）准备工作

1.**人员准备**　操作者戴一次性帽子、医用外科口罩或 N95 口罩、穿工作服、工作鞋、戴护目镜或防护面屏，穿一次性防水隔离衣或防水围裙、乳胶手套。

2.**环境准备**　在 CSSD 去污区，应环境整洁，光线充足，温湿度达标。

3.**用物准备**　不同规格的管道清洗刷、海绵布、带硅胶保护垫的不锈钢篮筐、压力气枪、压力水枪、酶清洗剂、化学消毒剂、清洁纱布等。

（二）手术腔镜器械清洗消毒操作流程

1.**分类预清洗**

（1）将能够分解的手术腔镜器械拆至最小化放在带硅胶垫的篮筐中，轴节、密封帽及阀门完全打开，细小的螺丝、卡扣、密封圈放在带盖的清洗盒中，防止丢失。

（2）适合超声清洗的器械选择超声清洗加手工清洗，不适宜超声清洗的器械选择手工清洗，也可选择机械清洗方法。

（3）打开所有腔镜器械的阀门及密封帽，在流动水下将器械表面的污染物冲洗干净，用软布擦洗管腔表面及手柄，使用管道清洗刷刷洗管腔内部，或使用水枪冲洗。

2.**清洗**

（1）手工清洗

1）按配比浓度配制酶清洗剂、化学消毒剂，注明配制时间及姓名。

2）洗涤：根据管腔直径大小，将管腔器械连接到不同型号的超声清洗池内接口上，超声清洗时间为 10 分钟。将器械浸泡在多酶清洗液中，浸泡时间 5～10 分钟，在液面下刷洗、擦洗器械的轴节、手柄、咬合面及零部件，使用管道清洗刷从一头进入管腔，另一头抽出；使用压力水枪、气枪反复多次交替冲洗；使用压力气枪检查管腔内清洗效果，气枪对准管腔一端，另一端垫一块纱布，从管腔内部吹出的液体中不含污渍为清洗合格。不能使用刷子和超声波清洗机清洗光学目镜，避免造成镜面损伤或透镜碎裂，否则会造成密封受损、图像中出现尘粒或起雾、成像模糊甚至视野全黑不成像等问题。导光接头处应拆开清洗，如果清洗不彻底会引起光学目镜导光性能差，图像显示偏暗。导光束接头可使用75% 乙醇棉签擦拭。

3）漂洗：洗涤后，在流动水下冲洗管腔表面及内部，将多酶清洗液冲洗干净。

4）消毒：首选清洗消毒机进行湿热消毒，也可选择化学消毒剂消毒，将器械完全浸泡在化学消毒剂中，管腔内部注满消毒液，消毒持续时间应遵循厂家说明书要求，也可采用 75% 乙醇擦拭。

5）终末漂洗：使用流动的纯水将器械表面及管腔内部的消毒液彻底冲洗干净。

（2）机械清洗：经手工预处理后，将器械装载于专用清洗架上，确保表面和管腔内部彻底清洗，将其他附件放置于带硅胶保护垫的清洗篮筐中清洗，选择正确清洗程序，进行冲洗、洗涤、漂洗、终末漂洗、消毒干燥处理。

（三）手术腔镜器械清洗消毒质量评价标准

1. 按比例配制多酶清洗液，水温 15 ～ 30℃，不宜超过 45℃。

2. 清洗消毒后的手术腔镜表面及内部无污渍、血渍、锈迹，功能完好无损毁，零部件齐全无丢失。

3. 目镜、物镜或玻璃表面无污渍残留，镜面光滑视野清晰。

4. 清洗消毒后的器械应彻底干燥，不能残留水分。

5. 终末漂洗和消毒用水的电导率＜ 15μS/cm（25℃）。

（四）手术腔镜器械清洗消毒流程图

1. 手术腔镜器械手工清洗消毒操作流程（图 5-10）

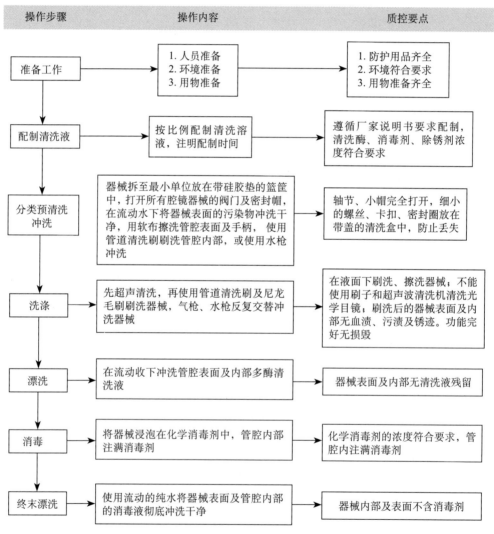

图 5-10　手术腔镜器械手工清洗消毒操作流程

2. 手术腔镜器械机械清洗消毒操作流程（喷淋式）（图 5-11）

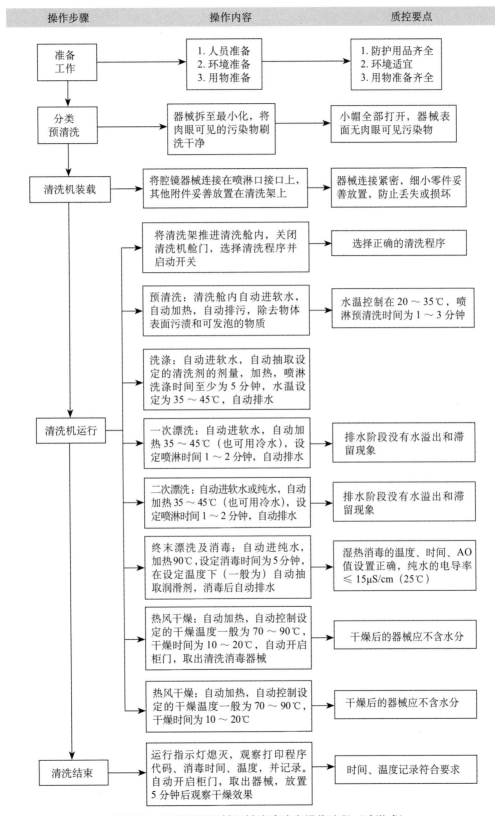

操作步骤	操作内容	质控要点
准备工作	1. 人员准备 2. 环境准备 3. 用物准备	1. 防护用品齐全 2. 环境适宜 3. 用物准备齐全
分类预清洗	器械拆至最小化，将肉眼可见的污染物刷洗干净	小帽全部打开，器械表面无肉眼可见污染物
清洗机装载	将腔镜器械连接在喷淋口接口上，其他附件妥善放置在清洗架上	器械连接紧密，细小零件妥善放置，防止丢失或损坏
清洗机运行	将清洗架推进清洗舱内，关闭清洗机舱门，选择清洗程序并启动开关	选择正确的清洗程序
	预清洗：清洗舱内自动进软水，自动加热，自动排污，除去物体表面污渍和可发泡的物质	水温控制在 20～35℃，喷淋预清洗时间为 1～3 分钟
	洗涤：自动进软水，自动抽取设定的清洗剂的剂量，加热，喷淋洗涤时间至少为 5 分钟，水温设定为 35～45℃，自动排水	
	一次漂洗：自动进软水，自动加热 35～45℃（也可用冷水），设定喷淋时间 1～2 分钟，自动排水	排水阶段没有水溢出和滞留现象
	二次漂洗：自动进软水或纯水，自动加热 35～45℃（也可用冷水），设定喷淋时间 1～2 分钟，自动排水	排水阶段没有水溢出和滞留现象
	终末漂洗及消毒：自动进纯水，加热 90℃，设定消毒时间为 5 分钟，在设定温度下（一般为）自动抽取润滑剂，消毒后自动排水	湿热消毒的温度、时间、AO 值设置正确，纯水的电导率 ≤ 15μS/cm（25℃）
	热风干燥：自动加热，自动控制设定的干燥温度一般为 70～90℃，干燥时间为 10～20℃，自动开启柜门，取出清洗消毒器械	干燥后的器械应不含水分
	热风干燥：自动加热，自动控制设定的干燥温度一般为 70～90℃，干燥时间为 10～20℃	干燥后的器械应不含水分
清洗结束	运行指示灯熄灭，观察打印程序代码、消毒时间、温度，并记录。自动开启柜门，取出器械，放置 5 分钟后观察干燥效果	时间、温度记录符合要求

图 5-11　手术腔镜器械机械清洗消毒操作流程（喷淋式）

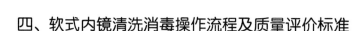

四、软式内镜清洗消毒操作流程及质量评价标准

软式内镜是指用于疾病诊断、治疗的可弯曲的内镜，软式内镜的清洗消毒操作是利用清洗液去除附着在内镜的污染物及利用消毒液浸泡消毒使其达到无害化目的的过程。

（一）准备工作

1. 人员准备　操作者戴一次性帽子、医用外科口罩或 N95 口罩，穿工作服、工作鞋，戴护目镜或防护面屏，穿一次性防水隔离衣或防水围裙、乳胶手套。

2. 环境准备　在 CSSD 去污区，应环境整洁，光线充足，温、湿度达标。

3. 用物准备　清洁的湿巾或纱布、各种内镜专用刷、全管道灌流器、压力气枪、压力水枪、酶清洗剂、化学消毒剂、测漏仪器、计时器、低纤维絮布等。

（二）软式内镜清洗消毒操作流程

1. 预处理

（1）使用者使用后在现场对软式内镜立即进行预处理，在与光源和视频处理器拆离之前，用含有清洗剂的湿巾或纱布由上至下擦拭软式内镜的插入部及先端部，从操作部的保护套部向先端部擦拭，去除表面污物如黏液、血液等。

（2）反复送气与送水至少 10 秒。

（3）将软式内镜插入部浸入清洗液中，按下吸引按钮，吸引清洗液 150～200ml，直至吸引管内液体清澈，并更换专用吸引按钮。

（4）盖好内镜防水盖。

（5）放入运送容器，送至清洗消毒室。

2. 测漏

（1）取下各类按钮和阀门。

（2）连接好测漏装置，并注入压力。

（3）将内镜完全浸没于水中，使用注射器向各个管道注水，以排除管道内的气体。

（4）首先向各个方向弯曲内镜前端，观察有无气泡冒出，再观察插入部、操作部、连接部等部分是否有气泡冒出。

（5）如发现渗漏，应及时保修送检维修。

（6）测漏应有记录，也可使用其他有效的测漏方法。

3. 分类　检查镜身表面是否完好，前端部是否弯曲顺畅，角度到位；镜面清晰度及是否有划痕和破裂；导光光缆性能是否完好。不同系统的软式内镜（如呼吸系统内镜、消化系统内镜）应分开处理，避免交叉感染。

4. 清洗

（1）手工清洗

1）在清洗槽内配制清洗液，将内镜、阀门和按钮完全浸泡在清洗液中。擦拭布反复擦洗镜身、刷洗管道及附件，应重点擦拭插入部和操作部，擦拭布应一用一更换。刷洗软式内镜的所有管道，刷洗时，应两头见刷头，并洗净刷头上的污物，反复刷洗至无肉眼可见污染物。连接全管道灌流器，使用动力泵或注射器对各管道进行灌流或灌注及浸泡，浸泡时间遵循厂家说明书。刷洗按钮和阀门，适宜超声清洗的按钮和阀门应遵循厂家说明书进行超声清洗，每清洗一条内镜后清洗液应更换，清洗刷高水平消毒后干燥备用。

2）漂洗：清洗后的软式内镜连同全管道灌流器、按钮、阀门移入漂洗槽内，使用动力泵或压力水枪充分冲洗内镜各管道至无清洗液残留，用流动水冲洗内镜的外表面、按钮和阀门，使用动力泵或气枪向各管道充气至少 3 秒，去除管道内的水分，用擦拭布擦干内镜外表面、按钮和阀门，擦拭布应一用一更换。

3）消毒（灭菌）：将软式内镜连同全管道灌流器、按钮、阀门移入消毒槽内，并完全浸没在消毒液液面下，用动力泵或注射器向各管腔内注满消毒液，消毒时间及消毒方法遵循厂家说明书要求，更换手套，向各管道内送气至少 30 秒，去除管道内的消毒液，使用灭菌设备对软式内镜进行灭菌时，应遵循设备厂家说明书要求。

4）终末漂洗：将软式内镜连同全管道灌流器、按钮、阀门移入终末漂洗槽内，用动力泵或注射器抽取纯化水或无菌水向各管腔内冲洗至少 2 分钟，直至无消毒剂残留，用纯化水或无菌水冲洗内镜外表面、按钮和阀门。

5）干燥：用全管道灌流器或压力气枪去除管道内的水分；擦干软式内镜及配件的表面；使用压力气枪吹净内镜角度控制旋钮、导光束接头、按钮、阀门等部位的残留水分。

（2）机械清洗：使用内镜清洗消毒机前应完成手工清洗流程中规定的预处理、测漏、清洗和漂洗，操作流程遵循设备厂家说明书的要求。

（三）软式内镜清洗消毒质量评价标准

1. 预处理擦拭内镜表面的纱布或湿巾应一次性使用。

2. 软式内镜放置到转运容器中时要轻拿轻放，切勿打折，盘曲直径＞ 20cm，以免损坏镜身。

3. 禁止将软式内镜浸泡在液体中进行转运。

4. 软式内镜应与活检钳和金属器械分开清洗，选择直径和长度合适的清洗刷，应在水面下刷洗及抽出清洗刷，防止清洗液飞溅及产生气溶胶。

5. 干燥台铺设的无菌巾应每 4 小时更换 1 次，如有污染，及时更换；无菌低纤维絮擦拭布应一用一更换，不应使用自然晾干的方法进行干燥。

6. 采用化学消毒剂手工浸泡灭菌时，应按照消毒剂产品说明书配制及使用消毒剂；每次浸泡灭菌前应监测消毒剂的最低有效浓度（MEC），低于最低有效浓度（MEC）不得再进行使用。

7. 手工浸泡灭菌时应加盖。

8. 纯化水应符合 GB5749 的规定。

9. 消毒内镜应每季度进行生物学监测，监测方法遵循 WS/T367—2012 的规定，消毒内镜检测采用轮换抽检方式，内镜数量≤ 5 条的，应每次全部检测，＞ 5 条的，每次按 25% 的比例抽检，每次检查数量应≥ 5 条。

10. 应独立设置软式内镜清洗消毒室，保持通风良好。

11. 不同系统（如呼吸、消化系统）软式内镜的清洗槽、内镜清洗消毒机应分开设置及使用。

12. 应选择适宜软式内镜清洗的低泡清洗剂。

13. 所有软式内镜使用后均应彻底清洗和高水平消毒或灭菌；进入人体无菌组织、器官或接触破损的皮肤、黏膜的软式内镜及附件应进行灭菌；灭菌或消毒后的内镜、附件及有关物品应遵循无菌或消毒物品储存要求进行储存。

14. 软式内镜应每次清洗前测漏，条件不允许时，应至少每天测漏1次。

15. 消毒后的软式内镜应使用纯化水或无菌水彻底终末漂洗，采用浸泡灭菌的软式内镜应采用无菌水终末漂洗。

16. 重复使用的消毒剂或灭菌剂应在配制后进行一次浓度监测，每次使用前也应进行监测；消毒内镜数量达到规定数量的一半后，应在每条内镜消毒前进行监测。

17. 采用浸泡灭菌的内镜，应使用专用终末漂洗槽，使用无菌水进行终末消毒。

（四）软式内镜清洗消毒操作流程

1. 软式内镜手工清洗消毒操作流程（图5-12）

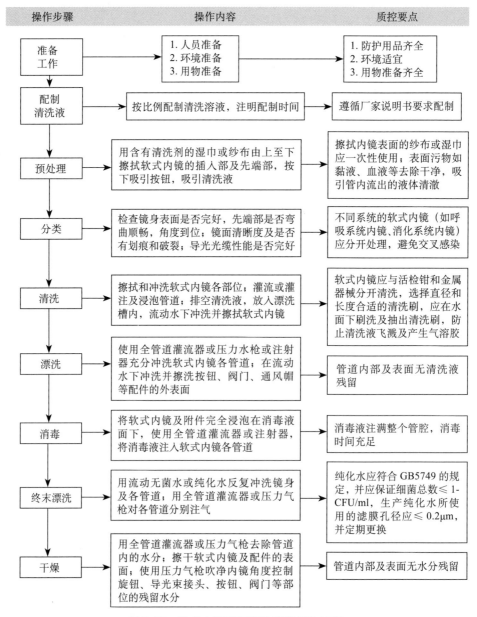

图 5-12　软式内镜手工清洗消毒操作流程

2. 软式内镜机械清洗消毒操作流程（图 5-13）

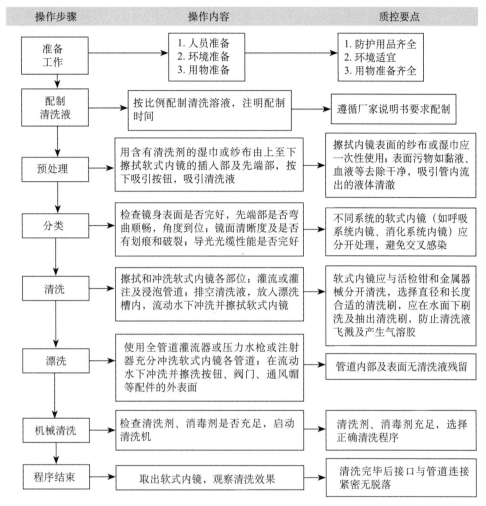

操作步骤	操作内容	质控要点
准备工作	1. 人员准备 2. 环境准备 3. 用物准备	1. 防护用品齐全 2. 环境适宜 3. 用物准备齐全
配制清洗液	按比例配制清洗溶液，注明配制时间	遵循厂家说明书要求配制
预处理	用含有清洗剂的湿巾或纱布由上至下擦拭软式内镜的插入部及先端部，按下吸引按钮，吸引清洗液	擦拭内镜表面的纱布或湿巾应一次性使用；表面污物如黏液、血液等去除干净，吸引管内流出的液体清澈
分类	检查镜身表面是否完好，先端部是否弯曲顺畅，角度到位；镜面清晰度及是否有划痕和破裂；导光光缆性能是否完好	不同系统的软式内镜（如呼吸系统内镜、消化系统内镜）应分开处理，避免交叉感染
清洗	擦拭和冲洗软式内镜各部位；灌流或灌注及浸泡管道；排空清洗液，放入漂洗槽内，流动水下冲洗并擦拭软式内镜	软式内镜应与活检钳和金属器械分开清洗，选择直径和长度合适的清洗刷，应在水面下刷洗及抽出清洗刷，防止清洗液飞溅产生气溶胶
漂洗	使用全管道灌流器或压力水枪或注射器充分冲洗软式内镜各管道；在流动水下冲洗并擦洗按钮、阀门、通风帽等配件的外表面	管道内部及表面无清洗液残留
机械清洗	检查清洗剂、消毒剂是否充足，启动清洗机	清洗剂、消毒剂充足，选择正确清洗程序
程序结束	取出软式内镜，观察清洗效果	清洗完毕后接口与管道连接紧密无脱落

图 5-13 软式内镜机械清洗消毒操作流程

五、动力工具清洗消毒操作流程及质量评价标准

动力工具主要用于骨骼钻孔或切割，主要配件包括手机柄、转换接头、锁钥匙、保护套、钻头、锯片等。

（一）准备工作

1. 人员准备　操作者戴一次性帽子、医用外科口罩或 N95 口罩，穿工作服、工作鞋，戴护目镜或防护面屏，穿一次性防水隔离衣或防水围裙、乳胶手套。

2. 环境准备　在 CSSD 去污区，应环境整洁，光线充足，温、湿度达标。

3. 用物准备　清洁的湿巾或纱布、密纹网盒、清洗刷、低纤维絮布等。

（二）动力工具清洗消毒操作流程

1. 冲洗

（1）清洗关闭电锯（钻）的保险开关。用软布蘸清水，采用手工擦拭方法清洁电锯（钻）的外表面。

（2）拆下电锯（钻）的锯片保护套，再拆下锯片，放入密纹网盒内，采用机械清洗消毒方法。

（3）打开电锯（钻）的保险开关，将电锯（钻）的头端浸泡于清水液面下，但警戒螺丝必须暴露于液面上。

2.洗涤 将电锯（钻）的头端浸泡在酶清洗液中运转，彻底冲出骨屑和血污，洗涤去污。操作中警戒螺丝必须暴露于液面上，也可配合使用刷子进行清洗除垢。

3.漂洗 将电锯（钻）的头端浸泡在清水或纯水中运转，漂洗去污。警戒螺丝必须暴露于液面上。

4.消毒 可用化学消毒方法进行消毒处理，需要对表面再做清洗或冲洗操作。

（三）动力工具清洗消毒质量评价标准

1.清洗完毕后检查清洗质量是否合格，主要检查部位应符合清洗质量要求。

2.检查器械的清洁度。主机、附件、电池或输气管应干燥无血污、血迹、锈迹、水垢、蚀损斑。

3.检查器械的功能状态。由于动力工具的设计各不相同，应注意其类型并按厂家说明进行润滑和功能检查。

4.有腐蚀现象和功能损坏的器械应及时处理。

5.动力工具宜采用手工清洗，不能采用超声波清洗，清洗时，电机、连接线、手柄禁止浸泡，盖紧连接线插头部防水盖，插头部禁止湿水。

（四）动力工具清洗消毒操作流程（图5-14）

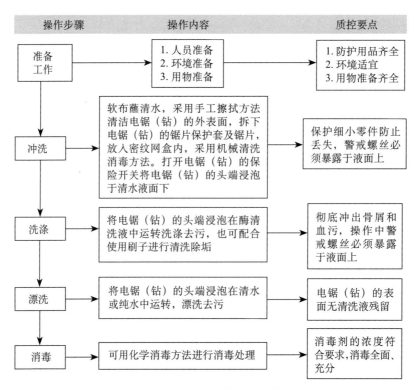

图5-14 动力工具清洗消毒操作流程

六、眼科精密器械清洗消毒操作流程及质量评价标准

眼科手术器械包括眼外手术器械、眼内手术器械、眼科显微手术器械。眼科手术器械的特点是结构精密、精细、较易损。

（一）准备工作

1. 人员准备　操作者戴一次性帽子、医用外科口罩或 N95 口罩，穿工作服、工作鞋、戴护目镜或防护面屏，穿一次性防水隔离衣或防水围裙、乳胶手套。

2. 环境准备　在 CSSD 去污区，应环境整洁，光线充足，温、湿度达标。

3. 用物准备　密纹网盒、清洗刷、低纤维絮布、流动水清洗槽、专用超声清洗机、高压水枪、高压气枪、干燥设备、清洗剂、润滑剂等。

（二）眼科精密器械清洗消毒操作流程

1. 手工清洗操作步骤

（1）基础类器械的清洗

1）冲洗：使用流动水去除器械表面的污渍。

2）洗涤：将器械浸泡在多酶清洗液中，用软毛毛刷在液面下轻柔地刷洗器械齿牙及关节等部位，或选择超声清洗机清洗，超声频率宜在 80kHz 或 100kHz，并严格掌握超声清洗的时间。

3）漂洗：洗涤后用流动水漂洗至器械表面无泡沫、无污渍。

4）终末漂洗：用纯水进行彻底终末漂洗，有效去除清洗剂。

5）消毒：首选热力消毒，也可选用 75% 乙醇擦拭消毒或浸泡消毒。

（2）管腔类器械的清洗

1）冲洗：在流动水下冲洗器械表面，用 50ml 注射器反复推注纯水冲洗管腔内部，通过灌洗和抽吸的方法去除管腔内残留碎屑。

2）洗涤：用清洁的低纤维非磨料软布擦拭器械表面，必要时可使用软毛毛刷在液面下刷洗器械表面，使用专用管道清洗刷对管腔内部进行刷洗。

3）漂洗：用 50ml 注射器抽取纯水或蒸馏水反复冲洗管腔至少 3 次，直至流出的水呈直线无杂质。流动水下冲洗各器械部位，使用水枪对管腔内部进行冲洗，确保酶液冲洗干净。

4）终末漂洗：应用纯水彻底冲洗器械表面及内部。

5）消毒：可选用 75% 乙醇擦拭消毒，对于管腔器械，可选用 75% 乙醇冲洗管腔，除非器械厂家说明书中禁忌使用。

（3）动力类器械的清洗——以眼科电钻为例：眼科动力系统应遵循厂家说明书的要求处理。

1）将电钻手柄与电钻马达分离，软布蘸清水，手工擦拭电钻及手柄表面。

2）将专用清洗润滑油气罐喷嘴对准手柄后端，按压喷射直至手柄前端喷出油雾呈白色为干净。

3）用软布擦拭多余的润滑剂，用软布蘸纯水反复擦拭手柄。

4）消毒：可选用 75% 乙醇擦拭消毒。

5）马达线用清水擦拭两端，中间导线按标准手工清洗流程进行。

6）刀具等附件应放入专用带盖密纹清洗筐中，用流动水初步冲洗。

7）刀具等附件用多酶清洗液浸泡，刷洗后置于超声清洗机中清洗。

8）按常规标准清洗流程对刀具等附件进行漂洗、终末漂洗和消毒。

（4）显微角膜板层刀及附件的清洗：显微角膜板层刀及附件是高精度的精密仪器，适用于机构眼科对患者进行准分子激光角膜原位磨镶术（简称 IASIK 手术）或角膜初次层状切割。角膜板层刀手术器械的清洗消毒应严格遵循生产厂家提供的使用说明或指导手册。清洗过程包括马达、吸力环、开睑器、显微镊等重复使用手术器械的清洗，本节只阐述马达与吸力环的清洗操作流程。

1）马达的手工清洗

①拆卸：清洗前，卸下马达、吸力环和刀头。

②擦洗：用蘸取纯化水的医用无纺纱布清洁马达、手柄和振动轴，再用干燥的医用无纺纱布擦干马达。使用专用清洁软刷刷洗，清洁纱布蘸 75% 乙醇擦拭马达外部、电源线和振动轴，检查马达外部和轴端有无结晶和沉淀物。

③清洁马达的软刷缓慢地插入螺孔的底部，边旋转软刷边退出，清洁其他金属部分。

④振动轴的清洁：将马达头部下端振动轴浸入 75% 乙醇中反复旋转，踩脚踏驱动马达进退各 10 余次，注意振动轴不可超过水位线，以免液体进入马达内部损坏电路。

2）吸力环的手工清洗

①预浸泡：将吸力环放入多酶溶液中进行预浸泡，浸润和去除表面干涸污染物。

②冲洗：将吸力环放在流动水下冲洗，管腔和孔洞内使用压力水枪进行冲洗。

③洗涤：严格遵循医用清洗剂生产厂家的产品使用说明许可书，在清洗槽中配制适宜浓度的清洗液。将吸力环完全浸没于清洗液中，采用厂家提供的专业清洗毛刷，在液面下彻底刷洗吸力环表面、孔洞及缝隙处。

④超声波清洗。根据器械厂家说明书，选择合适的超声波频率，超声清洗时间不超过 1 分钟。

⑤漂洗和终末漂洗。洗涤后，用流动的纯水彻底冲洗，管腔和孔洞内使用压力水枪进行冲洗。

2. 机械清洗消毒操作步骤

（1）预处理：用流动水初步冲洗，除去血液、黏液等污染物。

（2）分类：将器械分类摆放于眼科器械专用的清洗篮筐内，勿相互碰撞和挤压，勿与其他医疗器械混放。

（3）装载：显微器械应使用固定架或把手妥善固定在清洗篮筐内。尖锐器械宜使用前挡塞固定插件以保护器械尖端，同时可避免人员意外伤害。管腔器械须与灌注装置相连接，以保证水流的充分灌注与冲洗。

（4）放入清洗标识牌。

（5）启动程序：选择眼科器械专用机洗程序进行清洗消毒。眼科清洗消毒程序包括预洗、主洗、两次漂洗（如使用碱性清洗剂主洗，漂洗时需要中和）、终末漂洗和湿热消毒（纯化水，以防残留物对患者造成伤害）。

（6）程序结束：取出器械，关闭清洗机舱门，观察物理监测条码，参数是否正确，程序是否正常，关闭清洗机电源。

（三）眼科精密器械清洗消毒质量评价标准

1. 使用放大镜检查显微器械功能部位和表面的清洁度。

2. 彻底冲洗器械上的清洗酶，防止化学物质残留在器械上对眼球造成刺激。

3. 如器械上有锈迹，应使用湿巾轻轻擦拭，禁止使用除锈剂浸泡或擦拭眼科精细器械，防止对器械造成损坏。

4. 操作过程中，注意保护器械，避免操作过程中损坏器械。

5. 保持操作环境和清洗用具的清洁，保持清洗消毒后器械的洁净，防止器械沾染有害物质。

6. 机械清洗消毒时，干燥、预洗阶段水温不要高于 45℃。湿热消毒的温度不低于 90℃，时间不少于 1 分钟，Ao 值 ≥ 600。

7. 机械清洗时，每件器械均应单独放置，管腔正确连接匹配的灌注接口，确保管腔内部彻底清洗。

8. 医用清洁剂的选用应参照器械厂家说明书的要求，应与器械材料兼容，优先选择不含表面活性剂的清洗剂。建议使用中性、低毒、高效的多酶清洁剂处理，若使用碱性清洁剂，清洗后立即使用中和剂。

9. 不建议使用任何护理剂和润滑剂。

10. 眼科精密器械不可长时间浸泡。

11. 显微手术器械和锐利器械超声波清洗时应注意超声波频率的选择和器械功能端的保护。

12. 清洗工具切忌使用研磨剂、牙刷，以免导致部件精度降低、粗糙或损伤金属表面。

（四）眼科精密器械清洗消毒操作流程图

眼科器械手工清洗消毒操作流程图

（1）基础类眼科器械手工清洗消毒操作流程（图 5-15）

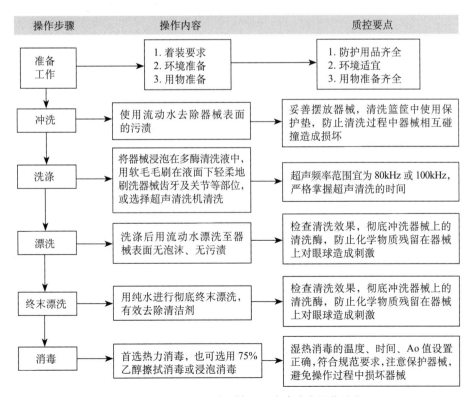

图 5-15　基础类眼科器械手工清洗消毒操作流程

（2）管腔类眼科器械手工清洗消毒操作流程（图5-16）

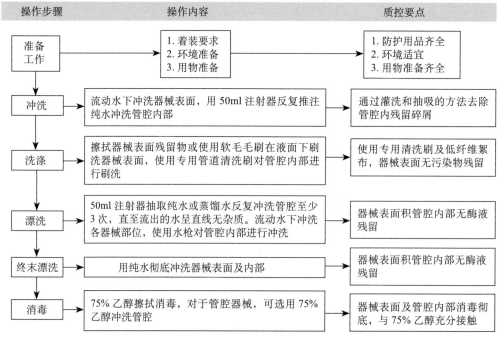

图5-16 管腔类眼科器械手工清洗消毒操作流程图

（3）动力类器械的清洗消毒操作流程以眼科电钻为例（图5-17）

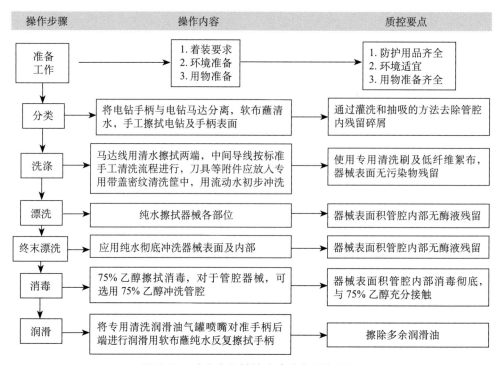

图5-17 动力类器械的清洗消毒操作流程

（4）显微角膜板层刀及附件的清洗操作流程

1）马达的清洗操作流程（图5-18）

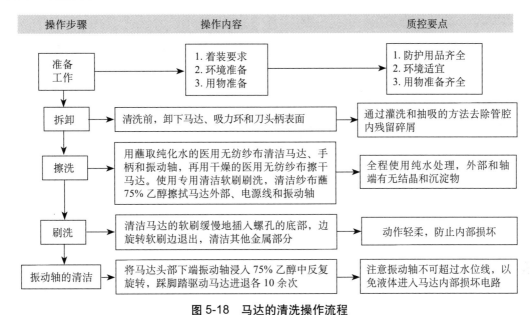

图 5-18　马达的清洗操作流程

2）吸力环的手工清洗操作流程（图 5-19）

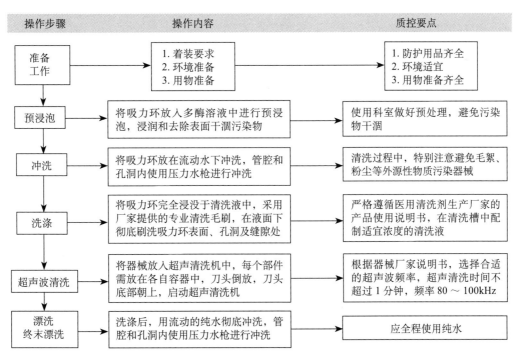

图 5-19　吸力环的手工清洗操作流程

七、机器人手术器械清洗消毒操作流程及质量评价标准 [以 Intuitive Surgical 制造和（或）经销的机器人手术器械为例]

（一）准备工作

1. 人员准备　操作者戴一次性帽子、医用外科口罩或 N95 口罩，穿工作服、工作鞋，戴护目镜或防护面屏，穿一次性防水隔离衣或防水围裙，戴乳胶手套。

2.**环境准备** 在 CSSD 去污区，应环境整洁，光线充足，温、湿度达标。

3.**用物准备** 不锈钢篮筐、尼龙毛刷、海绵布、低纤维絮布、压力气枪、压力水枪、酶清洗剂等。

（二）机器人手术器械清洗消毒操作流程

1.*浸泡及灌注* 将器械完全浸泡至中性至弱碱性（pH < 11）清洁剂中 30 分钟，使用注射器向管腔内灌注至少 15ml 多酶清洗液。

2.*刷洗* 流动水下使用尼龙毛刷彻底清洁整个器械外部。当擦洗时，间歇性移动器械腕部使其完成全部行程，检查器械上有无污垢，包括器械腕、端头和带有开孔的所有表面。特别注意器械端头、线缆和滑轮。重复刷洗，直至器械端头上没有可见的残余污垢。使用 4 倍或更高倍数的放大镜确认效果。

3.*冲洗* 使用高压水枪每个冲洗口冲洗至少 20 秒，在冲洗器械的同时，转动器械腕使其完成全部行程。继续冲洗，直至从器械流出的所有水变清为止，对剩余的冲洗口以同样方式冲洗。

4.*喷洗端头* 用高压水枪冲洗端头至少 30 秒，清除残留在器械端头的任何血液或污垢。边冲洗边转动器械腕部使其完成全部行程，确保端头所有表面都被喷洗到，目视检查端头，确保所有残余的血液都被洗净。

5.*灌洗和超声清洗* 向主冲洗口灌注至少 15ml 多酶清洗液，立即将器械完全浸没在超声清洗池中，超声运行时间为 15 分钟。

6.*冲洗* 使用高压水枪每个冲洗口冲洗至少 20 秒，在冲洗器械的同时，转动器械腕使其完成全部行程。继续冲洗，直至从器械流出的所有水变清为止，对剩余的冲洗口以同样方式冲洗。

7.*刷洗* 尼龙毛刷在流动水下刷洗器械表面及关节、齿牙，边刷洗边转动器械腕使其完成全部行程，特别注意器械端头、线缆和滑轮。

8.*漂洗* 彻底漂洗器械外部，对器械轴和壳体相连的区域进行特别漂洗，检视器械如有任何残留的污垢，从第一个冲洗步骤开始重复清洁程序。

9.*消毒* 使用湿热消毒，Ao 值 ≥ 3000，热消毒循环温度不应超过 140℃。

（三）机器人手术器械清洗消毒质量评价标准

1.不得使用研磨材料或金属刷清洁器械，不得在冲洗口中使用刷子、管道清洁器或任何未经批准的物件，可能导致内置冲洗管损坏或脱落。

2.在手术结束 60 分钟内开始人工清洁程序，以免血液或残留组织在器械上干结。

3.超声清洁或暴露在清洗剂中时间过长可能会损坏器械，超声频率 38kHz 或更高。

4.仅润滑器械腕部和端头，不得将润滑油注入主冲洗口。

5.在清洗过程中，仅可使用中性至弱碱性（pH ≤ 11）酶清洁剂，在手术室仅使用中性酶清洁剂。

6.不得使器械接触过氧化氢、强碱（pH > 11.0）、漂白剂、清洁剂，否则可能会导致器械损坏；超声清洁或暴露在清洁剂中时间过长可能会导致器械损坏。

7.机器人手术器械若采用清洗器 - 消毒器自动清洁和热消毒，清洗消毒器必须经验证符合 EN ISO15883 第一部分和第二部分的要求，并严格按照器械厂家说明书所列出的经验证的机器人手术器械清洁、消毒和干燥的清洁消毒器相关程序参数。

（四）机器人手术器械清洗消毒流程（图 5-20）

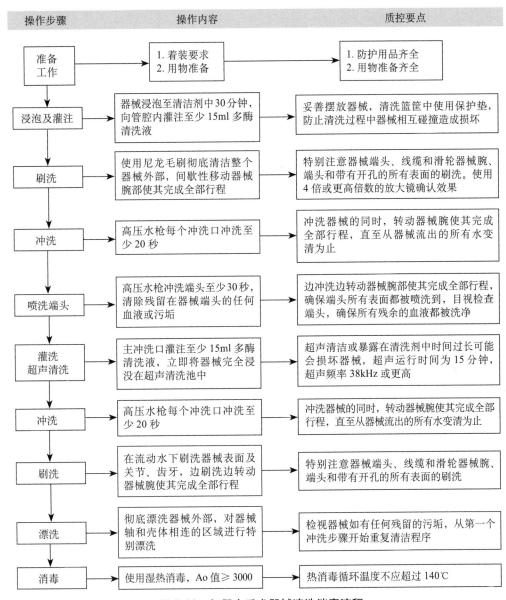

图 5-20 机器人手术器械清洗消毒流程

八、外来器械清洗消毒操作流程及质量评价标准

外来器械主要是指由医疗器械生产商、公司租赁或免费提供给医院的可重复使用的医疗器械，单位（厂商）带到医院手术室临时使用的器械或其他医院到 CSSD 进行清洗、消毒、灭菌后在本单位使用的器械。外来医疗器械也包括植入物及器械。植入物是指放置于外科操作造成的或者生理存在的体腔中，留存时间为 30 天或者 30 天以上的可植入型物品，常见的有钛钉、钛帽、钛网和各种假体等。

（一）准备工作

1.人员准备　操作者戴一次性帽子、医用外科口罩或 N95 口罩，穿工作服、工作鞋，戴护目镜或防护面屏，穿一次性防水隔离衣或防水围裙、乳胶手套。

2. 用物准备　不锈钢篮筐、尼龙毛刷、不同型号的管道清洗刷、海绵布、低纤维絮布、棉签、压力气枪、压力水枪、酶清洗剂等。

（二）外来器械清洗消毒操作流程

1. 清洗前的分类

（1）根据耐湿热性能分类

1）不耐湿热类器械：主要为动力工具。此类物品适宜手工清洗，处理过程中可放置"不得被液体沾湿"的标识。

2）耐湿热类器械：评估其结构特点和污染程度后，应先进行手工预处理，再进行机械清洗。

（2）根据结构特点分类

1）有机械清洗盲区的器械：主要为管腔器械和结构复杂的器械，如髓腔扩张器、空心钻头、融合器打入器等管腔器械，定位器、上钉器、截骨板等结构复杂类器械应在手工清洗后再进行机械清洗。

2）可拆分器械：应在不借助工具的前提下拆至最小单元，并用加盖的密纹筐保护，避免遗失。可拆分器械应与器械供应商确定统一的拆分件数与检查清洗要求，确保清洗合格，功能完好；可拆分器械在接收时按一件器械计算，检查组装后再包装。

（3）根据污染程度分类：污染程度较重的器械，如股骨髓腔锉、上钉器、股骨髁试模等带有大量的血迹、骨渣，一般污染较重，先用多酶清洗液浸泡，再手工预处理后进行机械清洗。

2. 清洗

（1）动力工具的清洗：①拆卸钻头夹。②用锁匙将钻头装载孔打开至最大。③选择与钻头夹管径相匹配的管腔清洗刷对钻头夹反复刷洗。④将钻头夹浸没在水面下运转7～8次，每次约2秒，刚好浸没钻头为宜，电机部分不可浸水，防止漏电或触电。⑤以同样方法将钻头夹进行漂洗与终末漂洗，检查清洗效果，排进残余水分。⑥主机表面用75%乙醇擦拭消毒，作用3分钟后用低纤维絮布彻底擦干。主机内腔用棉签擦拭并注意保持干燥。⑦耐湿热的动力工具配件，如锁匙、锯片等采用机械清洗方法进行湿热消毒或75%乙醇擦拭消毒。

（2）不同结构器械的手工预处理

1）实心面光滑类：应在水面下去除污染物，注意：清洗锐利器械应戴加厚防锐器伤手套。表面不光滑类用尺寸和软硬适宜的清洗刷沿器械的纹路方向刷洗。

2）孔隙空洞类：重点关注器械的缝隙和每个孔洞，可选择与孔洞直径相匹配的清洗刷贯通直至无肉眼可见污渍。缝隙类如软钻、髓腔扩张器等可弯曲器械，应弯折器械，暴露缝隙并顺缝隙刷洗。注意清洗刷刷毛勿残留在缝隙中。

3）管腔类：刷洗时直型管腔须选用与管腔直径匹配的清洗刷贯通刷洗。弯型管腔如线缆引导器，可选用可弯曲的清洗毛刷，再用高压水枪进行冲洗。预处理后宜放置在专用的管腔器械清洗架再进行机械清洗消毒。

4）关节类：注意充分张开关节，重点刷洗关节、尺槽、卡锁处。

5）滑动类：刷洗时可反复推动可滑动部分，暴露遮挡部位进行充分清洗。

6）无孔锉刀类：根据锉刀表面结构进行横竖交叉刷洗或沿缝隙方向反复刷洗。有孔锉刀类注意贯通刷洗各锉刀孔。

7）钻头类：实心钻头沿钻头螺纹方向螺旋式刷洗，空心钻头参照管腔类器械贯通刷洗内腔。

8）试模类：不宜用硬毛刷刷洗试模，避免磨损。可用低纤维絮擦布擦洗试模凸面，用软毛刷凹面。

9）植入物：植入物螺纹及孔洞多且精细，宜在去污区设置带光源放大镜辅助检查。在清点时逐一检查植入物的型号完整性，重点检查螺纹处、空心钉的管腔、接骨板的孔洞、镀层有无脱落等。

在水面下沿螺纹方向用软毛刷刷洗，空心螺钉须选择与其管腔直径匹配的清洗刷贯通刷洗，动作须轻柔。接骨板在水面下用软毛刷刷洗表面和孔洞，注意逐一刷洗避免遗漏。可根据厂商提供的说明书选择是否超声清洗。植入物不推荐使用超声清洗机清洗，以免镀层磨损。

3. 机械清洗消毒　机械清洗消毒应建立在手工清洗到位、器械分类合理的基础上。

（三）外来器械清洗消毒质量评价标准

1. 外来医疗器械使用后污染程度大，及时回收并尽早清洗以避免血液凝固。可在信息化追溯系统中设置时间节点提醒，如手术下台30分钟内自动以红颜色标识或声音提醒回收人员及时回收。

2. 外来医疗器械有专用的盛装分层托盘的，每个分层托盘可直接放置于清洗架上。无分层托盘的，则使用清洗篮筐，器械不可堆叠。

3. 清洗锐利器械时应做好职业防护，避免锐器伤。

（四）外来器械清洗消毒操作流程

1. 外来器械手工清洗消毒操作流程（图 5-21）

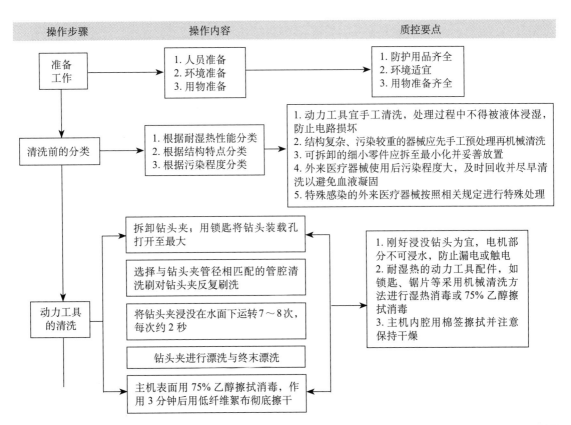

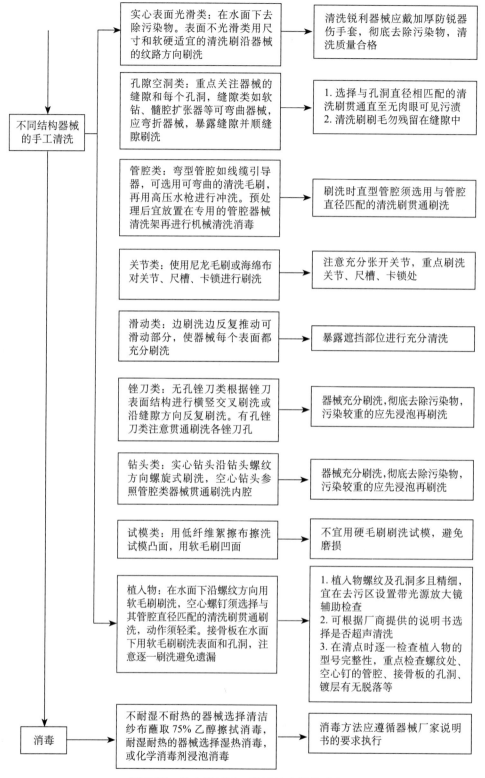

图 5-21 外来器械手工清洗消毒操作流程

2. 外来器械机械清洗消毒操作流程（图 5-22）

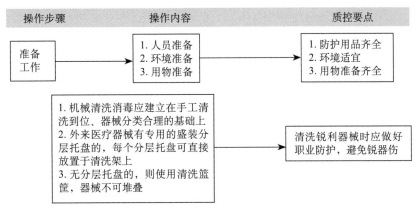

图 5-22　外来器械机械清洗消毒操作流程

第八节　清洗消毒质量监测

学习目标

1. 了解清洗消毒质量监测的常见方法。

2. 熟悉器械、器具及物品日常监测、定期抽查的要求标准；日常监测、定期监测要求和结果判读。

3. 掌握监测方法、结果判定及正确记录。

一、概述

医疗器械的清洗是再处理过程的重要环节，清洗不合格的物品不能包装灭菌。常见影响医疗器械清洗质量的因素包括污物种类、器械的结构、清洗与漂洗水的质量、清洗温度、清洗剂的种类、清洗设备及人为因素等。使用后清洗不彻底是造成医疗器械灭菌失败的重要原因之一。随着相关专业人员对医疗器械清洗质量重要性认识的提高，清洗质量监测越来越受到重视。清洗质量监测方式包括日常监测和定期抽查。清洗质量监测包括对器械、器具及物品的监测和对清洗消毒器的监测。清洗质量监测的方法有目测法、戴光源放大镜检查法、三磷酸腺苷（ATP）生物荧光监测法、蛋白残留测试法、隐血试验、微生物学检测法等。

二、器械、器具及物品的监测

（一）日常监测

根据 WS310.3—2016《医院消毒供应中心第三部分：清洗消毒及灭菌效果监测标准》的要求，在检查包装时应目测和（或）借助带光源放大镜对器械、器具及物品进行检查，清洗后的器械表面及其关节、齿牙应光洁，无血渍、污渍、水垢等残留物质和锈斑。清洗监测对象包括清洗后的器械、器具和物品，清洗消毒设备，清洗用水质量等。监测的目标包括评价器械清洗装载适宜性、评价清洗消毒设备运行状况和性能，包括清洗程序、时间、消毒时间和温度。

检查包装岗位人员根据各类器械的结构特点，在光线充足的条件下目测检查每一件器械，对精密器械、结构复杂器械及管腔器械借助带光源放大镜检查其洁净度、检查部位包括器械表面、齿牙、关节、卡锁、缝隙、轴节、手柄、内腔等，洁净度符合上述要求。

（二）定期抽查

根据 WS310.3—2016《医院消毒供应中心第三部分：清洗消毒及灭菌效果监测标准》的要求，每月应随机抽查 3～5 个待灭菌包内全部物品的清洗质量，检查的内容同日常监测，并记录监测结果。应制订器械清洗质量定期监测的方案，每月有计划地抽查具有代表性的各类器械、器具及物品的清洗质量，结构复杂、清洗难度大的器械应作为重点抽查对象。制订专用记录本填写定期抽查的结果，并应对定期抽查的结果开展记录和分析。

（三）清洗效果评价

可定期采用各类监测的方法，对诊疗器械、器具和物品的清洗效果进行评价。目前常用的监测方法有三磷酸腺苷（ATP）生物荧光监测法、蛋白残留测试法、隐血试验、微生物学检测法等。清洗效果测试物的监测方法应遵循生产厂家的使用说明或指导手册。

1. ATP 生物荧光监测法　20 世纪 80 年代，英国首先研制出 ATP 检测仪，随后发展到欧洲、美国和日本。20 世纪末，ATP 检测仪及技术被引进我国。近年逐渐应用到医院的内镜清洁和器械清洗效果的评价。ATP 是细胞的能量，广泛存在于各类生物体中，该检测技术原理是荧光素在荧光素酶的参与下与 ATP 反应生成荧光素氧化产物而发出荧光，而荧光强度与 ATP 的强度成正比，间接反映微生物和有机物的含量来评价物体内外表面的污染程度。与传统微生物检测方法相比，ATP 生物荧光法具有简便、快速、检测多种有机物等优点。

2. 蛋白残留测试法　黏附在医疗器械上的有机污染物以血液为主，血液中的主要成分是蛋白质，因而可以使用残留蛋白测定的方法评价器械的清洗效果。ISO 15883-5 提供了双缩脲和茚三酮两种测试方法。

（1）双缩脲（biuret）测试法："双缩"这个词，英文来源于氨基甲酰脲，"bi"表示"两个""une"源于拉丁语"尿素"。尿素的基本结构类似于蛋白质，双缩脲（NH_2-CO-NH-CO-NH_2）是 2 个分子脲（即尿素）。传统蛋白残留监测法的检测精度低，无法量化输出结果。科学人员在缩二脲测试法基础上进行调整，这种方法被称为 BCA 测试法。其增加蛋白残留测试的灵敏度，使蛋白质残留量被可靠检测。该测试法的原理是在碱性溶液（NaOH）中，双缩脲能与铜离子（Cu^{2+}）作用，形成紫红色络合物，该物质的分子结构式为：蛋白质 +Ci^{2+}→蛋白质 -Ci^+→紫色络合物。由于蛋白质分子中含有很多与双缩脲结构相似的肽键，因此也能与铜离子在碱性溶液中发生双缩脲反应，且颜色深浅与蛋白质含量的关系在一定范围内符合比尔定律，而与蛋白质的氨基酸组成及分子量无关，故可用双缩脲法测定蛋白质的含量。目前，不同品牌的蛋白残留量测试产品，包括配套的测试棒和阅读器，操作方法及判断数值参照产品说明书。

（2）茚三酮测试法：茚三酮测试法是利用含有自由氨基的化合物（蛋白质、多肽、氨基酸）与水合茚三酮共热，可生成紫色化合物，颜色深浅与氨基酸含量成正比，因此，可通过测定光波强度来测定氨基酸含量。

3.隐血试验法　隐血试验法是利用血红蛋白中的含铁血红素类过氧化物酶的活性特点，在酸及过氧化氢的作用下，与血红蛋白作用，产生变色反应，来检查器械上是否存在残留血迹。残留血实验只对血液敏感，可检测出 5mg/L 以上的血清铁含量，但干扰因素比较多。检测方法是在清洗后的器械待检测部位滴 1 滴水，用杰力试纸浸湿滴上的水，5 ～ 8 分钟后观察其颜色变化。试纸局部或全部变为蓝绿色则为阳性，不变色则为阴性。

4.微生物学监测法　细菌培养计数法能较准确地反映清洗后物品微生物的污染程度，但不能反映各种有机物的污染程度。此方法需要 48 小时才能得出结果，因此，较少用于医疗器械清洗效果的监测。

三、清洗消毒器的监测

（一）日常监测

应监测清洗消毒器每批次的物理参数及运转情况并记录。清洗消毒器物理参数主要包括清洗程序、清洗各步骤的时间和温度、清洗剂的抽吸量、Ao 值等。在装载清洗物品后及清洗过程，观察清洗消毒器的喷淋臂是否被遮挡、转动是否正常、出水是否顺畅。

（二）定期监测

清洗消毒器的清洗效果应每年采用清洗效果测试物进行监测。当清洗物品或清洗程序发生改变时，也可采用清洗效果测试指示物进行清洗效果的监测。

1.清洗效果监测卡　清洗监测卡包括普通喷淋型、超声清洗型、管腔清洗型，由金属薄片和金属薄片上干燥的测试污物构成，测试污物符合 ISO15883-5 要求。医疗器械多为金属材质，清洗监测卡为金属载体，可最大程度模拟实际器械材质（图 5-23）。

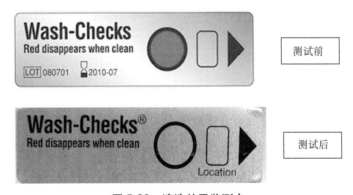

图 5-23　清洗效果监测卡

2.清洗测试卡使用方式及结果判读　将清洗测试卡放于不同清洗方法的监测卡夹中，与需清洗的器械共同放置在清洗容器中，并将容器置于清洗架上，每个清洗架每层放置一个清洗测试卡和装置。运行完整的清洗消毒程序，程序结束后，取出清洗测试卡，读取结果。如果器械在清洗前需要浸泡或超声清洗，则测试卡和装置应与器械经过相同的清洗过程。测试卡上的红色模拟污物全部清除，无残留物为合格；有红色残留物视为清洗质量不合格，需要查找原因。具体详细的结果判读要求，应以生产厂商提供的说明为准（图 5-24）。

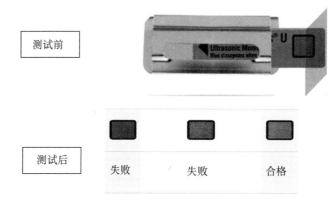

图 5-24　超声清洗监测结果示例

四、消毒质量监测

（一）湿热消毒效果监测

应监测清洗消毒设备每批次运行结束后的物理参数，包括消毒的温度、时间及 Ao 值并记录。根据物品的使用性质，湿热消毒后可直接使用的物品其 Ao 值应 ≥ 3000；消毒后继续灭菌处理的物品其 A0 值 ≥ 600。湿热消毒所需的温度及对应的时间需符合表 5-5 的要求。

表 5-5　湿热消毒的温度与时间

湿热消毒方法	温度 /℃	最短消毒时间 / 分钟
消毒后直接使用	93	2.5
	90	5
消毒后继续灭菌处理	90	1
	80	10
	75	30
	70	100

（二）化学消毒效果的监测

1. 日常监测

（1）化学消毒剂应每次配置后监测其浓度并及时记录。

（2）酸性氧化电位水应每日在开机后进行监测，监测内容包括有效氯含量、pH、氧化还原电位、残留氯离子。酸化水含氯有效氯含量为 60mg/L ± 10mg/L，pH 范围 2.0 ～ 3.0，氧化还原电位（ORP）≥ 1100mV。应使用专用试纸进行检测，具体操作方法及结果符合说明书要求。

2. 定期监测

（1）化学消毒剂根据种类特点，定期监测消毒剂的浓度、消毒时间并记录，在有效期内使用，并应符合 WS/T367 的规定。

（2）酸性氧化电位水定期监测。残留氯离子浓度 < 1000mg/L。监测方法根据 WS 310.2 附录 C。

3. 注意事项

（1）应根据消毒剂的种类特点，定期监测消毒剂的浓度、消毒时间和消毒时的温度，并做好记录，结果应符合该消毒剂的规定。连续使用的消毒液，每天使用前应进行有效浓度的监测。

（2）符合 WS/T 367《医疗机构消毒技术规范》规定的消毒剂使用浓度。一般器械清洗后含氯消毒剂浓度为 500mg/L。酸化水质量检测符合 WS310.2 附录 C 的规定。

（三）消毒后物品的监测

1. 消毒后直接使用的物品应每季度进行监测，每次监测 3～5 件有代表性的物品。监测方法及监测结果应符合 GB 15982—2012《医院消毒卫生标准》的要求。

2. 监测要求及方法

（1）应每季度进行消毒效果的监测。由检验室进行细菌培养。

（2）采样时间、采样方法、微生物检测方法、合格判定标准等，应按 GB 15982—2012《医院消毒卫生标准》中的要求。

（3）直接使用消毒物品的抽样根据消毒后直接使用物品的种类而定，原则上是选取感染风险较高的消毒物品，或者器械结构复杂、较难清洗消毒的物品 3～5 件进行监测。消毒效果监测应记录监测时间、监测物品、监测方法、监测项目和结果等并留存检验报告。记录保存时间 ≥ 6 个月。

（四）监测结果判定及记录

1. 应记录消毒剂监测日期、消毒剂名称、具体监测的浓度、监测结果、监测人签名等。

2. 监测结果不合格，应从清洗、消毒方面查找原因并改进，保证消毒器械质量合格。

第6章　检查包装与灭菌区岗位实践

第一节　职能与要求

学习目标

1. 掌握消毒供应中心检查包装与灭菌区管理要求。
2. 了解检查包装及灭菌区建筑布局、人员、设备设施耗材要求。

一、职能及工作范围

（一）概述

检查、包装及灭菌区属于清洁区，其工作任务是将已去除污染的清洁干燥物品妥善包装并灭菌。因此，凡进入检查、包装及灭菌区的物品，应是经过规范的清洗消毒过程而处于清洁干燥的物品。该区域内根据工作需求划分为器械检查包装区、敷料检查包装区和灭菌区。

（二）环境要求

包装间应有较高的洁净度，有条件的可安装空气净化设备。室内湿度宜维持在30%～60%，并需保持一定的照明度，以利于操作。应在操作台的适宜部位设置光源及放大镜，以便于检查清洗后的物品是否达到质量要求，其中要特别重视精密仪器的关节、齿槽等清理难度大部件的质量检查。

为减少棉絮的散落，对所有的布包、敷料的准备及包装应在隔离、封闭且通风良好的敷料包装间进行。包装间内的墙壁、天花板等室内建筑材料应不产生静电、不吸尘，且不应有暴露的管道和电线，以防止棉絮和灰尘附着其上。

工作台及地面应经常保持清洁，至少每日湿式擦拭1次。空调的空气过滤网应定期清洗。包装前半小时工作室内应进行清洁卫生，并限制入室人员。操作时穿专用工作服，做好手卫生，防止包装过程中被微生物、热原质及微粒的污染。保持工作室内温度16～21℃，相对湿度30%～60%，换气次数10次/小时的规定，详见表6-1，表6-2。

表6-1　工作区域温度、相对湿度及机械通风换气次数要求

工作区域	温度（℃）	相对湿度（%）	换气次数（次/小时）
去污区	16～21	30～60	10
检查、包装及灭菌区 ☆	20～23	30～60	10
无菌物品存放区	＜24	＜70	4～10

注：☆为此区域环境要求

表 6-2　工作区域照明要求

工作面 / 功能	最低照度（lx）	平均照度（lx）	最高照度（lx）
普通检查 ☆	500	750	1000
精细检查 ☆	1000	1500	2000
清洗池	500	750	1000
普通工作区域	200	300	500
无菌物品存放区域	200	300	500

注：☆为此工作区域要求

二、国内行业标准

应遵循的国内行业标准：《中华人民共和国卫生行业标准 WS310.1-3—2016》。

（一）术语定义

1. 检查包装及灭菌区（inspection packing and sterilization area）　CSSD 内对去污后的诊疗器械、器具和物品，进行检查、装配、包装及灭菌（包括敷料制作等）的区域，为清洁区域。

2. 可追溯（traceability）　对影响灭菌过程和结果的关键要素进行记录，保存备查，实现可追踪。

3. 灭菌过程验证装置（process challenge device，PCD）　对灭菌过程具有特定抗力的装置，用于评价灭菌过程的有效性。

4. 大修（major repair）　超出该设备常规维护保养范围，显著影响该设备性能的维修操作。压力蒸汽灭菌器大修，如更换真空泵、与腔体相连的阀门、大型供汽管道、控制系统等。清洗消毒器大修，如更换水泵、清洗剂供给系统、加热系统、控制系统等。

5. 小型蒸汽灭菌器（small steam sterilizer）　体积＜ 60L 的压力蒸汽灭菌器。

6. 快速压力蒸汽灭菌（flash sterilization）　专门用于处理立即使用物品的压力蒸汽灭菌过程。

7. 湿包（wetpack）　经灭菌和冷却后，肉眼可见包内或包外存在潮湿、水珠等现象的灭菌包。

8. 闭合（closure）　用于关闭包装而没有形成密封的方法。例如反复折叠，以形成一弯曲路径。

9. 密封（sealing）　包装层间连接的结果。注：密封可以采用诸如黏合剂或热熔法。

10. 闭合完好性（closure integrity）　闭合条件能确保该闭合至少与包装上的其他部分具有相同的阻碍微生物进入的程度。

11. 包装完好性（package integrity）　包装未受到物理损坏的状态。

（二）管理规范摘要（摘自《中华人民共和国卫生行业标准 WS310.1-3—2016》规范）

1. 工作区域设计要求

（1）去污区、检查包装及灭菌区和无菌物品存放区之间应设实际屏障。

（2）去污区与检查包装及灭菌区之间应设物品传递窗，并分别设置人员出入缓冲间（带）。

（3）缓冲间（带）应设洗手设施，采用非手触式水龙头开关。无菌物品存放区内不应设洗手池。

（4）检查包装及灭菌区和专用洁具间的应采用封闭式设计。

2. 设备设施要求

（1）检查、包装设备：应配有器械检查台、包装台、器械柜、敷料柜、包装材料切割机、医用热封机、清洁物品装载设备及带光源放大镜、压力气枪、绝缘检测仪等。

（2）灭菌设备及设施：应配有压力蒸汽灭菌器、无菌物品装、卸载设备等。根据需要配备灭菌蒸汽发生器、干热灭菌和低温灭菌及相应的监测设备。各类灭菌设备应符合国家相关标准，并设有配套的辅助设备。

（3）宜在环氧乙烷、过氧化氢低温等离子、低温甲醛蒸汽灭菌等工作区域配置相应环境有害气体浓度超标报警器。

3. 耗材要求

（1）医用润滑剂：应为水溶性，与人体组织有较好的相容性。不应影响灭菌介质的穿透性和器械的机械性能。

（2）包装材料：最终灭菌医疗器械包装材料应符合 GB/T19633 的要求。皱纹纸、无纺布、纺织品应符合 YY/T0698.2 的要求；纸袋还应符合 YY/T0698.4 的要求；纸塑袋还应符合 YY/T0698.5 的要求；硬质容器还应符合 YY/T0698.8 的要求。

普通棉布应为非漂白织物，除四边外不应有缝线，不应缝补；初次使用前应高温洗涤，脱脂去浆。开放式储槽不应用作无菌物品的最终灭菌包装材料。

（3）消毒灭菌监测材料：应符合国家相关标准和规定，在有效期内使用。自制测试标准包应符合 WS/T367 的相关要求。

4. 介质要求　灭菌蒸汽供给水及蒸汽冷凝物的质量指标表 6-3，表 6-4。

表 6-3　压力蒸汽灭菌器供给水的质量指标

项目	指标
蒸发残留	$\leqslant 10\text{mg/L}$
氧化硅（SiO_2）	$\leqslant 1\text{mg/L}$
铁	$\leqslant 0.2\text{mg/L}$
镉	$\leqslant 0.005\text{mg/L}$
铅	$< 0.05\text{mg/L}$
除铁、镉、铅以外的其他重金属	$< 0.1\text{mg/L}$
氯离子（Cl^-）	$< 2\text{mg/L}$
磷酸盐（P_2O_5）	$< 0.5\text{mg/L}$
电导率（25℃时）	$< 5\mu\text{S/cm}$
pH	$5.0 \sim 7.5$
外观	无色、洁净、无沉淀
硬度（碱性金属离子的总量）	$\leqslant 0.02\text{mmol/L}$

表 6-4　蒸汽冷凝物的质量指标

项目	指标
氧化硅（SiO_2）	< 0.1mg/L
铁	< 0.1mg/L
镉	< 0.005mg/L
铅	< 0.05mg/L
除铁、镉、铅以外的重金属	< 0.1mg/L
氯离子（Cl^-）	< 0.1mg/L
磷酸盐（P_2O_5）	< 0.1mg/L
电导率（25℃时）	< 3μS/cm
pH	5 ～ 7
外观	无色、洁净、无沉淀
硬度（碱性金属离子的总量）	< 0.02mmol/L

5.质量控制过程的记录与可追溯要求

（1）应建立灭菌操作的过程记录，内容包括应留存灭菌器运行参数打印资料或记录；应记录灭菌器每次运行情况，包括灭菌日期、灭菌器编号、批次号、装载的主要物品、灭菌程序号、主要运行参数、操作员签名或代号，以及灭菌质量的监测结果等，并存档。

（2）应对灭菌质量的日常监测和定期监测进行记录。

（3）记录应具有可追溯性，灭菌质量监测资料和记录的保留期应≥ 3 年。

（4）灭菌标识的要求如下：灭菌包外应有标识，内容包括物品名称、检查打包者姓名或代号、灭菌器编号、批次号、灭菌日期和失效日期；或含有上述内容的信息标识。使用者应检查并确认包内化学指示物是否合格、器械干燥、洁净等，合格方可使用。同时将手术器械包的包外标识留存或记录于手术护理记录单上。如采用信息系统，手术器械包的标识使用后应随器械回到 CSSD 进行追溯记录。

（5）应建立持续质量改进制度及措施，发现问题及时处理，并应建立灭菌物品召回制度如下：生物监测不合格时，应通知使用部门停止使用，并召回上次监测合格以来尚未使用的所有灭菌物品。同时应书面报告相关管理部门，说明召回的原因。相关管理部门应通知使用部门对已使用该期间无菌物品的患者进行密切观察。应检查灭菌过程的各个环节，查找灭菌失败的可能原因，并采取相应的改进措施后，重新进行生物监测 3 次，合格后该灭菌器方可正常使用。应对该事件的处理情况进行总结，并向相关管理部门汇报。

（6）应定期对监测资料进行总结分析，做到持续质量改进。

三、人员要求

（一）人员素质要求

1.医院应根据 CSSD 的工作量及各岗位需求，科学、合理配置具有执业资格的护士、消毒员和其他工作人员。

2.CSSD 的工作人员应当接受与其岗位职责相应的岗位培训，正确掌握以下知识与技能：各类诊疗器械、器具和物品的检查包装、灭菌的知识与技能；相关包装、灭菌设备的操作规程；职业安全防护原则和方法；医院感染预防与控制的相关知识；相关的法律、法规、标准、规范。

3. 应建立 CSSD 工作人员的继续教育制度，根据专业进展，开展培训，更新知识。

（二）人员防护及着装要求（表 6-5）

表 6-5　CSSD 人员防护及着装要求

区域	操作	防护着装					
		圆帽	口罩	防护服 / 防水围裙	专用鞋	手套	护目镜 / 面罩
诊疗场所	污染物品回收	✓	△			✓	
去污区	污染器械分类、核对、机械清洗装载	✓	✓	✓	✓	✓	△
	手工清洗器械和用具	✓	✓	✓	✓	✓	✓
检查、包装及灭菌区 ☆	器械检查、包装	✓	△		✓	△	
	灭菌物品装载	✓			✓		
	无菌物品卸载	✓			✓	△，#	
无菌物品存放区	无菌物品发放	✓			✓		

注：✓表示应使用；△表示可使用；# 表示具有防烫功能的手套；☆为此区域要求

（三）岗位职责

1. 检查保养岗位职责

（1）正确掌握器械检查保养方法及工具的使用。

（2）严格执行手卫生，确保器械不被二次污染。

（3）负责器械、器具和物品的清洗质量日常检查。

（4）负责器械、器具和物品的功能检查。

（5）负责器械的日常及定期维护保养。

（6）负责器械数量的清点，确保无误。

（7）负责器械、器具和物品检查保养的相关文件的记录和存档。

2. 包装岗位职责

（1）维持包装环境清洁，严格做好手卫生，确保器械不被二次污染。

（2）负责器械的组装，按照器械明细单装配、清点、核对器械；器械摆放顺序符合灭菌和临床使用要求。

（3）正确选择包装材料，包装材料应符合质量要求。

（4）正确掌握包装方法和包装用具的使用。

（5）严格执行各类器械包装操作规程，每件灭菌包的密封和闭合达到标准要求。

（6）每个灭菌包的包内化学指示卡、包外化学指示物及包外标识准确，符合要求。

3. 灭菌岗位职责

（1）应持证上岗，负责各类物品的灭菌和记录工作，高质量完成任务。

（2）负责安全操作各类灭菌器，正确执行操作规程，保证灭菌器的正常运行。

（3）落实每天灭菌器工作前准备工作达到要求，包括水、电和蒸汽等各项技术参数符合灭菌工作要求。

（4）根据物品种类选择相应的灭菌方法及装载方式。

（5）严格做好手卫生。

（6）做好灭菌过程的物理监测，正确卸载灭菌物品，并做好记录。

（7）掌握灭菌器常见故障的处理。

（8）发生突发事件时，正确执行应急预案，确保安全。

（9）负责湿包的监测、记录及反馈。

（10）发现灭菌质量不合格应及时报告，并协助分析原因，及时处理。

（11）负责灭菌器的清洁、保养和维护。保证设备性能良好、运转正常。

四、常用耗材

1. 包装材料　一次性次使用的包装材料有医用皱纹纸、医用无纺布、纸塑包装袋、特卫强（Tyvek®）包装袋；可重复性使用的包装材料有普通棉布、医用纺织品、硬质容器。

2. 包装辅助工具　医用润滑剂、包外标签、封包胶带、器械保护用具、器械托盘、吸水纸/垫、硬质容器滤膜/滤纸、锁扣等。

3. 灭菌监测材料　包外化学指示胶带、包内化学指示剂，生物监测指示物，B-D 测试包或测试装置等。

第二节　器械基础知识

学习目标

1. 了解常规器械的基本功能和用途。

2. 掌握各类器械特点及用途。

3. 了解器械常用材质及工艺。

一、概述

（一）目的

熟悉各种手术器械的分类、结构、工艺特点及基本功能，是器械管理和正确清洗、消毒、灭菌的前提和保证。

（二）术语定义

1. 医疗器械（medical device）　医疗器械是指直接或间接用于人体的仪器、设备、器具、体外诊断试剂及校准物、材料以及其他类似或者相关的物品。（注：本书的医疗器械指可重复使用的手术和诊疗的器械、器具和物品。）

2. 无源医疗器械（passive medical device）　无源医疗器械是指不依靠任何电能或其他能源，直接由人体或重力产生的能源来发挥其功能的医疗器械。

3. 有源医疗器械（active medical device）　有源医疗器械是指任何依靠电能或其他能源，不是直接由人体或者重力产生的能量发挥其功能的医疗器械。

4. 表面钝化工艺（surface passivation technology）　表面钝化工艺是指使金属表面转化为不易被氧化的状态，从而延缓金属的腐蚀速度的方法。

5. 表面电镀（surface electroplating）　表面电镀是指利用电解原理在某些金属表面上镀上一薄层其他金属或合金的过程。

6. 无镀层表面喷砂处理（plating-free surface abrasive blasting treatment）　无镀层表面喷砂处理是指对机械工件的表面进行清理、除锈的工序。

7. 手术器械的表面变化（surface change of medical instrument）　手术器械的表面变化是指手术器械在使用后，其表层由于化学、物理因素等影响而发生的变化。

8. 腐蚀　是指包括金属和非金属在周围介质如水、空气、酸碱、盐、溶剂等作用下产生耗损与破坏的过程。

9. 医疗器械说明书（medical devicein struction foruse）　医疗器械说明书是指由医疗器械注册人或者备案人制作，随产品提供给用户，涵盖该产品安全有效的基本信息，用以指导正确安装、调试、操作、使用、维护、保养的技术文件。

二、常规器械构造及功能

常规的器械类型是指各种手持式器械如手术剪（图 6-1）、止血钳（图 6-2），持针器和手术镊（图 6-3），基本的构造包括颚部、套接部、柄、锁扣部及指环。

1. 颚是器械主要的操作部分，有夹取的功能，因此是功能检查的重要部分，颚表面光滑，咬合面锯齿形设计，或沿着颚交叉、纵长、小十字形的沟槽，颚的长度不同，而其各种长度和设计有助于其功能及专名。由于锯齿和沟槽的存在，器械的咬合面较难进行清洁。

2. 套接的关节是器械的铰合点，这是器械最难清洁的地方也是器械最脆弱的部分，容易在此处积聚碎屑与污垢，固定栓周围的接头容易产生裂纹甚至裂缝，发生这种情况时，器械无法修理应报废。

3. 柄为颚提供闭合力。

4. 锁扣可将器械锁定在关闭的位置，器械的这部分也很难清洁，清洗检查和保养时应解除锁扣状态。

5. 指环通常是一个完整的椭圆圈，表面光滑，使用者通过指环控制颚的活动。

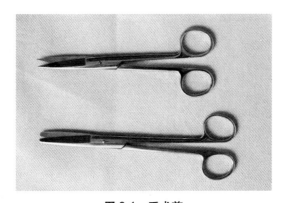

图 6-1　手术剪

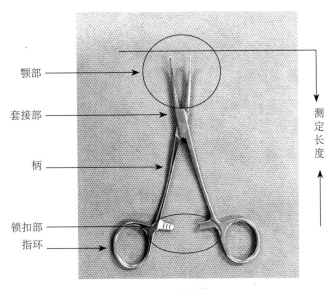

图 6-2　止血钳

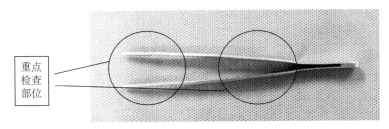

图 6-3　镊子

　　通过区分器械颚的形状、咬合面齿纹及长度，可以识别不同功能的器械及型号，测定器械长度的方法是从颚的顶端到指环的底部。

　　此外，"组织"或"敷料"镊，其齿可以在远端打开。这类器械是通过手指的压力来打开和关闭的，前端和指压的部分是检查的重点部位。

三、医疗器械分类

　　根据结构特征的不同，分为无源医疗器械和有源医疗器械。

（一）无源医疗器械

　　根据无源医疗器械使用特点及功能分为基础手术器械和专科手术器械。

　　1. 基础手术器械是应用于临床诊疗及手术通用、常规的器械。主要有手术刀类、剪类、钳类、镊类、拉钩类、吸引器类等。

　　2. 专科手术器械是应用于各专科手术专用、特殊的器械。主要有神经外科手术器械、显微外科手术器械、骨科手术器械、胸腔心血管外科手术器械、腹部肝胆外科手术器械、泌尿外科手术器械、肛肠外科手术器械、妇产科手术器械、眼科手术器械、耳鼻咽喉手术器械、口腔科手术器械、腔镜手术器械、机器人手术器械等。

　　（1）神经外科手术器械（图 6-4）

　　1）主要用途：适用于神经外科手术，主要用于头颅、脊椎部位的器械以及用于脑血管、脑膜、脑神经、脑室、垂体和有关脑组织部位的手术器械,可分为开颅器械、神经外科显微器械等。

2)主要特点:种类繁多、精密度高、价格昂贵。

(2)眼科手术器械(图6-5)

1)主要用途:适用于各类眼科手术,可分为眼内手术器械、眼外手术器械。

2)主要特点:材质多样且特殊,结构精细复杂,管腔细小,功能端锐利、脆弱、易损,价格昂贵。

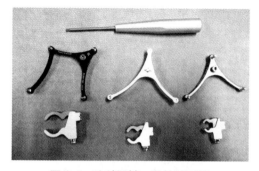

图6-4 脑科器械—导航适配器

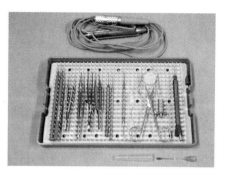

图6-5 眼科器械

(3)耳鼻喉科手术器械(图6-6)

1)主要用途:适用于耳鼻喉科手术,可分为耳科类手术器械、鼻科类手术器械、咽喉科类手术器械。

2)主要特点:器械形态各异,多形状多角度,结构小而精细,品种和规格复杂,材质特殊,贵重。

(4)口腔科手术器械(图6-7)

1)主要用途:用于口腔及颌面部的矫正、修复等诊疗及手术,可分为口内器械、口外器械、口腔修复器械、口腔种植器械、口腔正畸器械等。

2)主要特点:器械种类多、规格多、体积小,周转快,内部结构复杂、腔隙多,锐利器械多,部分器械价格昂贵,使用后污染物清洗难度大。

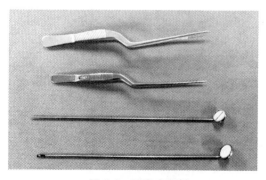

图6-6 耳鼻喉器械

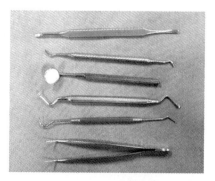

图6-7 口腔科器械

(5)胸腔心血管手术器械(图6-8)

1）主要用途：适用于心脏外科和胸外科的手术器械，可分为基础心血管器械和显微心血管器械，按创伤大小分为开放心血管器械和腔镜辅助小切口器械等。

2）主要特点：器械精细、材质特殊，功能端齿形多样，多为无损伤结构，价格昂贵。

（6）骨科手术器械（图 6-9）

1）主要用途：适用于创伤、关节、脊柱外科手术等，包括骨科基础手术器械和外来医疗手术器械，主要分为器械、动力工具和植入物等。

2）主要特点：器械数量多、品种多，大多形状特殊、粗重，材料多样，结构复杂，多有管腔、孔隙、关节，锐利，价格昂贵。

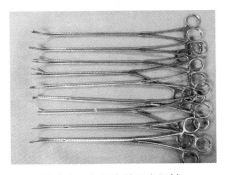

图 6-8　胸心外科手术器械

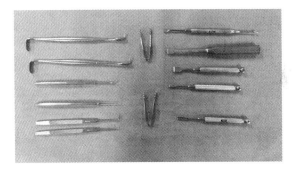

图 6-9　骨科器械—手外伤器械

（7）显微外科手术器械（图 6-10）

1）主要用途：适用于各类显微手术。

2）主要特点：显微外科手术器械精密且贵重，由多种材料组成，包括光学材料、电子材料、橡胶材料、金属材料等。其性能与材质要求不反光，易于手持，抗磨损，抗腐蚀、抗锈性强，抗划痕等。按照材质不同可分为不锈钢和钛合金类等手术器械，钛合金材质显微器械具有手感轻、弹性大等特点。

（8）腔镜手术器械（图 6-11）

1）主要用途：适用于各类腔镜手术。根据专业及手术部位分为腹腔镜器械、胸腔镜器械、宫腔镜器械、关节镜器械、输尿管镜器械、经皮肾镜器械、椎间孔镜器械等。

2）主要特点：器械专业性强，材质多样，结构复杂，轴节多、管腔多、精密度高、易损，价格昂贵，根据结构可分为可拆分器械及不可拆分器械。

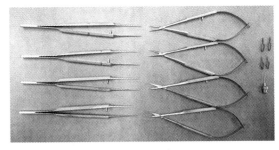

图 6-10　整形显微器械

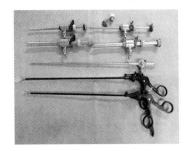

图 6-11　腔镜器械

（9）机器人手术器械（图 6-12）

1）主要用途：适用于各类机器人手术。

2）主要特点：价格昂贵，材质特殊，精密度高，器械臂手腕关节灵活、可多角度转动，内部结构复杂，管腔细长，具有多个冲洗口。

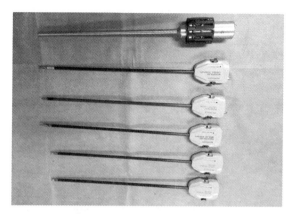

图 6-12　达·芬奇机器人器械

（10）软式内镜（图 6-13）

1）主要用途：适用于临床多专科的检查、诊疗和手术。根据专科及应用部位分为消化系统软式内镜、呼吸系统软式内镜、泌尿系统软式内镜及其他专科软式内镜等。

2）主要特点：软式内镜器械专业性强，精密度高，价格昂贵，材质特殊、结构复杂，使用后微生物负载大、无机物和有机物污染较重，且具有狭长管腔，清洗和干燥难度大，易形成生物膜。按照结构和原理可分为纤维镜、电子镜和结合型软式内镜。

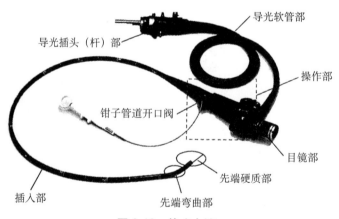

图 6-13　软式内镜

（二）有源医疗器械

有源医疗器械是指以手术治疗为目的，与电能或其他能源相关的医疗器械，常用的如电外科手术设备及配套器械、腔镜手术设备、手术照明、其他有源手术设备等配套的可重复使用的手术器械；射频、激光、微波、冷冻、冲击波、手术导航及控制系统等相关的器械也属于有源医疗器械（图 6-11，图 6-14）。

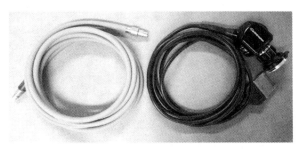

图 6-14　光纤、视屏线

1. **电外科手术设备及配套器械**　包括高频电刀及配套器械、氩气刀及配套器械、大血管闭合系统及配套器械、超声刀及配套器械、超声乳化吸引刀及配套器械。

2. **腔镜手术设备**　包括主机、成像系统、腔镜器械三大部分。

3. **其他有源手术设备**　包括电动吻合器、手术动力系统、子宫肌瘤钻、取植皮设备电动吻合器等（图 6-15）。

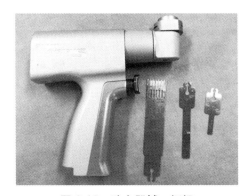

图 6-15　动力器械—摆锯

四、手术器械常用材质

手术器械常见材质包括不锈钢、碳钢、钛、ABS 树脂、聚丙烯、聚亚苯基砜树脂等。

1. **不锈钢**　不锈性和耐腐性是由于其表面上富铬氧化膜（钝化膜）的形成。

2. **碳钢**　又称碳素钢，指碳的质量分数 < 2.11%，不含特意加入的合金元素的钢，含少量的硅、锰、硫、磷。

3. **钛**　钛是一种新型金属，塑性高，无毒、质轻、强度高且具有优良的生物相容性，是非常理想的医用金属材料，可用作植入人体的植入物等。

4. **ABS 树脂**　是指丙烯腈 - 丁二烯 - 苯乙烯共聚物，强度高、韧性好、易于加工成型的热塑型高分子材料，用于制造仪器的塑料外壳。

5. **聚丙烯（PP）**　无毒、无味，密度小，强度、刚度、硬度、耐热性优于低压聚乙烯，可在 100℃使用，具有良好的介电性能和高频绝缘性，不受湿度影响，低温时变脆，不耐磨、易老化。

6. **聚亚烯基砜树脂（PPSU）**　聚亚苯基砜树脂是一种无定形的热性塑料，具有高度透明性、高水解稳定性。材料刚性和韧性好，耐温、耐热氧化，抗蠕变性能优良，耐无机酸、碱、盐溶液的腐蚀，耐离子辐射，无毒，绝缘性和自熄性好，容易成型加工，适用制作耐热件、绝缘件、减磨耐磨件，制品可以经受重复的蒸汽消毒。

五、手术器械处理工艺

1. 表面钝化工艺　钝化是由于金属与氧化性物质作用，作用时在金属表面生成一种非常薄的、致密的、覆盖性能良好的、牢固地吸附在金属表面上的钝化膜。

2. 表面电镀（镀铬）　表面电镀是利用电解作用使金属或其他材料制件的表面附着一层金属膜的工艺，起到防止金属氧化的作用（如锈蚀）。

3. 无镀层表面喷砂处理　无镀层表面喷砂处理是利用高速砂流的冲击来清理粗化工件表面，改善材料表面的机械性能，增强工件表面涂料的附着性。

第三节　器械检查与保养

学习目标

1. 掌握常规器械、精密器械的检查与保养原则。
2. 掌握并熟练目测清洗质量检查方法。
3. 熟悉清洗监测技术的基础知识和应用。
4. 熟练掌握清洗质量评价标准。

一、概述

（一）目的

器械的检查内容包括器械清洗质量检查和器械功能检查。器械的清洗质量是保障灭菌质量的基础，对其清洗质量和功能的检查是器械包装前进行的重要操作步骤。其目的是检查器械的清洁度和功能完好性，使其符合质量要求。适用于清洗消毒后的可重复使用器械、器具和物品的清洁度检查与保养。

（二）术语定义

目测（visual inspection）指通过肉眼观察判定。

（三）检查时机

按检查时机可将器械清洗质量的检查分为日常检查和定期检查。

1. 日常检查　在检查包装时进行，应目测和（或）借助带光源放大镜检查。

2. 定期检查

（1）每月应至少随机抽查 3 ～ 5 个待灭菌包内全部物品的清洗质量，检查的内容同日常监测，并记录监测结果。

（2）可定期采用定量和定性的监测方法，对诊疗器械、器具和物品的清洗效果进行评价。监测方法包括蛋白质残留测试、ATP 生物荧光测试等。

（四）器械的检查与保养原则

对清洗、消毒后的器械进行检查与保养应按照 WS310.2—2016 的要求进行操作。

1. 应采用目测或使用带光源放大镜对干燥后的每件器械、器具和物品进行检查。

2. 器械表面及其关节、齿牙处应光洁，无血渍、污渍、水垢等残留物质和锈斑；功能完好，无损毁。

3. 清洗质量不合格的，应重新处理；器械功能损毁或锈蚀严重，应及时维修或报废。

4. 带电源器械应进行绝缘性能等安全性检查。导光束、光学目镜应进行透光度、成像清晰度的检查。

5. 应使用医用润滑剂进行器械保养。不应使用液状石蜡等非水溶性的产品作为润滑剂。动力工具应选择生产厂家推荐的润滑剂。

6. 遵循器械生产厂家说明书进行器械的清洁度检查、功能检查与保养。

7. 精密器械宜与常规器械分别进行检查、保养。

二、器械清洗质量的检查

（一）器械日常清洗质量检查要求及重点关注部位

1. 检查要求 清洗后的器械表面及其轴节、齿牙、管腔内应光洁，无污渍、血渍、水垢等残留物质和锈斑。

2. 各类器械的重点检查内容包括以下几方面

（1）轴关节类器械的检查：检查器械表面、咬合面、关节面、锁扣、齿牙、组合链接部。

（2）穿刺针类、管腔类器械：检查器械表面及管腔内、针拴部位。

（3）平皿类器械：检查外表面、卷边处。

（4）光纤、光学目镜等：检查外表面、物镜端、目镜端、导光束接口处。

（二）器械清洗日常质量检查操作流程

1. 操作准备

（1）人员准备：操作人员规范着装，戴圆帽、穿工作服及工作鞋，操作前做好手卫生。

（2）环境准备：在消毒供应中心检查包装及灭菌区，环境整洁、光线充足。

（3）物品准备：包括操作台、灯源、带光源放大镜、低纤维絮擦布、器械装载篮筐等。

2. 操作步骤 评估器械，根据器械结构及功能特点，对器械进行清洗质量检查。具体检查内容如下。

（1）齿槽类器械：轴节和齿部光洁、剪刀轴节刃面光洁，无肉眼可见的血迹、污渍、锈迹和水垢残留。

（2）穿刺针：针栓部干净，无血迹、污渍、锈迹和裂痕，针孔清洗时用铜丝贯穿、注射器注水检查水柱呈直线，无异物；针尖锋利无钩、针栓与针芯配套，无消毒剂和清洗剂残留。

（3）管腔类器械：外表和管腔内清洁，无肉眼可见的血迹、污渍、锈迹和水垢残留。

（4）窥器类器械：轴节和表面光洁，无肉眼可见的血迹、污渍、锈迹和水垢残留。

（5）软性管道：内外壁清洁，无污物残留，胶管无漏水、漏气、老化现象。

（6）盆、碗、弯盘等平面类器皿：表面和卷边内光洁，无肉眼可见的血迹、污渍、锈迹和水垢残留。

3. 器械清洗质量日常检查操作流程（图 6-17）

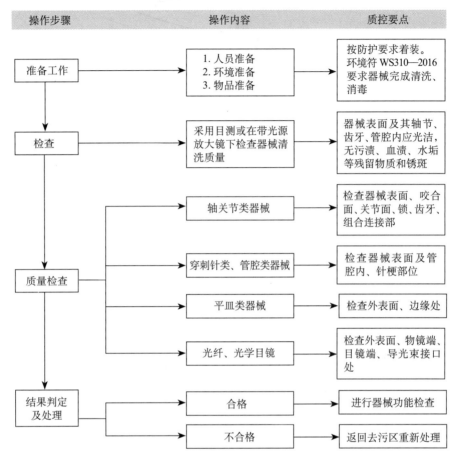

图 6-17　器械清洗质量日常检查操作流程

4. 质量评价标准

（1）检查器械清洗质量包括器械上有无血迹、污渍、锈斑、水垢等污物。如有，应返回去污区重新处理。

（2）管腔类器械应检查管腔内有无污渍、血渍、水垢等污物。

（3）动力器械（如脑科电钻）的手柄可使用专用器械润滑油边喷油润滑边检查清洗质量。

5. 注意事项

（1）待检查清洗质量的器械，应确保彻底干燥。

（2）应重点检查器械的功能端、轴节及操作端。

（3）精细器械应在光源放大镜下检查器械的清洗质量。

（4）检查管腔类器械时应选择与管腔直径大小相匹配的白色通条，通条反复擦拭内腔并贯通管腔两端，确认白色管腔通条洁白无污渍。

（三）常用器械清洗质量定期监测方法示例

1. 蛋白质残留测试法

（1）原理：蛋白质是医疗器械的重要污染物。在碱性条件下，铜离子（Cu^{2+}）发生反应生成 Cu^+，而 2，2'-联喹啉-4，4'二甲酸二钠（BCA）能与 Cu^+ 特异性结合，形成紫色络合物。通过观察颜色改变或用仪器检测的方法，确认蛋白质含量。而医疗器械最重要的污染物之一就是蛋白质，以此可以判断器械的清洗质量。

（2）操作步骤

1）准备工作

①人员准备：操作人员规范着装，戴圆帽、穿工作服及工作鞋，操作前做好手卫生。

②环境准备：在消毒供应中心检查包装及灭菌区，环境整洁、光线充足。

③物品准备：包括操作台、光源放大镜、低纤维絮擦布、器械装载篮筐、显影纸、显影剂、蛋白质检测仪等。

2）操作步骤

①喷洒试剂：点击屏幕上的开始按键；将一张黑色显影纸放入显影舱内底部，将待测器械放在显影纸上，在距离器械 30cm 处均匀喷洒显影剂。

②自动检测：关闭舱门，检测程序自动开启，屏幕上显示完成检测的倒计时，共 4 分钟。

③结果读取：倒计时结束后，软件显示被测器械蛋白质残留的详细分布，标记为高亮黄色；屏幕右侧显示整个器械表现上的残留蛋白质污物总量。

④检测结果：从显影舱内取出器械，将其返回清洗环节重新清洗；取出显影纸做无害废物丢弃，每次检测需使用新的黑色显影纸以避免影响检测结果。

（3）操作流程（图 6-18）

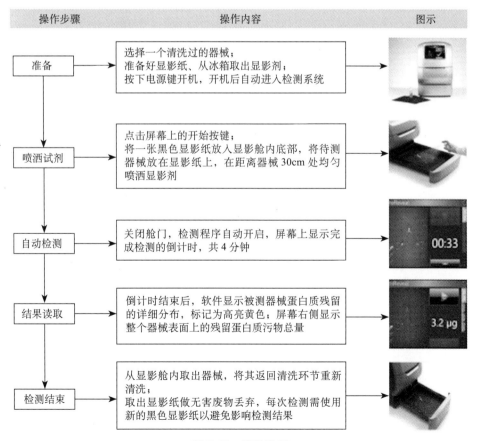

图 6-18　操作流程

（4）质量评价标准：①喷洒显影剂时应在距离器械30cm处均匀喷洒显影剂；②根据检测结果，在返洗器械时应重点清洗蛋白质残留多的部位；③显影纸应一用一更换。

（5）注意事项：①按照厂家说明书在适宜的温、湿度下使用设备；②喷洒显影剂时应均匀喷洒，以免影响检测结果；③保持显影舱清洁，以免影响检测结果。

（6）维护保养：①定期联系设备厂家对设备进行程序更新和校准；②使用后，使用软布清洁设备外表面；③每次使用后，清理显影舱。

2. ATP检测设备操作及维护

（1）原理：三磷酸腺苷（ATP）是一种存在于医疗器械表面上的有机污染物中的能量物质，这种物质在一定条件下可以激发荧光。通过专用的采样棒对医疗器械表面进行采样，然后使用荧光检测仪读出相对光单位值（RLU）。相对光单位的数值越高，说明ATP含量越多，器械的残留污染越重。

（2）操作步骤

1）操作前准备

①人员准备：操作人员规范着装，戴圆帽，穿工作服及工作鞋，操作前做好手卫生。

②环境准备：在消毒供应中心检查包装及灭菌区，环境整洁、光线充足。

③物品准备：包括操作台、光源放大镜、低纤维絮擦布、器械装载篮筐、ATP荧光检测仪、采样棒等。

2）操作步骤

①开机：按下ATP检测仪的电源键，开机，8秒倒计时结束后，可进行检测。

②取样：待取样管恢复室温后，取出棉棒，用注射用水蘸湿棉棒后，在待检测物品表面上拭取样本。

③样本与试剂的荧光反应：取样后，将棉棒插回管中，并按到底部，之后反复甩动至管中的液体落下，彻底溶解粉末试剂。

④检测：将取样管放入检测仪中，按下enter键，开始检测，10秒后显示测定值RLU（相对发光量）。

⑤检测结束：检测完毕后，请尽快取出检测仪中的取样棒。

（3）操作流程（图6-19）

（4）质量评价标准：①保持棉棒清洁，不触碰检测物以外的任何物体，以免影响检测结果；②保持检测仪清洁，避免异物侵入测试孔影响检测结果；③取样管从冰箱取出后，应放置20～30分钟使其恢复室温（温度过低会影响检测结果的数值）。

（5）注意事项：①按照厂家说明书在适宜的温、湿度下使用设备；②及时充电，避免设备亏电影响检测结果；③应定期联系厂家进行更新和校准。

（6）维护保养：①定期联系设备厂家对设备进行程序更新和校准；②使用后，使用软布清洁设备外表面；③设备电量低时，及时充电，避免亏电；④当有异物侵入试剂孔时，应立即关机，并取出异物，再用棉签蘸取少量去ATP水或纯水，清洁试剂孔。注意不要擦拭测试孔内的传感器，待干后再继续使用。

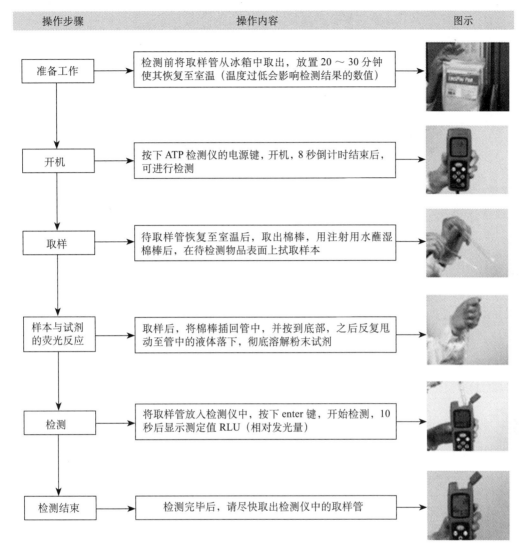

操作步骤	操作内容	图示
准备工作	检测前将取样管从冰箱中取出，放置 20 ~ 30 分钟使其恢复至室温（温度过低会影响检测结果的数值）	
开机	按下 ATP 检测仪的电源键，开机，8 秒倒计时结束后，可进行检测	
取样	待取样管恢复至室温后，取出棉棒，用注射用水蘸湿棉棒后，在待检测物品表面上拭取样本	
样本与试剂的荧光反应	取样后，将棉棒插回管中，并按到底部，之后反复甩动至管中的液体落下，彻底溶解粉末试剂	
检测	将取样管放入检测仪中，按下 enter 键，开始检测，10 秒后显示测定值 RLU（相对发光量）	
检测结束	检测完毕后，请尽快取出检测仪中的取样管	

图 6-19　操作流程

三、器械功能检查

（一）器械功能检查要求

器械功能检查通用要求：器械应完整，无变形、无毛刺、无腐蚀、无裂纹、无凹陷。

（二）器械功能检查常见方法

包括带电源器械的绝缘性检测、切割性能检测、闭合性能检测、轴节性能检测、夹持性能检测等。

1. 切割性能检测　刃口应锋利，无钝口、缺口等现象。例如，对剪刀进行切割性能检测时，应垂直于测试材料，在环状手柄上不施加任何侧向压力，剪刀必须完整剪切到材料末端，测试切割面必须平整，剪刀闭合后不能有材料的拖拽。

2. 闭合性能测试　功能端应咬合完好，无错位、咬合不全；锁扣应紧密、无松动。例如，在检查止血钳的闭合性能时，应将止血钳的锁扣固定在第一挡，手持止血钳颚端让锁扣部位在另一手掌心处拍击，锁扣不会自动弹开，则测试合格。

3. 轴节性能检测　轴节灵活、无磨损，需进行晃动测试和平移测试。以持针器为例。将持针器打开，呈 45°交叉，晃动测试时分握持针器的两手柄，并上下晃动，持针器晃动测试时，轴节部位不能有上下晃动的现象；平移测试则是松开一侧手柄，自然下落，该侧手柄应该在任何位置都能停留，并在外力作用下平滑地移动。

4. 夹持性能测试　夹持性能应稳定，不松动。例如，对持针器进行夹持性能的测试是将持针器的功能端咬住相匹配的缝合针，将锁扣卡在第二挡位后，晃动缝合针没有摇晃的现象则合格。

（三）器械功能检查操作流程

1. 操作准备

（1）人员准备：操作人员规范着装，戴圆帽，穿工作服及工作鞋，操作前做好手卫生。

（2）环境准备：在消毒供应中心检查包装及灭菌区，环境整洁、光线充足。

（3）物品准备：包括操作台、光源放大镜、低纤维絮擦布、测试材料等。

2. 操作步骤　评估器械，根据器械结构及功能特点，对器械进行功能检查。具体检查内容如下。

（1）轴关节类器械：检查器械轴节灵活、松紧合适，前端咬合是否良好、闭合无空隙、无偏离；卡口固定良好；螺丝无受损、伸出或松脱；弹簧扣固定良好；刃口无卷边或缺口。

（2）穿刺针类、管腔类器械：检查管腔是否通畅、有无弯曲、变形；针芯与管腔配套、针芯表面无凹陷，尖端锋利；软管类管腔器械无漏水、漏气。

（3）平面类、导线类器械：检查器械外面是否有压痕、划痕；绝缘层有无缺损、碗、盘等有无漏点。

（4）光纤、光学目镜等：检查光学目镜清晰度，物镜端、目镜端是否有划痕、突起，密封件和密封环是否出现磨损或损坏等；导光束、光线等导光性能是否良好。

3. 操作流程（图 6-20）

4. 质量评价标准

（1）检查器械性能时，应特别关注器械功能端是否完好。

（2）精细器械应在光源放大镜下检查器械的性能是否完好。

（3）检查管腔类器械时应对光检查管腔是否通畅。

（4）检查导电类器械应进行绝缘性能的检查。

（5）如目测发现光学目镜的成像清晰度有问题时，应联系使用科室连接设备进行检查。

（6）导光束类器械要重点关注是否存在漏光、盲点的现象，必要时联系使用科室连接设备进行检查。

5. 注意事项

（1）根据器械结构特性检查清洗质量，重点关注功能端和手持部。

（2）了解器械的预期用途，对器械进行功能检查。

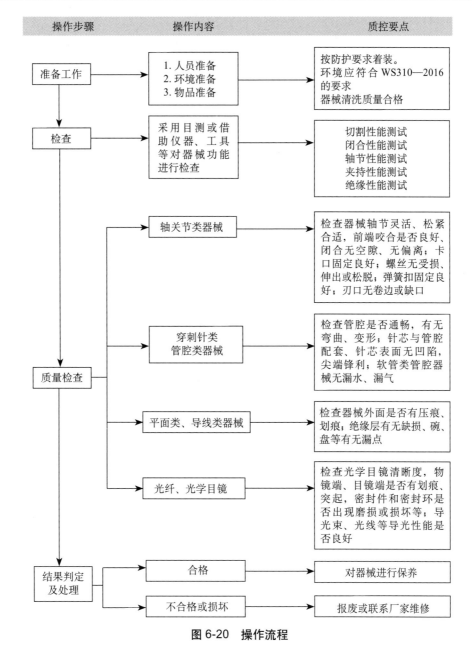

图 6-20　操作流程

四、器械保养

（一）保养原则

1. 装有铰链或移动元件的器械都必须在每次使用后进行保养。

2. 应使用医用润滑剂进行器械保养，可使器械的铰链和套接灵活。减少器械关节之间的金属摩擦，减少起斑并帮助器械耐氧化。

3. 器械的润滑保养应在检查包装前进行。

（二）器械润滑剂概述

润滑剂应选择适用于不锈钢手术器械的，并与灭菌处理方法兼容的水溶性润滑剂，不应使用液状石蜡等非水溶性产品作为润滑剂。因为非水溶性润滑剂可阻碍灭菌蒸汽充分接

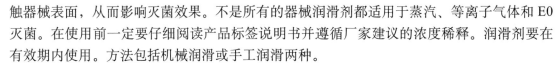

触器械表面，从而影响灭菌效果。不是所有的器械润滑剂都适用于蒸汽、等离子气体和 EO 灭菌。在使用前一定要仔细阅读产品标签说明书并遵循厂家建议的浓度稀释。润滑剂要在有效期内使用。方法包括机械润滑或手工润滑两种。

（三）保养方法

1. 机械润滑 机械润滑是通过清洗消毒器完成器械润滑的方法。清洗消毒器在终末漂洗阶段中，由机械泵按照预设的比例自动泵入润滑剂。机械润滑的方法效率高，可以降低器械在润滑操作中的污染。须选择清洗消毒器适应的润滑剂，按照产品说明书的稀释比例，设定润滑剂用量。步骤：清洗消毒器—预洗—洗涤—漂洗—终末漂洗—（消毒—润滑）—干燥。进行机械润滑时应特别注意以下几方面。

（1）根据器械材质选用润滑剂，塑胶类（如呼吸管路、电源器械电线等）、玻璃类（如吸引瓶、湿化罐等）不需要使用润滑剂润滑；不锈钢容器（如盘、盆、碗等）不需要使用润滑剂润滑。

（2）特殊器械如牙钻等电动器械遵循厂家建议的润滑方法和润滑剂。

（3）经过机械润滑的器械，器械的关节、铰链根据功能检查时的状况，酌情进行手工润滑。

2. 手工润滑 采用手工进行器械润滑，可针对性地进行器械关节、铰链、移动部件的保养，如牙钻、手术电钻等手术器械。手工润滑可选用喷涂或浸泡的操作方法。

（1）浸泡方法：清洗后的器械，使用有孔的容器装载浸泡于配制好的润滑剂中。浸泡时间根据润滑剂使用说明书的建议。

（2）手工喷涂方法：针对器械关节、铰链和移动等部位进行润滑。宜使用专用的气雾喷涂润滑剂，具有速干的效果。

（3）器械经手工润滑保养后，如果器械表面有过多的液体，需手工擦拭干燥。干燥时应注意使用清洁的、低棉絮的擦布。其次，进行润滑操作时还应特别注意以下几方面。

1）应按照产品说明的稀释比例配制润滑剂，稀释剂应使用纯净水或蒸馏水。

2）盛装润滑剂的容器必须是清洁的，防止润滑剂污染。

3）容器装载器械，避免工作人员在润滑剂盛装容器内用手寻找器械造成皮肤损伤。

4）配制的润滑油应至少每天更换 1 次。

（四）器械保养的操作流程

1. 操作准备

（1）人员准备：操作人员规范着装，戴圆帽，穿工作服和工作鞋，操作前做好手卫生。

（2）环境准备：在消毒供应中心检查包装及灭菌区，环境整洁、光线充足。

（3）物品准备：包括操作台、带光源放大镜、标识牌、专用润滑剂等。

2. 操作步骤

（1）机械润滑：耐湿耐热的器械首选机械清洗。清洗过程中，清洗设备会根据设定参数自动对器械进行润滑。

（2）手工润滑：对不耐湿热的器械应采取手工润滑。

3. 操作流程

（1）机械润滑流程（图6-21）

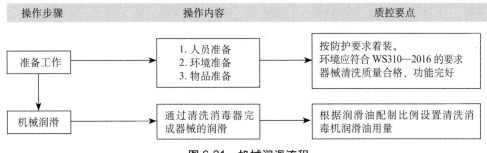

图 6-21　机械润滑流程

（2）手工润滑流程（图6-22）

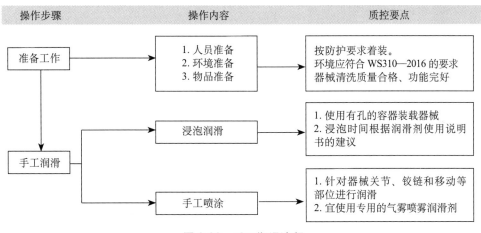

图 6-22　手工润滑流程

4. 质量评价标准

（1）耐湿耐热器械首选清洗消毒器进行清洗，以完成器械润滑。

（2）清洗消毒器需按照润滑剂产品说明书的稀释比例，设定润滑剂用量。

（3）盘、碗、盆等平面类器械选择机械清洗时不宜进行润滑，易在表面形成白斑。

（4）要根据器械厂家说明书选择适宜的润滑剂及润滑方式进行器械润滑。

（5）选择浸泡方法润滑器械时，润滑剂应充足，确保器械完全浸没于液面下。

（6）配制的器械润滑液应按照润滑剂产品说明书及时更换，保证器械润滑效果。

5. 注意事项

（1）应使用医用润滑剂对器械进行保养。不应使用液状石蜡等非水溶性的产品作为润滑剂。

（2）动力器械应根据器械厂家说明书使用相应的润滑剂。

（3）手工润滑时，操作人员应注意防护，避免出现皮肤过敏。

（4）机械润滑时，应密切观察设备泵入润滑剂是否充足。

五、绝缘检测仪操作与维护

（一）概述

随着医学技术的进步，导电类器械使用越来越广泛。现阶段手术中主要的带电源类器械包括电刀类、腔镜器械类、达·芬奇机器人器械、电源线类等。近几年随着电刀类、腔镜类手术数量增多，关于导电类器械漏电造成的手术失败，患者住院时间增长，术后感染的报道更是层出不穷。而确保导电类器械绝缘性能完好，成为医务工作者必不可少的职责之一。

带电源器械绝缘层破损，会造成以下损伤。电击伤：造成患者术中呼吸、心搏骤停。电烧伤：造成器官电烧伤，如血管损伤、脏器损伤、皮肤及皮下组织电烧伤等；引起手术室失火，电伤医务人员。所以如何有效、快捷地检测带电源器械绝缘性能是确保手术成功的因素之一。

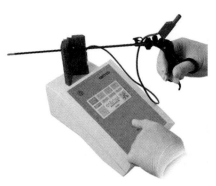

图 6-23　绝缘检测仪

WS310.2 中规定带电源器械应进行绝缘性能等安全性检查。

绝缘检测仪（图 6-23）是一款可以针对绝大多数带电源器械进行绝缘性能等安全性检查的产品。其原理是利用低频高压发生器输出稳定的直流电，电极探头在器械绝缘层表面进行移动检测，若器械绝缘层有裂痕或破损漏电时，能够及时发出声、光、显示屏报警，提醒医护人员该器械绝缘层有破损，有漏电的风险。从而预防医疗事故的发生。

（二）适用范围

1. 腹腔镜手术钳、分离钳等腔镜类带电源器械的绝缘性能检测。

2. 电钩、电棒、电凝器、电凝钳等带电源手术器械外部绝缘性能检测。

3. 单极电凝镊、双极电凝镊类带电源手术器械内部通断检测及外部绝缘性能检测。

4. 内镜、腹腔镜、电刀、电凝钳等带电源手术器械，用单（双）极电凝连接线及手术器械导线的外部绝缘性能检测、通断性能检测。

5. 单刀、双极电凝仪电源线等带电源手术器械或仪器用电源线的外部绝缘性能检测、通断性能检测。

（三）绝缘检测仪操作

1. 操作准备

（1）人员准备：操作人员规范着装，戴圆帽，穿工作服及工作鞋，操作前做好手卫生。

（2）环境准备：在消毒供应中心检查包装及灭菌区，环境整洁、光线充足。

（3）物品准备：包括操作台、灯源、光源放大镜、待检测物品、绝缘检测仪等。

2. 操作流程

（1）开机验证：打开绝缘检测仪开关，连接验证仪；按下绝缘检测仪上的工具按键，选择"HVValidation Mode"。

（2）合格验证：将检测线插入验证仪上的 PASS 插孔，按住绝缘检测仪上的 Test 键 5 秒，如绝缘检测仪设备正常，屏幕应显示绿色√。

（3）不合格验证：将检测线插入验证仪上的 FALL 插孔，按住绝缘检测仪上的 Test 键 5 秒，如绝缘检测仪设备正常，屏幕应显示红色 ×。

以上验证均通过，表明绝缘检测仪设备可正常工作，否则说明绝缘设备需重新校准或返厂验证。

（4）选项电压：根据器械类型，设置合适的检测电压；一般建议：导线类选择 5V，单极器械选择 4kV；双极器械选择 1.5kV。具体值可参考器械使用说明书，以使用时的最高电压为准。

（5）连接待测器械：将测试电缆一端插入检测仪主机插孔，另一端连接到被检器械的金属接口上；手持被检器械，将器械插入测试电极的毛刷中。

（6）检测绝缘层：按住"Test"键不动，缓慢滑动待测器械，直至整个绝缘层通过电极端；如有绝缘层破裂，屏幕显示红色 ×，若仍需检测其他位置，松开"Test"键，划过该位置，继续按住"Test"键并滑动器械直至完成全部检测。

3. 绝缘检测仪操作流程（图 6-24）

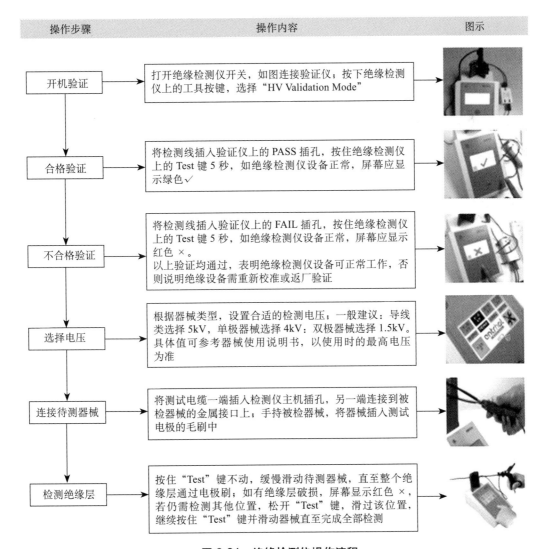

图 6-24　绝缘检测仪操作流程

4. 质量评价标准

（1）被检测的器械必须干燥，因水是导体，如果器械表面存在水膜，会将电荷从绝缘层上部传导到内部的金属层，而导致器械短路，绝缘检测仪检查时必然会报警。

（2）被测物体表面要清洁，减少接触电阻，确保测量结果正确性，放置操作台应平稳牢固。

（3）用干燥、柔软、洁净的纱布来擦拭屏幕，对外壳清洁时使用乙醇清洁布。

5. 注意事项

（1）检测时保证设备电量充足。

（2）绝缘检测仪本质是高压放电，高压放电会产生电火花，不要在易燃易爆物体或气体的周围使用、以免测试时火花引起爆炸。

（3）被检测器械应彻底干燥。

6. 维护与保养

（1）日常维护保养：每日用干布擦拭设备外表面，保持设备外表面清洁。

（2）定期联系厂家对绝缘检测仪的输出电压、导通电阻等参数进行验真和校准，确保检测结果准确。

（3）及时充电，避免电池亏电。

第四节 包 装

学习目标

1. 了解常见包装材料的种类。

2. 熟悉各种包装发放。

3. 掌握包装的原则及各种包装方式操作流程。

一、概述

1. 目的 选择适宜的包装材料和包装方式，通过装配、包装、封包、粘贴标识等步骤进行包装，确保灭菌后无菌屏障功能完好。

2. 适用范围 适用于各类可重复使用诊疗器械、器具和物品的包装。

二、术语与定义

1. 闭合（closure） 是指用于关闭包装而没有形成密封的方法。例如反复折叠，以形成一弯曲路径。

2. 密封（sealing） 是包装层间连接的结果。（注：密封可以采用诸如黏合剂或热熔法。）

3. 闭合完好性（closure integrity） 是指闭合条件能确保该闭合至少与包装上的其他部分具有相同的阻碍微生物进入的程度。

4. 包装完好性（package integrity） 是指包装未受到物理损坏的状态。

5. 无菌屏障系统（sterile barrier system） 是指防止微生物进入并能使产品在使用地

点无菌使用的最小包装。

6. 预成形无菌屏障系统（preformed steribaresystem）　是指已完成部分装配供装入和最终闭合或密封的无菌屏障系统。示例：纸袋、组合袋和敞开着的可重复使用的容器。

7. 微生物屏障（microbial barrier）　是指无菌屏障系统在规定条件下防止微生物进入的能力。

8. 包装材料（packaging material）　是指任何用于制造或密封包装系统的材料。

9. 装配（assembly）　是指将一个或多个物品组装成一个使用单元的过程。

10. 包装（packaging）　是指将装配好的物品采用包装材料将其密封或闭合，形成无菌屏障系统的过程。

11. 封包（securing）　是指将包装好的物品采用封包胶带进行固定的过程。

12. 标识(package labeling)　是指包装标签和提供的任何使用信息的集合,以书写、印刷、电子或图形符号等方式固定在包装系统上,用于医疗器械的识别、技术说明和使用。

13. 闭合式包装（wrapped package）　是指采用纺织品或无纺布、皱纹纸等包装材料以闭合的方式形成的包装。

14. 密封式包装（sealed package）　是指采用纸袋、纸塑包装袋或特卫强包装袋等包装材料以密封的方式形成的包装。

15. 信封式包装（envelope fold）　是指采用信封式折叠路径进行的包装。

16. 方形折叠包装（square fold）　是指采用方形折叠路径进行的包装。

三、常用包装材料

包装材料应能排除空气，使灭菌剂能够接触到器械，可提供微生物屏障。任何待灭菌的器械物品必须加以包装，以确保其在灭菌后至使用前的贮藏期内保持无菌。包装材料性质对保证和保持无菌是非常重要的，应符合 GB/T19633 或 YY/T0698-2009-3-4-5-8-9 要求的相关技术指标。

医院购进包装材料时，厂家应提供检测合格证书，医院感染管理部门和使用管理部门应进行质量审核。消毒供应中心对购进的每批包装材料，应在入库前进行质量检查，并索要检测报告。

常用的包装材料包括一次性使用的包装材料和可重复使用的包装材料。

（一）一次性使用的包装材料

1. 医用皱纹纸　由纯木浆构成特殊的多孔排列，并经特殊工艺皱化处理，具有良好的微生物屏障性能和疏水性。医用皱纹纸机械强度较差，易破损，缺乏柔韧性。适用于压力蒸汽灭菌，不能用于过氧化氢低温等离子体灭菌。

2. 医用无纺布　又名非织造布，通常以聚丙烯（PP）为原料，采用机械、热黏合或化学方法等加固而成，通常由 2～5μm 的超细纤维无规律纵横交错组成，形成亚微米级等效孔径的小孔，从而达到良好的阻菌，透气、防潮、柔韧、质轻、色彩丰富等特点。抗磨和抗撕拉程度相对较差，易破损，较易引起湿包。灭菌包装无纺布的标准应遵循 YY0698 的行业标准，其质量关键是微生物屏障性能是否合格。选择无纺布不是越厚越好，在阻菌性能和拉伸强度保证的前提下，透气性好的材料湿包会减少。无纺布主要适用于压力蒸汽、环氧乙烷和过氧化氢低温等离子体等多种灭菌方式（图 6-25）。

3. 纸塑包装袋 由透气性材料（医用透析纸）和塑料膜组成的可密封包装袋或卷袋（图 6-26）。纸塑包装袋一般有扁平型包装袋（平面袋）和折叠型包装袋（立体袋）两种，使用时需要采用医用封口机进行热封合，热封合时的温度需与相应的纸塑包装袋生产厂家提供的说明书相匹配。纸塑包装袋具有良好的微生物屏障性能、透气性及可视性。但因其是单面透气，在灭菌一些金属类器械时易产生冷凝水，须验证效果后使用。适用于压力蒸汽灭菌、环氧乙烷灭菌的小件物品的包装，不能用于过氧化氢低温等离子体灭菌。

4. 特卫强（Tyvk®）包装袋 是指由特卫强材料与塑料膜组成的可密封包装袋或卷袋。特卫强材料是一种经闪蒸纺丝和黏结的高密度聚乙烯纤维片材。特卫强包装袋具有质轻、强韧、透气、防水、耐化学特性及抗穿刺、耐撕裂、耐磨、洁净剥离的特性。适用于过氧化氢低温等离子体灭菌、环氧乙烷灭菌、控制条件下的压力蒸汽灭菌（121 ～ 127℃，207kPa 条件下，灭菌 30 分钟），以及 γ 射线、电子束等灭菌方式。

图 6-25　一次性无纺布

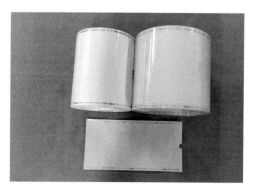

图 6-26　纸塑袋

（二）可重复性使用的包装材料

1. 纺织材料

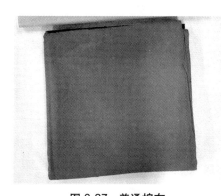

图 6-27　普通棉布

（1）普通棉布：是以棉纱线为原料的机织物（图 6-27）。新棉布使用前应清洗；重复使用的纺织包装材料每次使用后应清洗、消毒，使用前应在有灯的桌上检查，有破损的包装材料不应使用，不可以缝补后使用；但普通棉布的微生物屏障功能较差，阻菌率低，不抗潮湿，易落絮，没有使用标准，逐步被其他包装材料所取代。仅适用于压力蒸汽灭菌。

（2）医用纺织品：是由长纤聚酯纤维和具有导电性能的碳纤维组成的可重复使用包裹材料，符合 GB/T19633、YY/T06982 的要求，韧性好，不易脱絮，具备良好的抗撕裂、抗胀破性和耐磨损性能，以及良好的疏水性、抗渗水性及透气性。反复清洗后易破损，造成微生物阻隔性能下降，同时材料使用终点的评判标准不够客观，使用时需高度关注。适用于压力蒸汽灭菌。

2. 硬质容器 由盖子、底座、手柄、灭菌标识卡槽、垫圈和灭菌剂孔组成。盖子或底部应有可通过灭菌介质的阀门或过滤部件，并应具有无菌屏障功能。硬质容器按材质以分为金属硬质容器、塑料硬质容器等。硬质容器应符合 BT1963、YYT06988 的要求，对器械具有保护性的作用。硬质容器的使用应符合 WS310.2—2016 附录 D 的要求，根据结构、设计不同可分别用于压力蒸汽灭菌、环氧乙烷灭菌或过氧化氢低温等离子体灭菌。适用范围和使用方法应遵循生产厂家说明书和提供的灭菌参数。首次使用应进行灭菌过程有效性的测试，并进行湿包检查。

（三）三种常用医用包装材料质量技术参数

根据《YY/T 0698.2—2023 最终灭菌医疗器械包装材料第 2 部分：灭菌包裹材料要求和试验方法》提供的预期在使用前保持最终灭菌医疗器械无菌的预成形屏障系统和包装系统的材料的要求和试验方法，现将三种常用的医用包装材料质量技术参数汇总如表 6-6。

表 6-6 三种常用医用包装材料质量技术参数

	皱纹纸		无纺布		纺织材料
	纵向	横向	纵向	横向	
撕裂伸长率	≥ 10%	≥ 2%	≥ 5%	≥ 7%	—
	—	—	—	—	
疏盐水性	≥ 20 秒		≥ 75 分钟	—	—
最大等效孔径	≤ 50μm				
下垂	≤ 125mm	≤ 160mm			
抗张强度	≥ 1.33kN/m	≥ 0.67kN/m	≥ 1.00kN/m	≥ 0.65kN/m	≥ 300N
湿态抗张强度	≥ 0.33kN/m	≥ 0.27kN/m	≥ 0.75kN/m	≥ 0.50kN/m	
撕裂度	—	—	≥ 750mN	≥ 1000	≥ 6N
胀破强力	—	—	—	—	≥ 100kPa
耐破度干态湿态	—	—	≥ 130kPa		—
			≥ 90kPa		
透气性					≤ 20mm/s
抗渗水性	—	—	—	—	≥ 30cm
疏水性	—	—	—	—	5 级
悬垂系数	—	—	≤ 90%		

（四）包装辅助工具（图 6-28）

1.**包外标签** 作为灭菌物品包装的标识，可分为带灭菌化学指示物和不带灭菌化学指示物两种。标签应包含灭菌物品的基本信息，内容包括科室、物品名称、灭菌日期、失效日期等信息，应具有可追溯性。

2.**封包胶带** 适用于闭合式包装时的封包，不含有灭菌化学指示物的封包胶带，不能用于鉴别物品是否经过灭菌过程。

3.**器械保护用具** 用于包装时保护精密器械、器械的尖端或锐利部位等，防止器械碰撞、移位、受损等，包括保护套、纸夹、器械卡槽 / 支架、U 形器械串架、硅胶垫等。

4.**器械托盘** 用于盛装、固定或保护器械。按材质可分为金属托盘或高分子托盘等；

按形状和规格可分为孔状托盘、网框、密纹网框、具有器械分隔固定保护功能的专用托盘或网框等。

5. 其他包装辅助用物　吸水纸/垫、硬质容器滤膜/滤纸、锁扣等。

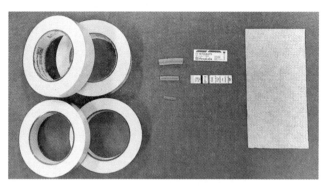

图 6-28　包装辅助工具

四、常用包装技术

包装技术包括装配、核对、包装、封包、粘贴标识等步骤。没有正确的包装方法难以确保达到无菌目的。应选择尺寸合适的包装材料，以能将器械物品完全包裹为度，物品包装体积不能太大、包裹太紧，以免影响空气的排出和灭菌剂的渗透。应防止器械托盘角撕裂包装材料。应避免包装的器械损坏包装材料，锐利器械应选用适宜的保护装置。

（一）包装原则

1. 包装应遵循 WS310.2—2016 的要求执行。

2. 应遵循器械厂家使用说明书的要求进行包装。

3. 宜根据专科器械类别设置专科器械包装工作台。

4. 器械与敷料应分室包装。

5. 按照包装物品装配的操作规程或图示，核对包装物品的名称、规格和数量。

6. 灭菌包装材料应符合 GB/T19633 及 YYT0698 的要求。

7. 根据灭菌方式，器械或敷料的体积、重量等选择与其相适应的包装材料。

（二）包装的方法及封包

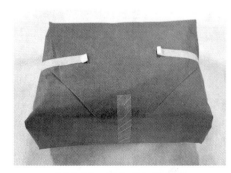

图 6-29　闭合式包装方式

灭菌物品包装方式分为闭合式包装和密封式包装，使用棉布、无纺布、皱纹纸包装材采用闭合式包装（图 6-29），使用预成型的纸袋纸塑复合袋包装材料时采用密封式包装。包外设有灭菌化学指示物；高度危险性物品灭菌包内还应放置包内化学指示物，如果透过包装材料可直接观察包内灭菌化学指示物的颜色变化，则不放置包外灭菌化学指示物。

1. 闭合式包装　闭合式包装方法通常是将器械物品包好之后，将开口反复折叠以形成一弯曲路径，并采用专用配件封闭。封闭包装的配件推荐使用灭菌指示带不但可以安全地使包装闭合，而且通过颜色变化提供可见的外部灭菌指示。封包胶带的长度应与灭菌包体积、重量相适宜。

封包应严密、松紧适度，保持闭合完好性，可采用两条平行、井字形或十字形封包方式。

2. 密封式包装　密封式封包法通常采用热封的方法（图 6-30）。

（1）应使用医用封口机，使用前应检查温度是否适当（温度设置参照厂商的建议），密封后应检查封口处，确认密封是均匀完整（无皱褶）且紧闭，以确保完全密封。

（2）封口处的密封宽度 ≥ 6mm；封口处与袋子的边缘应 ≥ 2cm，方便使用者撕开包装；应选择合适的包装材料尺寸，包内器械距包装袋封口处 ≥ 2.5cm，若物品离封口太近，袋子或封口在灭菌过程中可能会破裂。袋子太大可能会使其中的物品移动而造成包装破裂。袋子常被用来包装重量轻的单个物品，袋子不得用于重型或大件物品，容易产生湿包或破损。

（3）物品放入袋内，使器械的指环一端朝包装开启方向，在使用打开时，使其可抓握住的一端（如器械的指环）首先露出来。

（4）密封式包装如使用纸袋、纸塑袋等材料，可使用一层。若物品需要双层包装，即物品先放在一个较小的包装袋中，然后再放在第二个较大的包装袋中，两个包装袋的尺寸应匹配，内层包装袋不能折叠，开口方向要一致，且必须是纸面对纸面，塑面对塑面，以便灭菌剂的渗入（图 6-31）。

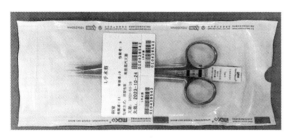

图 6-30　密封式包装

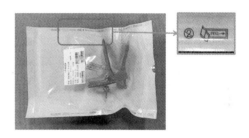

图 6-31　纸塑包装撕口方向

3. 硬质容器　硬质容器由盖子、底座、手柄、灭菌标识卡槽、垫圈和灭菌剂孔组成。盖子有双层的、也有单层的；灭菌剂孔可以是阀门系统，也可以是过滤系统。将准备好的放在网篮中的成套器械放入容器底部，盖上盖子，检查盖子与底座是否吻合紧密妥帖。依据 EN868-8 硬质容器的装载量为标准容器 10kg，3/4 容器 7kg，1/2 容器 5kg。

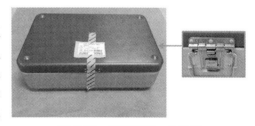

图 6-32　硬质容器、热敏锁

每一种硬质容器都应有安全锁闭装置，可提示无菌物品是否被意外地打开而污染其中物品。常见的锁闭装置有热敏锁或外加一次性安全锁扣。硬质容器具体使用与操作，应遵循生产厂家的使用说明或指导手册。开放式的储槽不属于硬质容器，不能作为灭菌物品的包装（图 6-32）。

4. 常用包装材料包装方法选择及要求

（1）棉布、无纺布、皱纹纸做包装通常使用闭合式包装，用于配套器械与敷料的包装，方法有两种：信封折叠、对折折叠。手术器械通常采用闭合式包装方法应由两层包装材料分两次连续包装，包装时两次包装可使用相同的包装方法，也可以将两种包装方法混合使用（如第一层采用对折折叠法，第二层采用信封折叠法包装）。

（2）纸袋、纸塑袋包装材料主要用于重量较轻的单件器械包装。包装操作前应检查包装材料的完好性及包装材料的尺寸与被包装物的匹配性。手术器械物品包装需要创造一个无菌区（用于放置手术器械的铺台）时，包装材料尺寸至少要超过操作台边 30cm。

5. 包装方法

（1）信封式包装法：①将方形包装材料成菱形置于操作台上，将待包装的物品置于包装材料中央，且与包装台平行；②将底角折叠盖住物品，然后折回形成一个折翼；③将包装的左角折叠盖住物品，然后折回形成一个折翼；④将包装的右角折叠盖住物品，与先前的折叠交错，然后折回形成一个折翼；⑤将包装的顶角折叠盖住物品，将折翼卷进先前的左右折缝里，留下一个可见的小垂片，以便在无菌环境中打开；⑥以同样的方式包装第二层，粘贴灭菌指示胶带，并根据器械包体积大小使用封包胶带进行封包（图 6-33）。

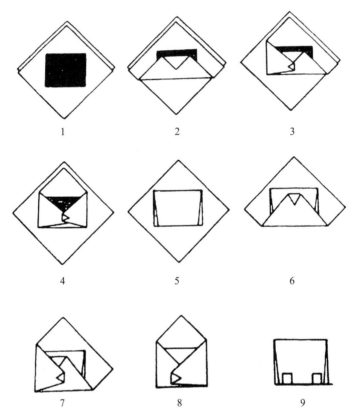

图 6-33　信封式折叠包装法

（2）方形折叠包装法：①将包装材料平行于包装台边缘放置，将要包装的物品正放于包装材料的中心，且与包装材料边缘平行；②将顶部的包装材料边折下，盖住物品的下半部，然后折回形成一个折翼；③将底部的包装边折上，盖住物品的上半部，然后折回形成折翼，与先前的重叠；④将左边包装平整地折叠盖过包裹，然后折回形成折翼；⑤将右边包装折叠盖住包裹，与先前的折叠重合，形成一个平整的包裹；⑥以同样的方式包装第二层，用灭菌指示带封住包裹（图 6-34）。

（3）密封式包装 [详见本节知识点（二）]。

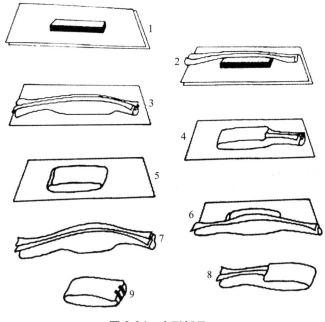

图 6-34　方形折叠

（4）硬质容器通常应用于成套手术器械的包装，硬质容器应根据生产厂家的操作说明，只能用于预真空蒸汽灭菌器。①硬质容器必须一用一洗，清洗方式与器械清洗相同；②应检查盒盖、底座的边缘有无变形，闭锁装置等是否完好；③检查垫圈平整、无脱落，若有破裂或不再柔软的话，应进行更换；④若通气系统使用滤纸和固定架，应检查固定架的稳定性，以防止使用过程中滤纸发生移动而影响灭菌效果，一次性滤纸应每次更换；⑤若通气系统使用的是阀门，应遵循生产厂家说明书检查阀门的开合功能，包括通气阀、疏水阀；⑥将待包装器械放入与容器相匹配的网篮中，网篮底部叠吸水纸或吸湿布，检查包内化学指示物放置位置是否符合要求；⑦将网篮放在容器底部；⑧盖上盒盖，并确保盒盖与底座没有错位，对合紧密妥帖；⑨贴上灭菌标识和灭菌指示带；⑩检查闭锁装置完好，若硬质容器没有自带的热敏锁则需扣上外置一次性锁扣。

五、包装操作流程

1. 操作准备

（1）人员准备：工作人员规范着装、戴圆帽，穿工作服及工作鞋，操作前做好手卫生。

（2）环境准备：在消毒供应中心检查包装及灭菌区，环境整洁、光线充足、温湿度适宜。环境应符合 WS310.1—2016 中对于包装区的要求。

（3）物品准备：物品准备齐全，包括包装材料、化学指示物、配置清单、吸水垫巾或吸水纸、灭菌标识、保护用具。

2. 操作步骤

（1）装配：①遵循器械厂家说明书将拆卸的器械应进行装配。带内芯的器械应拔出内芯。②根据器械装配的技术规程或图示核对器械的种类、规格和数量。③根据器械包清单或图示将手术器械摆放在篮筐或有孔的托盘中进行配套包装。④器械装配完毕后放入包内化学指示物，放置位置应符合 WS310.2—2016 的要求。

（2）核对：包装前应再次根据器械配置清单进行二人核对。核对内容包括器械名称、规格、数量是否正确，检查阀门是否已打开，特殊配件是否安装正确等。

（3）包装：选择包装方法，根据包装材料及厂家说明书的要求选择包装方法。包装方法分为闭合式包装和密封式包装。

（4）封包：①闭合式包装应使用专用胶带，胶带长度应与灭菌体积、重量相适宜，松紧适度。封包应严密，保持闭合完好性。封包方式可采用两条平行、井字形或十字形。②密封式包装其密封宽度应≥6mm，包内器械距包装袋封口处≥2.5cm。③硬质容器应设置安全闭锁装置，无菌屏障完整性破坏后应可识别。

（5）标识：①灭菌物品包装的标识应齐全，包括灭菌包名称、检查包装者姓名或代号、灭菌器编号、灭菌批次、灭菌日期、失效日期等相关信息；或含有上述内容的信息标识。②标识应正确、清晰、完整、无涂改，标识应具有可追溯性。③及时粘贴器械包包外标识，等待灭菌。

3. 包装操作流程（图6-35）

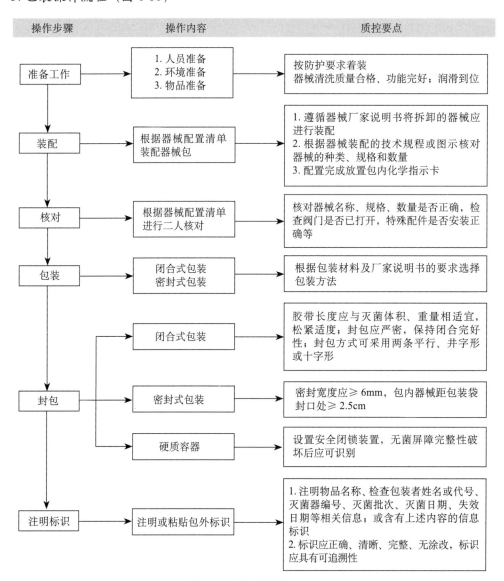

图 6-35　包装操作流程

4. 质量评价标准

（1）包装材料的选择，包内、包外化学指示物的选择应与灭菌方式、器械包信息相匹配。

（2）双人核对器械包配置清单无误，器械摆放合理，便于使用。

（3）确保器械清洁，功能完好；精密器械采取保护措施，轻拿轻放，包装时不得翻滚。

（4）根据器械包的大小按要求封包，保持包装严密性。

（5）包外标识齐全，符合规范要求。

5. 注意事项

（1）硬质容器的使用及操作应遵循生产厂家的使用说明或指导手册。

（2）操作过程中轻拿轻放，精密器械、锐利器械应采取保护措施，防止器械损坏。盒装器械应单盒包装。

（3）普通棉布包装材料应一用一清洗，无污渍、无异物，灯光检查无破损。

（4）一次性包装材料应一次性使用，不得重复使用。

六、医用封口机操作与维护

（一）适用范围

适用于对医用纸塑包装袋、特卫强包装袋等进行密封包装。

（二）工作原理

通过医用热封机输送带，将纸塑袋的封口部分送入加热区，使其薄膜受热熔软，经滚轮滚压，将封口部分塑料薄膜黏合，达到密封包装的目的。

（三）操作流程

1. 人员准备　操作人员着装符合规范要求，操作前进行手消毒。

（1）环境准备：操作环境应清洁、光线明亮。

（2）用物准备：包括操作台、医用封口机、包内化学指示物、包外标识等。

（3）操作步骤：①塑封测试。开始使用前，应进行封口效果测试。检查热封口强度及封闭的完好性，并记录。②选择与灭菌方式及器械体积、重量相适宜的包装袋。③将包装袋一端开口进行封口。④将器械放入包装袋，器械操作端与包装袋开启方向一致，放入包内化学指示物，排出袋内多余气体。⑤将包装袋另一端开口进行封口。⑥检查两端封口效果。⑦将灭菌标识粘贴于包装袋塑面。

2. 医用封口机操作流程（图6-36）

3. 工作质量评价标准

（1）设备运行前，设定所需封口温度、灭菌日期、失效日期等信息，并检查、确认设备参数的准确性。

（2）开始使用前，应进行封口效果测试。检查热封口强度及封闭的完好性，并记录。

（3）根据塑封物品大小选择尺寸合适的塑封袋。

（4）密封式包装密封宽度应≥6mm，包内器械距包装袋封口处≥2.5cm。

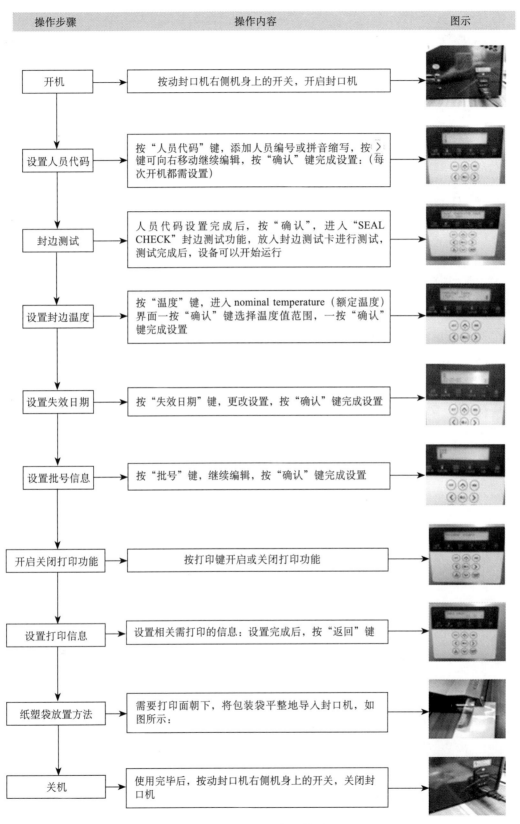

操作步骤	操作内容	图示
开机	按动封口机右侧机身上的开关，开启封口机	
设置人员代码	按"人员代码"键，添加人员编号或拼音缩写，按 > 键可向右移动继续编辑，按"确认"键完成设置：（每次开机都需设置）	
封边测试	人员代码设置完成后，按"确认"，进入"SEAL CHECK"封边测试功能，放入封边测试卡进行测试，测试完成后，设备可以开始运行	
设置封边温度	按"温度"键，进入 nominal temperature（额定温度）界面一按"确认"键选择温度值范围，一按"确认"键完成设置	
设置失效日期	按"失效日期"键，更改设置，按"确认"键完成设置	
设置批号信息	按"批号"键，继续编辑，按"确认"键完成设置	
开启关闭打印功能	按打印键开启或关闭打印功能	
设置打印信息	设置相关需打印的信息：设置完成后，按"返回"键	
纸塑袋放置方法	需要打印面朝下，将包装袋平整地导入封口机，如图所示：	
关机	使用完毕后，按动封口机右侧机身上的开关，关闭封口机	

图 6-36 医用封口机操作流程

4. 维护与保养

（1）应遵循生产厂家使用说明书或指导手册定期进行检测。

（2）定期检查并清洁导向板、加热封口及传动部件。

（3）定期检查电器接头，应链接牢固，指示灯显示应正常。

（4）定期对医用热封机的主要参数进行检测。

第五节 灭 菌

学习目标

1. 识记灭菌的相关术语、定义及灭菌相关管理要求。

2. 总结常用灭菌技术的基础知识、基本特性及基本原理。

3. 掌握各灭菌技术的工作机制、操作方法、灭菌参数的判读。

4. 掌握灭菌设备日常维护和运行的流程。

5. 掌握灭菌质量监测的基本方法。

一、概述

1. 目的 灭菌是一个复杂的连续过程，不同灭菌技术所具备的特性、灭菌原理、灭菌机制各不相同，其目的是杀灭医疗器械、器具和物品上一切微生物，包括细菌芽孢，达到无菌保证水平。包括物理灭菌和化学灭菌。

2. 适用范围

（1）物理灭菌方法：包括热力灭菌、辐射灭菌。

1）热力灭菌：主要包括压力蒸汽灭菌和干热灭菌。压力蒸汽灭菌适用于耐湿、耐热的器械、器具和物品；干热灭菌适用于耐热、不耐湿，蒸汽或气体不能穿透物品的灭菌，如玻璃、油脂、粉剂等。

2）辐射灭菌：是利用射线（包括 X 射线、γ 射线和加速电子束等）的辐照来杀灭一切微生物和芽孢的技术。

（2）化学灭菌方法：主要是环氧乙烷、过氧化氢、甲醛等灭菌剂在规定条件下，以合适的浓度和有效的作用时间进行灭菌，适合不耐热、不耐湿的器械、器具和物品的灭菌。

二、术语定义

1. 灭菌（sterilization） 是指杀灭或清除医疗器械、器具及物品上一切微生物的处理。

2. 灭菌过程验证装置（process challenge device，PCD） 对灭菌过程具有特定抗力的装置，用于评价灭菌过程的有效性。

3. 大修（major repair） 超出该设备常规维护保养范围，显著影响该设备性能的维修操作。示例1：压力蒸汽灭菌器大修如更换真空泵、与腔体相连的阀门、大型供汽管道、控制系统等。示例2：清洗消毒器大修如更换水泵、清洗剂供给系统、加热系统、控制系统等。

4. 小型蒸汽灭菌器（small steam sterilizer）　是指体积＜60L 的压力蒸汽灭菌器。

5. 快速压力蒸汽灭菌（flash sterilization）　是指专门用于处理立即使用物品的压力蒸汽灭菌过程。

6. 湿包（wetpack）　经灭菌和冷却后，肉眼可见包内或包外存在潮湿、水珠等现象的灭菌包。

7. 真空泄漏测试（air leakage test）　是指用于验证在真空状态下，漏入灭菌室的气体量不足以阻碍蒸汽渗透负载，并且不会导致在干燥期间负载受到再次污染。

8. B-D 测试（Bowie and Dick test）　是指对能灭菌多孔负载的灭菌器是否能成功去除空气的测试。

9. 暴露时间（exposure time）　是指在规定的剂量和条件下，消毒因子和消毒处理的物品有效接触的时间。

10. 无菌保证水平（sterility assurance level，SAL）　灭菌处理后单位产品上存在活微生物的概率。SAL 通常表示为 10^{-n}。医学灭菌一般设定 SAL 为 10^{-6}，即经灭菌处理后在一百万件物品中最多只允许一件物品存在活微生物。

11. 灭菌周期（sterilization cycle）　指在密闭灭菌室内为达灭菌目的而按规定顺序进行的各项运行步骤。

三、常用灭菌技术特性及原理

目前消毒供应中心常使用的灭菌技术有压力蒸汽灭菌、环氧乙烷灭菌、过氧化氢低温等离子体灭菌、低温蒸汽甲醛灭菌。

（一）压力蒸汽灭菌器

1. 灭菌方式的特性　压力蒸汽灭菌采用饱和蒸汽作为湿热灭菌介质杀灭微生物。在灭菌过程中，蒸汽释放出大量的潜热，使待灭菌包的温度迅速升高，微生物的蛋白质发生凝固从而导致其死亡，可以杀灭所有的病原微生物，包括细菌芽孢、真菌孢子等。压力蒸汽灭菌适用于耐高温、耐湿的医疗器械和物品的灭菌，不能用于凡士林等油类和粉剂的灭菌。压力蒸汽灭菌器常用的是预真空压力蒸汽灭菌器，是目前各级医院应用最广泛、最可靠、最经济、最环保的灭菌方法。

2. 灭菌原理（以预真空压力蒸汽灭菌器为例）　预真空压力蒸汽灭菌器，是利用真空泵主动将灭菌容器内的空气抽出，使灭菌容器内出现真空状态，再注入蒸汽，由于真空形成的负压，造成巨大的压力差，使蒸汽得以有效、迅速穿透到物品内部。这个过程包括预真空和脉动真空两个阶段，预真空是先对灭菌容器进行第一次抽真空，尽量排除灭菌器内的空气，然后再注入蒸汽；脉动真空则是在第一次抽真空的基础上，再通过多次交替对灭菌室抽取真空和充入蒸汽（使灭菌室达到一定的真空度后再充入饱和蒸汽），灭菌器内的残留空气最终完全被清除，这种过程被称作脉动式预真空过程，如图 6-37 所示。

3. 适用范围　适用于耐热、耐湿诊疗器械、器具和物品的灭菌。下排气压力蒸汽灭菌适用于液体的灭菌；快速压力蒸汽灭菌适用于裸露的耐热、耐湿诊疗器械、器具和物品的灭菌。压力蒸汽灭菌不适用于油类和粉剂的灭菌。

（二）环氧乙烷灭菌器

1. 灭菌方式的特性　环氧乙烷低温灭菌技术是环氧乙烷与微生物蛋白质上的氨基、游

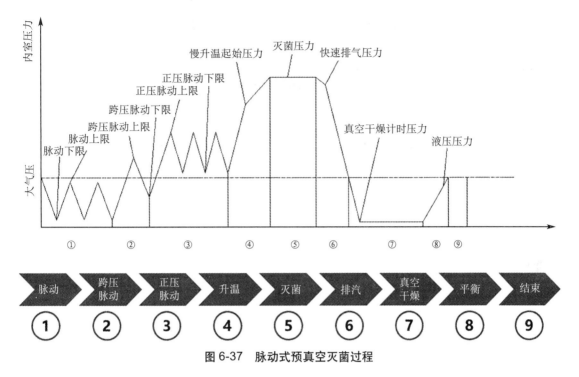

图 6-37　脉动式预真空灭菌过程

离羧基、羟基和硫氢基发生烷基化作用，形成带有羟乙根的化合物，从而取代不稳定的氢原子，将蛋白质上的基团烷基化，阻止了蛋白质反应基的正常活动，同时，环氧乙烷可抑制各种生物酶的活性，阻碍微生物完成基本的新陈代谢，最终将微生物杀死。

环氧乙烷灭菌是医疗机构最常用的低温灭菌方式之一，由于环氧乙烷气体具有穿透力强、材料兼容性好、灭菌能力强等特点，目前这种灭菌设备广泛应用于对需要进行低温灭菌的手术和诊疗器械、器具、物品的处理。

2. 灭菌原理　环氧乙烷灭菌器首先对灭菌室抽真空，达到预定的真空度后，开始对灭菌室注入环氧乙烷气体，灭菌过程开始；在整个灭菌过程中需保持恒温状态；当达到灭菌时间，则开始对灭菌室进行换气，即用经过滤后的清洁空气置换灭菌室内的残余环氧乙烷气体，将残气排出；残气经废气处理系统处理后排放。

3. 适用范围　适用于不耐热、不耐湿的诊疗器械、器具和物品的灭菌，如电子仪器、光学仪器、纸质制品、化纤制品、塑料制品、陶瓷及金属制品等诊疗用品。不适用于食品、液体、油脂类、粉剂类等灭菌。

（三）过氧化氢低温等离子体灭菌器

1. 灭菌方式的特性　过氧化氢低温等离子灭菌使用的是55%～60%的高浓度过氧化氢，是一种强氧化剂。灭菌主要包括3个方面。①活性基团的作用：通过扩散、电离，H_2O_2等离子体产生的大量活性阳离子、高能自由基团成分，与细菌、霉菌、芽孢、病毒中的蛋白质和核酸物质发生化学反应从而变性，导致微生物死亡，这也是 H_2O_2 等离子灭菌最主要的灭菌方式。②高速粒子的击穿作用：在等离子状态下，大量的带电粒子，由于灭菌器内电磁场的作用，使带电粒子产生高速运动，击穿微生物与病毒而死亡。③紫外线的作用：通过高频电场作用，H_2O_2 被激发成等离子状态过程中，产生大量的高能紫外线，紫外线固有的光解作用，可强化灭菌效能，使微生物的分子结构发生改变失去活力而死亡。

2. 灭菌原理　低温过氧化氢等离子灭菌是在预设条件下激发产生辉光放电，形成低温等离子体。以 H_2O_2 作为介质，H_2O_2 等离子体中含有氢氧自由基 HO、过羟自由基 HO_2、激发态 H_2O_2、活性氧原子、活化氢原子等活性成分，这些活性离子具有很高的热动能，从而极大地提高了与微生物蛋白质和核酸物质的作用效能，可在极短的时间内使微生物死亡，达到对器械灭菌的目的，其灭菌过程见图 6-38 示。等离子过程有效解离覆盖在器械、物品和包装材料表面上的残余过氧化氢，最终变成水和氧气排出。

3. 适用范围　适用于不耐热、不耐湿的诊疗器械的灭菌，如电子仪器、光学仪器等诊疗器械的灭菌，不适用于布类、纸类、水、油类、粉剂等材质的灭菌。

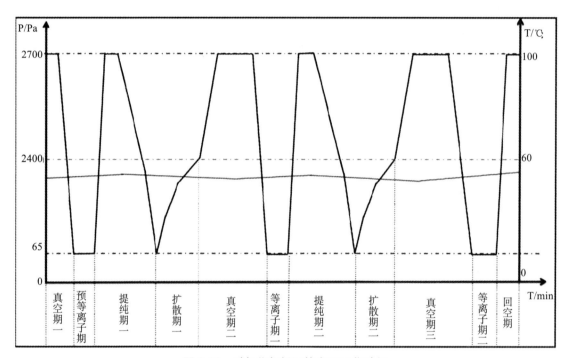

图 6-38　过氧化氢低温等离子无菌过程

（四）低温蒸汽甲醛灭菌器

1. 灭菌方式的特性

（1）低温蒸汽甲醛灭菌安全性好，由于灭菌过程在负压状态下进行，甲醛气体不会向外泄漏。对环境中甲醛浓度的测定结果显示，低温蒸汽甲醛灭菌装置安装环境中甲醛质量浓度（$0.061 \sim 0.096 \text{mg/m}^3$）远低于国际上规定的安全标准。

（2）灭菌效果可靠，低温蒸汽甲醛对嗜热脂肪杆菌芽孢和枯草杆菌黑色变种芽孢的灭菌效果可与环氧乙烷相比，与干热和压力蒸汽灭菌技术相近。

2. 灭菌原理　低温蒸汽甲醛灭菌器是利用脉动预真空程序强制排出灭菌舱内空气，在负压状态下注入甲醛蒸汽，待舱内物品充分暴露于甲醛蒸汽状态下，维持灭菌程序预设的温度、压力、甲醛浓度和作用时间，实现最终的灭菌。甲醛杀菌的主要机制是甲醛作为烷化剂，与微生物的核酸和蛋白质相结合，改变和破坏其基本结构，导致微生物死亡。

3. 适用范围　适用于不耐湿、热的诊疗器械、器具和物品的灭菌，如电子仪器、光学仪器、管腔器械、金属器械、玻璃器皿、合成材料物品等。

四、灭菌质量监测

（一）通用要求

1. 应专人负责质量监测工作。

2. 应定期对医用润滑剂、包装材料等进行质量检查，检查结果应符合 WS310.1—2016 的要求。

3. 应进行监测材料卫生安全评价报告及有效期等的检查，检查结果应符合要求。自制测试标准包应符合 WS/T367 的有关要求。

4. 应遵循设备生产厂家的使用说明或指导手册对封口机、灭菌器定期进行预防性维护与保养、日常清洁和检查。

5. 应按照以下要求进行设备的检测：压力蒸汽灭菌器应每年对灭菌程序的温度、压力和时间进行检测；压力蒸汽灭菌器应定期对压力表和安全阀进行检测；干热灭菌器应每年用多点温度检测仪对灭菌器各层内、中、外各点的温度进行检测；低温灭菌器应每年定期遵循生产厂家的使用说明或指导手册进行检测；封口机应每年定期遵循生产厂家的使用说明或指导手册进行检测。

（二）灭菌质量的监测原则

1. 对灭菌质量采用物理监测法、化学监测法和生物监测法进行。

2. 物理监测不合格的灭菌物品不得发放，并应分析原因进行改进，直至监测结果符合要求。

3. 包外化学监测不合格的灭菌物品不得发放，包内化学监测不合格的灭菌物品和湿包不得使用。并应分析原因进行改进，直至监测结果符合要求。

4. 生物监测不合格时，应尽快召回上次生物监测合格以来所有尚未使用的灭菌物品，重新处理；并应分析不合格的原因，改进后，生物监测连续 3 次合格后方可使用。

5. 植入物的灭菌应每批次进行生物监测。生物监测合格后，方可发放。

6. 使用特定的灭菌程序灭菌时，应使用相应的指示物进行监测。

7. 按照灭菌装载物品的种类，可选择具有代表性的 PCD 进行灭菌效果的监测。

8. 灭菌外来医疗器械、植入物、硬质容器、超大超重包，应遵循厂家提供的灭菌参数，首次灭菌时对灭菌参数和有效性进行测试，并进行湿包检查。

9. 低温灭菌的监测原则新安装、移位、大修、灭菌失败、包装材料或被灭菌物品改变，应对灭菌效果进行重新评价，包括采用物理监测法、化学监测法和生物监测法进行监测（重复 3 次），监测合格后，灭菌器方可使用。

（三）各类灭菌监测方法介绍

1. *物理监测*　物理监测是最基本的灭菌效果监测方法，是对灭菌过程中温度、压力、时间或灭菌剂浓度等进行全面监测。物理监测反映灭菌器的运行状态，并能真实、动态、可视地显示灭菌过程的参数。物理监测用于日常监测，以及记录灭菌周期的工作时间、温度、压力及灭菌剂浓度等。

2. *化学监测*　化学监测具有快速、简单和费用低廉等特点，是当前应用最普遍的一种灭菌监测手段。国际标准 ISO 11140-1：2014《医疗保健产品灭菌化学指示物第一部分：通则》将化学指示物分为以下 6 种类型。

第1类：过程指示物。为过程指示物，主要有灭菌指示胶带、灭菌信息标签等，用于表明该灭菌单元曾直接暴露于灭菌过程，区分是否经过灭菌处理。

第2类：用于特殊试验的指示物。用于相关灭菌器/灭菌标准中规定的特定测试步骤，主要包括B-D测试包、测试纸或测试装置。

第3类：单参数指示物。为单变量指示物，对灭菌关键变量的其中一个起反应，主要有硫磺管、山梨酸管。

第4类：多参数指示物。能对灭菌关键变量的两个或多个起反应，主要用于包内化学监测。

第5类：整合指示物。为综合指示物，对所有灭菌关键变量起反应。产生的标定值等同于或超过ISO11138系列标准所给出的对生物指示物的性能要求。

第6类：模拟指示物。对特定灭菌周期的所有灭菌关键变量起作用。此标定值是从特定灭菌过程的关键变量中产生的，是周期确认型的化学指示物，但不能模拟生物指示物的性能，易受到灭菌循环中准备阶段的影响。

ISO 11140-1：2014所描述的化学指示物或指示系统有3种主要的用途：①用于区分未处理和处理过的物品；②用于特殊的测试或过程，例如B-D测试；③放置于单个负载物品内部，用于评估放置点达到过程参数和达到各个参数。见表6-7。

表6-7　ISO 11140-1：2014化学指示物根据预期用途的分类

预期用途		类型	描述（预期用途）
表明暴露到一个过程，用于区分未处理和处理过的物品，和（或）表明灭菌过程严重失败		1	"暴露"或过程指示物
指示物用于特殊用途，例如B-D测试		2	"特殊"指示物（例如B-D测试）
指示物置于单个负载内，用于评估放置点达到关键过程参数	指示物只对一个关键过程变量起反应	3	包内指示物，单变量指示物
	指示物对超过一个关键过程变量起反应	4	包内指示物，多变量指示物
	指示物对所有关键过程变量起反应	5	包内指示物，整合指示物
	对特定灭菌周期的所有关键变量起反应	6	包内指示物，模拟指示物

ISO11140-1：2014新增了汽化过氧化氢4类指示物的测试与性能要求（表6-8）。相对于一类化学指示物的要求，时间、温度和汽化过氧化氢浓度都是汽化过氧化氢4类指示物的关键变量，关键变量是由4类化学指示物的制造商进行定义，需要满足测试点1和测试点2的要求。

表6-8　ISO11140-1：2014汽化过氧化氢灭菌4类指示物的测试与性能要求

灭菌过程	测试点 a	测试时间	测试温度	灭菌剂浓度/mg·L^{-1}
汽化过氧化氢	1	SV	SV	SV
	2	−25%	−3℃	−20%

注：SV. 标定值（stated value），当指示物变化达到指示物制造商定义的重点时，过程关键变量的值或值的范围

测试点 1：当指示物在标定值下测试时应达到其重点。

测试点 2：当指示物在所有标定值减去整合允差下测试时不应达到重点。

3. 生物监测　生物指示剂可对微生物是否死亡提供直观的结果。目前生物监测主要采用菌片或自含式两种生物指示剂。临床通常选用操作方便、效果可靠的自含式生物指示剂及其配套的生物监测阅读器进行灭菌监测。生物指示物的活菌数和抗力应符合 ISO 11138-1—2006《医疗保健产品灭菌 - 生物指示物 - 第一部分：通则》、ISO 11138-2—2006《医疗保健产品—生物指示物 - 第二部分：环氧乙烷灭菌用生物指示物》、ISO 11138-3—2006《医疗保健产品灭菌 - 生物指示物 - 第三部分：湿热灭菌用生物指示物》、ISO 11138-5—2006《医疗保健产品灭菌 - 生物指示物 - 第五部分：低温蒸汽甲醛灭菌用生物指示物》，以及 GB/T 33417—2016《过氧化氢气体灭菌生物指示物检验方法》等的要求。见表 6-9。

表 6-9　用于各类灭菌检测的生物指示物及其抗力要求

灭菌因子	菌种	菌数要求	D 值	条件
干饱和蒸汽	嗜热脂肪地芽孢杆菌芽孢	$\geq 1.0 \times 10^5$	≥ 1.5 分钟	121℃
环氧乙烷	萎缩芽孢杆菌芽孢	$\geq 1.0 \times 10^6$	54℃ ≥ 2.5 分钟 30℃ ≥ 12.5 分钟	在 60 秒内环氧乙烷浓度达到（600±30）mg/L，相对湿度为（60±10）%
汽化过氧化氢	嗜热脂肪地芽孢杆菌芽孢	$\geq 1 \times 10^6$	0.75～8 秒	过氧化氢液体浓度（59±2）%，舱内过氧化氢气体浓度（2.3±0.4）mg/L，舱内温度为（50±0.5）℃
低温蒸汽甲醛	嗜热脂肪地芽孢杆菌芽孢	$\geq 1 \times 10^5$	≥ 6 分钟	完全浸泡在（1±0.01）mol/L 的甲醛水溶液中，加热至（60±0.5）℃

（四）各类灭菌的监测要求

1. 高温灭菌监测

（1）大型压力蒸汽灭菌监测

1）物理监测法

①日常监测：每次灭菌应连续监测并记录灭菌时的温度、压力和时间等灭菌参数。灭菌温度波动范围在 +3℃内，时间满足最低灭菌时间的要求，同时应记录所有临界点的时间、温度与压力值，结果应符合灭菌的要求。

②定期监测：应每年用温度压力检测仪监测温度、压力和时间等参数，检测仪探头放置于最难灭菌部位。

2）化学监测法

①应进行包外、包内化学指示物监测：具体要求为灭菌包包外应有化学指示物，高度危险性物品包内应放置包内化学指示物，置于最难灭菌的部位。如果透过包装材料可直接观察包内化学指示物的颜色变化，则不必放置包外化学指示物。根据化学指示物颜色或形态等变化，判定是否达到灭菌合格要求。

②采用快速程序灭菌时，也应进行化学监测。直接将一片包内化学指示物置于待灭菌物品旁边进行化学监测。

3）生物监测法

①应至少每周监测 1 次，监测方法遵循附录 A 的要求。

②紧急情况灭菌植入物时，使用含第 5 类化学指示物的生物 PCD 进行监测，化学指示物合格可提前放行，生物监测的结果应及时通报使用部门。

③采用新的包装材料和方法进行灭菌时应进行生物监测。

④采用快速程序灭菌时，应直接将一支生物指示物，置于空载的灭菌器内，经一个灭菌周期后取出，规定条件下培养，观察结果。

⑤生物监测不合格时，应遵循压力蒸汽灭菌的生物监测方法的规定。

4）B-D 试验：预真空（包括脉动真空）压力蒸汽灭菌器应每日开始灭菌运行前空载进行 B-D 测试，B-D 测试合格后，灭菌器方可使用。B-D 测试失败，应及时查找原因进行改进，监测合格后，灭菌器方可使用。

5）灭菌器新安装、移位和大修后的监测：应进行物理监测、化学监测和生物监测。物理监测、化学监测通过后，生物监测应空载连续监测 3 次，合格后灭菌器方可使用，监测方法应符合 GB/T20367 的有关要求。对于小型压力蒸汽灭菌器，生物监测应满载连续监测 3 次，合格后灭菌器方可使用。预真空（包括脉动真空）压力蒸汽灭菌器应进行 B-D 测试并重复三次，连续监测合格后，灭菌器方可使用。

（2）小型压力蒸汽灭菌监测

1）物理监测

①每一灭菌周期应监测物理参数，并记录工艺变量。

②工艺变量及变化曲线应由灭菌器自动监控，并打印。

③工艺变量结果应符合灭菌参数要求。

2）化学监测

①每个灭菌周期应进行化学监测，并记录监测结果。

②化学监测应将包内化学指示物放置在常用的、有代表性的灭菌包或盒内，置于灭菌器最难灭菌的部位。裸露灭菌的实心器械可将包内化学指示物放于器械旁进行监测。空腔器械可选择化学 PCD 进行监测。

③应通过观察化学指示物颜色变化，判定是否暴露于灭菌工艺变量或达到灭菌要求。

3）生物监测

①生物监测包应选择灭菌器常用的、有代表性的灭菌包制作，或使用生物 PCD，置于灭菌器最难灭菌的部位，且灭菌器应处于满载状态。

②使用中的灭菌器应每月进行生物监测。

③生物监测方法和结果判断应符合 WS310.3 标准要求。

4）B-D 试验：小型压力蒸汽灭菌器的 B-D 试验应参照 GB/T30690。

（3）干热灭菌监测

干热灭菌的监测要求

①物理监测法：每灭菌批次应进行物理监测。监测方法包括记录温度与持续时间。温度在设定时间内均达到预置温度，则物理监测合格。

②化学监测法：每一灭菌包外应使用包外化学指示物，每一灭菌包内应使用包内化学指示物，并置于最难灭菌的部位。对于未打包的物品，应使用一个或者多个包内化学指示物，

放在待灭菌物品附近进行监测。经过一个灭菌周期后取出，据其颜色或形态的改变判断是否达到灭菌要求。

③生物监测法：应每周监测 1 次，监测方法遵循干热灭菌的生物监测方法的要求。

④新安装、移位和大修后的监测：应进行物理监测法、化学监测法和生物监测法监测（重复 3 次），监测合格后，灭菌器方可使用。

2. 低温灭菌监测

（1）环氧乙烷灭菌的监测要求

1）物理监测法：每次灭菌应监测并记录灭菌时的温度、压力、时间和相对湿度等灭菌参数。灭菌参数应符合灭菌器的使用说明或操作手册的要求。

2）化学监测法：每个灭菌物品包外应使用包外化学指示物，作为灭菌过程的标志，每包内最难灭菌位置放置包内化学指示物，通过观察其颜色变化，判定其是否达到灭菌合格要求。

3）生物监测法：每灭菌批次应进行生物监测，监测方法遵循环氧乙烷灭菌的生物监测方法规范要求。

（2）过氧化氢低温等离子灭菌的监测

1）物理监测法：每次灭菌应连续监测并记录每个灭菌周期的临界参数如舱内压、温度、等离子体电源输出功率和灭菌时间等灭菌参数。灭菌参数应符合灭菌器的使用说明或操作手册的要求。可对过氧化氢浓度进行监测。

2）化学监测法：每个灭菌物品包外应使用包外化学指示物，作为灭菌过程的标志；每包内最难灭菌位置应放置包内化学指示物，通过观察其颜色变化，判定其是否达到灭菌合格要求。

3）生物监测法：每天使用时应至少进行一次灭菌循环的生物监测，监测方法遵循附录 D 的要求。

（3）低温蒸汽甲醛灭菌的监测

1）物理监测法：每灭菌批次应进行物理监测。详细记录灭菌过程的参数，包括灭菌温度、相对湿度、压力与时间。灭菌参数应符合灭菌器的使用说明或操作手册的要求。

2）化学监测法：每个灭菌物品包外应使用包外化学指示物，作为灭菌过程的标志；每包内最难灭菌位置应放置包内化学指示物，通过观察其颜色变化，判定其是否达到灭菌合格要求。

3）生物监测法：应每周监测一次，监测方法遵循低温蒸汽甲醛灭菌的生物监测方法的要求。

五、高温灭菌器操作与维护

（一）大型压力蒸汽灭菌器

1. 基本要求

（1）压力蒸汽灭菌器适用于耐湿、耐热的器械、器具和物品，应首选压力蒸汽灭菌。

（2）应根据待灭菌物品的种类选择适宜的压力蒸汽灭菌器和灭菌程序。

（3）常规灭菌周期包括预排气、灭菌、后排气和干燥等过程。

（4）快速压力蒸汽灭菌程序不应作为物品的常规灭菌程序，应在紧急情况下使用，使用方法应遵循 WS/T367 的要求。

（5）灭菌器操作方法应遵循生产厂家的使用说明或指导手册。

（6）管腔器械不应使用下排气压力蒸汽灭菌方式进行灭菌。硬质容器和超大超重包装，应遵循厂家提供的灭菌参数。

（7）压力蒸汽灭菌器操作程序包括灭菌前准备、灭菌物品装载、灭菌操作、无菌物品卸载和灭菌效果的监测等步骤。压力蒸汽灭菌器灭菌参数见表6-10。

表 6-10　压力蒸汽灭菌器灭菌参数

设备类别	物品类别	灭菌设定温度	最短灭菌时间	压力参考范围
下排气式	敷料	121℃	30 分钟	102.8 ～ 122.9kPa
	器械		20 分钟	
预真空式	器械、敷料	132℃	4 分钟	184.4 ～ 201.7kPa
		134℃		201.7 ～ 229.3kPa

2. 灭菌器运行前准备

安全检查

（1）灭菌器每日使用前需要安全检查

1）压力表的检查：压力表指针处于"0"的位置。表盘玻璃无破裂，刻度清晰。指针无松动或断裂，仪表完好。

2）门封的检查：检查门封是否平整、完好、无破损，门封保持清洁，门封接口处无断裂、无裂缝、无裂纹、无脱出。柜门安全锁扣灵活。

3）记录打印装置：灭菌器运行前要检查记录打印纸是否充足，如不够要及时更换新的打印纸。打印色带是否清晰，如不清晰要及时更换新打印色带。打印纸平整无褶皱无污渍，记录打印功能处于正常使用状态。

4）灭菌器柜内冷凝水排水口通畅。

5）柜内壁保持清洁。

（2）压力蒸汽灭菌器运行的条件安全检查：灭菌器安全运行条件检查包括水压、电压、蒸汽压力、压缩空气等。

1）供水的检查：包括蒸汽用水和冷却用水是否符合设备要求，水压的检查：确认水压表（包括自来水和经纯化的水）的水压为 300 ～ 600kPa（水压不能低于250kPa）。

2）供电的检查：打开总电源，检查灭菌器通电情况，确认灭菌器控制屏幕是否正常显示。

3）水质的检查：观察纯化水电导率应 ≤ 15μS/cm（25℃）。

4）蒸汽的检查：注意检查减压前与减压后的压力值（要遵循生产厂家说明书）。

5）压缩空气的检查：检查压缩空气压力表的压力为 600 ～ 800kPa。如有使用压缩空气机，需要检查油位表，并定期做好清洁工作。

3. 常用清洁方法　灭菌室的内壁应保持清洁，在持续高温高压的运转下，室壁会出现金属着色、锈迹、水迹及其他杂物的污垢，直接影响灭菌介质的质量。

（1）灭菌器控制屏幕用清水进行擦拭，不锈钢面板每天用经纯化的水擦拭。不应使用具有腐蚀性的清洁剂或消毒液来进行擦拭。

（2）灭菌室每天使用经纯化的水擦洗，用低纤维絮擦布湿式抹洗腔体内壁、轨道、挡板、柜门，及时清洗排气口处的杂质。

（3）每天检查灭菌室内壁清洁情况，必要时采用特别处理方法，并做好记录。

4. 某单位压力蒸汽灭菌器运行安全检查记录示例（表6-11，表6-12）

5. 灭菌物品的装载

（1）灭菌物品的评估与准备：评估灭菌方法、灭菌器类型及灭菌物品类型，对所装载物品是否适用。根据灭菌器类型的装载要求进行装载；根据器械类型进行装载，选择合适的灭菌程序。

（2）装载的步骤和要求

1）装载前检查灭菌包的完整性：检查待灭菌物品包装松紧是否合适，保证其密闭完好。纸塑包装、硬质容器等要检查密封性是否完好。检查灭菌标识信息是否齐全。

2）物品装载要求

①尽量将同类材质的器械和物品，置于同一批次进行灭菌。

②混合装载物品时纺织布类物品应放置于上层、竖放，金属器械类放置于下层、平放；选择最难灭菌物品所需要的灭菌程序。

③装载物品时确保有一定空隙和距离，以利于空气排出和蒸汽进入。

④器械包、硬质容器应平放；盆、盘、碗类物品应斜放，容器开口朝向一致；玻璃瓶等底部无孔的器皿类物品应倒立或侧放；纸塑包装应侧放；利于冷空气排出和蒸汽渗透。

⑤灭菌物品重量 / 体积的规定：金属包重量 ≤ 7kg，敷料包重量 ≤ 5kg。体积：下排气灭菌器应 30cm × 30cm × 25cm；预真空灭菌器应 ≤ 30cm × 30cm × 50cm。

6. 正确选择灭菌程序　根据灭菌设备生产商提供的技术说明中有关灭菌程序的设定，以及不同灭菌负载的种类和重量进行选择。灭菌器生产厂家应提供灭菌周期中不同灭菌程序的详细参数，其中包括灭菌压力曲线图、预真空次数和方式、灭菌时间、干燥时间和方式以及不同周期对应不同种类的物品和重量。每种灭菌程序尽量对应一类物品，通过设定每一种灭菌物品的最有效干燥方式，可缩短灭菌周期时间。如果灭菌物品必须混合装载，选择一个适合所有物品的干燥方式，时间设置以最难干燥物品为准。遵循器械产品说明书，选择灭菌程序。不得随意修改灭菌程序，如果需要修改，由生产厂家工程师负责，并对灭菌效果和干燥效果进行验证后方可使用。

7. 灭菌过程的观察

（1）预真空阶段（预排气阶段）

1）通过抽真空系统抽出灭菌器腔体及包裹内的冷空气，并对物品进行加热加湿。经过 3 次真空脉冲抽出灭菌器舱体内的空气。观察此阶段压力最高值和最低值的数据范围，这个范围是设备生产厂家提供的。

2）此阶段所需的时间根据抽真空的次数及装载量的多少有差异，不同类型压力蒸汽灭菌器，预真空方式有些差异，但都能达到排除冷空气的效果。

3）灭菌器的打印机自动记录 3 次脉冲的临界压力、温度，消毒员要检查记录参数，并与显示仪表观察的数据进行分析和判断。

表 6-11　压力蒸汽灭菌器运行前安全检查

日期	电源	减压前压力 (4~6bar)	减压后压力 (2.5~3bar)	水压 (>2bar)	压缩空气 (6~8bar)	安全阀	排冷凝水	编号	显示屏	密封圈	灭菌室	压力表	打印装置	检查者	质控者
								1							
								2							
								3							
								4							
								5							
								1							
								2							
								3							
								4							
								5							
								1							
								2							
								3							
								4							
								5							
								1							
								2							
								3							
								4							
								5							
								1							
								2							
								3							
								4							
								5							

续表

日期	电源	减压前压力 (4~6bar)	减压后压力 (2.5~3bar)	水压 (>2bar)	压缩空气 (6~8bar)	安全阀	排冷凝水	编号	显示屏	密封圈	灭菌室	压力表	打印装置	检查者	质控者
								1							
								2							
								3							
								4							
								5							

注: 1. 门密封圈: 清洁, 无杂物, 无断裂, 无老化, 弹性好。
2. 压力表: 表盘完整无裂痕, 刻度清晰, 最高工作压力处有红线标识, 指针无松动或断裂, 无压力, 恢复"零"位, 在校验有效期内使用。
3. 安全阀: 无渗漏, 无生锈, 在校验有效期内使用。
4. 打印装置: 打印纸足量, 输送正常, 检查上一批次打印纸打印清晰。
5. 温度, 压力参数范围符合要求。

表 6-12 压力蒸汽灭菌器运行过程观察记录表

日期	锅号	锅次	物品	灭菌程序	开始时间	灭菌阶段参数					干燥阶段	结束时间	物理监测		化学监测		指示物粘贴	操作者	复核者
						最低灭菌温度 (℃)	最高灭菌温度 (℃)	最高灭菌压力 (bar)	最低灭菌压力 (bar)	灭菌时间 (分钟)	干燥负压 (bar)		合格	不合格	合格	不合格			

（2）升温阶段（准备阶段）：温度逐步上升，最终达到灭菌需要的温度（132～134℃或121℃）。在升温过程中，夹套温度均高于舱体内温度。

（3）灭菌阶段（暴露阶段）

1）此阶段是灭菌过程最重要的阶段，要认真地观察屏幕、仪表的数据是否正常。

2）温度：灭菌温度波动范围为＋3℃内。

3）压力：相对压力的范围：134℃，202～229kPa；132℃，184～211kPa。

4）时间：灭菌持续时间应不少于4分钟，或由设备厂家设置。

5）排气阶段（灭菌完成阶段）灭菌阶段完成，停止注入蒸汽，并排除腔体内的蒸汽和冷凝水，温度和压力持续下降。

6）干燥阶段：进入此阶段后，注意压力值的变化，是否符合设备设计的要求。干燥时间根据不同的灭菌周期，一般在5～30分钟。

7）压力平衡阶段：此阶段注入经过空气过滤器过滤的洁净空气，使灭菌器舱体内的压力上升至大气压的状态，此时压力表指向"0"，可打开灭菌器门。

8. 运行数据的记录　详细记录灭菌日期、灭菌器炉号炉次、灭菌运行开始和结束的时间、灭菌程序的类型和灭菌的温度、压力、时间等关键参数。

9. 灭菌物品卸载

（1）卸载工作的准备：卸载区的温度、湿度要求：温度＜24℃，相对湿度＜70%。

（2）卸载的步骤

1）卸载灭菌物品前做好手卫生，备好隔热手套，卸载中尽量避免用手直接接触无菌物品。

2）灭菌器开门后，将灭菌车架与腔体对接，确认完全对接后，缓慢拉出卸载架，防止灭菌物品掉落被污染。

3）冷却要求：卸载灭菌物品放在指定的冷却区域，避免在空调出风口下面，相对湿度＜70%的环境；冷却时间≥30分钟。

4）注意卸载灭菌物品未充分冷却之前不能直接放入不透气的密实容器和柜中，避免人为因素造成的包内湿包。建议使用开放式的标准灭菌篮筐，放在指定的开放式存储架上冷却。

10. 日常维护要求

（1）脉动真空灭菌器为高压特种设备，依据生产厂家要求，由操作员负责设备的日常维护。

（2）灭菌设备的维护保养按时间可分为日常维护、周保养、月保养、季度保养、6个月保养、年度保养等，留存保养记录。

（3）灭菌器每月两次进行腔体检测，或遵循设备说明书要求，检查腔体泄漏的达标状态。

（4）蒸汽灭菌器有计量部门的定期检测记录，并建立设备档案，安全阀每年核验一次，压力表每6个月核验一次。

11. 某单位压力蒸汽灭菌器维护记录示例（表 6-13，图 6-39）

表 6-13　压力蒸汽灭菌器清洁记录表　　　　　　　　灭菌器编号

日期	清洁方法		清洁效果				操作者	检查者
	常规清洁（纯水）	特别处理（除垢）	良好	合格	基本合格	不合格		

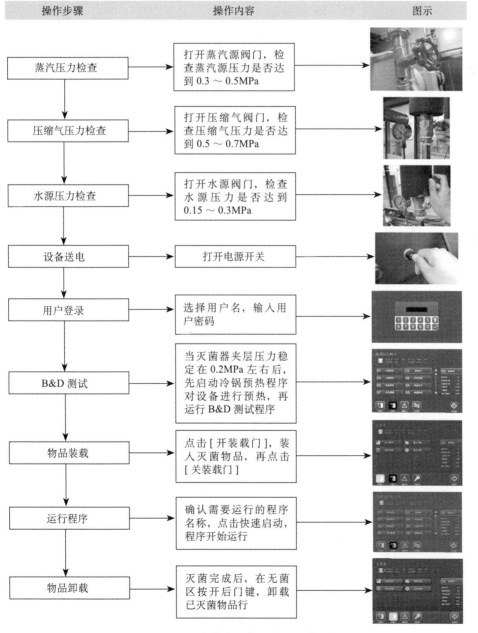

操作步骤	操作内容	图示
蒸汽压力检查	打开蒸汽源阀门，检查蒸汽源压力是否达到 0.3～0.5MPa	
压缩气压力检查	打开压缩气阀门，检查压缩气压力是否达到 0.5～0.7MPa	
水源压力检查	打开水源阀门，检查水源压力是否达到 0.15～0.3MPa	
设备送电	打开电源开关	
用户登录	选择用户名，输入用户密码	
B&D 测试	当灭菌器夹层压力稳定在 0.2MPa 左右后，先启动冷锅预热程序对设备进行预热，再运行 B&D 测试程序	
物品装载	点击[开装载门]，装入灭菌物品，再点击[关装载门]	
运行程序	确认需要运行的程序名称，点击快速启动，程序开始运行	
物品卸载	灭菌完成后，在无菌区按开后门键，卸载已灭菌物品行	

图 6-39　压力蒸汽灭菌灭菌器操作流程

（二）小型压力蒸汽灭菌器操作与维护

1. 准备工作

（1）人员准备：戴圆帽，穿专用鞋，做好手卫生。

（2）用物准备：压力蒸汽灭菌化学指示卡（包）、压力蒸汽灭菌生物指示物、信息追溯系统、扫描枪、灭菌运行监测记录本，灭菌器专用清洁工具，如低纤维絮擦布。

2. 安全检查　连接电源，开启设备。

（1）检查灭菌器的压力表：①指针处在"0"位的位置，无松动或断裂；②表盘刻度清晰，玻璃无破裂。

（2）柜门密封圈检查：①检查密封圈，应清洁，无胶痕、杂质；②轻压密封圈时，密封圈与门封槽贴合紧密；密封圈无裂纹、缺口及断裂。

（3）打印装置检查，打印纸充足，打印字迹清晰。

（4）清洁灭菌器腔内排水口、柜壁、灭菌托盘等。

（5）检查水箱内经纯化的水是否充足。

3. 操作方法

（1）装载：①确认待灭菌物品的灭菌方式是否正确；②遵循灭菌器说明书对单个灭菌物品的最大重量及每个托盘或每层能承载的最大装载总重量进行核查；③装载的物品不能触及柜门和腔体内壁；④使用专用托盘架，待灭菌物品之间要有间隙；⑤采用纸塑包装袋包装的器械应使用装载架分隔摆放。

（2）灭菌周期的选择：①应遵循灭菌设备生产厂家说明书和指导手册正确选择和使用灭菌周期；②应遵循器械生产厂家的使用说明推荐的灭菌参数要求；③小型蒸汽灭菌器按特定灭菌负载范围和灭菌周期选择的建议，可分为 B、N、S 三种周期类型，具体见表 6-14。

表 6-14　小型蒸汽灭菌器灭菌周期类型与负载范围

B 类灭菌周期	至少包括用于有包装的和无包装的实心负载、A 类空腔负载和标准中要求作为检测用的多孔渗透性负载的灭菌周期
N 类灭菌周期	只用于无包装的实心负载的灭菌周期
S 类灭菌周期	用于制造商规定的特殊灭菌物品，包括无包装实心负载和至少以下一种情况：多孔渗透性物品、小量多孔渗透性混合物、A 类空腔负载、B 类空腔负载、单层包装物品和多层包装物品的灭菌周期

注：a. 无包装负载灭菌后应立即使用或在清洁状态下储存、运输和应用（例如防止交叉感染）。

b. 不同分类的灭菌周期只能应用于指定类型物品的灭菌。对于一个特定的负载，灭菌器的选择、灭菌周期的选择和媒介的提供可能不适合，所以对于特定负载的灭菌过程需要通过验证

（3）灭菌周期的观察：观察灭菌周期各阶段参数。根据使用的小型压力蒸汽灭菌器的类型，观察每个灭菌周期临界点各数值的变化。

（4）卸载：①灭菌周期运行正常至结束，灭菌器发出蜂鸣声或开门的绿色指示灯亮起可进行卸载；②戴防烫手套，打开灭菌器门，将无菌物品从灭菌器腔体取出放至转运车；③卸载后无菌物品应冷却；④双人核对物理监测、化学监测的结果。

（5）灭菌数据记录：记录灭菌日期、灭菌器编号、批次号、物品名称、灭菌周期、灭菌周期运行起止时间及灭菌阶段的温度、压力、时间等数值。

4. 注意事项

（1）应根据灭菌物品的特性选择相应的灭菌周期。

（2）装载时不能超过灭菌器设置的上限。

（3）卸载后的灭菌物品应避免停放在送风口下方。

（4）未经冷却的灭菌包不能用手触摸。

（5）快速灭菌程序不应作为物品的常规灭菌程序。应急情况下使用时只适用于灭菌裸露物品，使用卡式盒或专用灭菌容器盛放。灭菌后不应存储，无有效期。

（三）干热灭菌器操作与维护

干热灭菌是一种常见的灭菌方法，它通过高温干热的方式杀灭细菌和病毒，被广泛应用于医疗、制药、食品等领域。下面将介绍干热灭菌的操作步骤。

1. 准备工作　在进行干热灭菌前，需要对设备进行检查和清洁，以确保设备无损坏和污染。同时需要准备好灭菌器、灭菌袋、灭菌指示剂等工具和材料。

2. 装载物品　将需要灭菌的物品放入灭菌袋中，并在袋子上标明物品名称、灭菌日期和操作人员等信息。灭菌袋不要装得过满，以免影响灭菌效果。

3. 装载灭菌器　将装有物品的灭菌袋放入灭菌器中，并按照设备说明书的要求进行装载。不同型号的灭菌器装载方式可能不同，需要仔细阅读说明书。

4. 设置灭菌参数　根据物品的特性和设备的要求，设置灭菌器的温度、时间和压力等参数。一般来说，干热灭菌的温度为 $160 \sim 180℃$，时间 $> 1 \sim 2$ 小时。

5. 启动灭菌器　将灭菌器插入电源，按照设备说明书的要求启动灭菌器。启动后，灭菌器会自动进行加热和压力控制，直到灭菌结束。

6. 灭菌结束　灭菌结束后，需要等待灭菌器冷却至室温后再打开灭菌器门。取出灭菌袋后，检查灭菌指示剂的颜色是否符合要求，确认灭菌效果。

7. 卸载物品　将灭菌后的物品存放在干燥、清洁、无菌的环境中，避免再次污染。同时，需要在物品上标明灭菌日期和有效期等信息。

六、低温灭菌器操作与维护

（一）环氧乙烷灭菌器操作与维护

1. 灭菌前准备

（1）供水、供电等参数符合设备运行要求。

（2）灭菌前清洁灭菌器内腔，用清水擦拭腔体和气瓶安装槽、炉门、密封圈等。

（3）检查纯水量是否足够，有无出现缺水代码，有缺水及时补充。

（4）打开压缩空气机，观察压缩空气压力表。压力范围：$600 \sim 800kPa$。

（5）开启空气过滤器排放阀，排净压缩空气管道内的积水，然后关闭排放阀。

（6）检查环氧乙烷灭菌器的电源、电脑显示屏是否正常。

（7）检查打印机设备是否正常，并检查打印纸情况。

2. 灭菌物品的装载

（1）灭菌物品需彻底清洁干燥，选择适用环氧乙烷灭菌的包装材料对灭菌物品进行包装。

（2）灭菌物品的装载应利于环氧乙烷气体穿透和排出，以确保灭菌效果。

（3）灭菌物品应放在专用灭菌筐进行灭菌，物品间应留有间隙距离，物品不得叠放和堆积，避免影响环氧乙烷气体穿透。

（4）物品装载不能贴靠门和内壁，防止吸入较多的冷凝水。

（5）纸塑包装器械可用支架使其分隔放置，以免影响环氧乙烷气体穿透。

（6）每批次灭菌放置生物测试包，将其放置于灭菌器最难灭菌的部位，一般在整个装载的中心部位。

（7）将环氧乙烷气罐插入气罐槽内，放置环氧乙烷气罐后观察屏幕气瓶放置代码是否消失。

3. 灭菌程序的选择

（1）按照待灭菌物品生产厂家推荐的灭菌温度选择所需的灭菌温度，一般常用的有37℃和55℃两种。

（2）按照待灭菌物品生产厂家推荐的通风时间选择通风时间，一般情况下，温度37℃灭菌循环需要通风12小时以上，温度55℃灭菌循环需要通风10小时以上。

4. 灭菌过程观察　环氧乙烷灭菌过程的关键参数是灭菌质量的保证。环氧乙烷灭菌器的特定周期一般有3个阶段：准备阶段、灭菌阶段、通风阶段。

（1）准备阶段：抽真空阶段，去除腔体内大部分残留空气。环氧乙烷气体或气体混合物作为灭菌剂弥散进入腔内，达到灭菌浓度、温度、湿度等条件。

（2）灭菌阶段：腔内保持灭菌浓度、相对湿度、温度及适当压力。当灭菌温度为55℃，气体暴露过程将持续1小时；灭菌温度为37℃，则气体暴露过程将持续3小时。

（3）通风阶段：灭菌器将新鲜空气经过过滤细菌的空气过滤器，抽入灭菌室内，置换环氧乙烷的残留气体并重复进行。一般设备设定有3小时强制通风，继续通气时间遵循生产厂家提供的设备说明书执行。一般温度55℃时通风10小时，温度60℃时通风8小时。

5. 日常维护要求

（1）每日工作前，由消毒员使用软布、中性皂液、温水清洁以下部位：灭菌器出口边缘、舱内壁、灭菌器的外表面。检查灭菌器门封条是否平整，有无破损、裂缝等，并用手指按压检查其弹性，看有无老化等现象。

（2）压缩空气管道过滤器保养。每日开始工作之前，排去积存在过滤器集液瓶中的水和油。每6个月更换一次油水分离器的粗滤芯。每年更换一次油水分离器的细滤芯。每年更换一次空气过滤器。

6. 某品牌环氧乙烷灭菌器操作流程示例见图 6-40。

7. 操作注意事项

（1）环氧乙烷灭菌间应保持每小时10次的通风换气。

（2）环氧乙烷灭菌间内的环氧乙烷浓度检测仪需处于开启状态，环氧乙烷浓度TWA（时间加权平均浓度）不应超过 1.82mg/m³（1ppm）。

（3）环氧乙烷灭菌器不能灭菌粉剂、膏剂和液体。

（4）在个别特殊情况下需要从舱内取出未充分通风解析的物品（如需提前拿取生物测试包进行生物监测）时。操作人员应做好个人防护，如戴手套和佩戴保护面罩。

（5）发生环氧乙烷泄漏，立即撤离现场。

操作步骤	操作内容	图示

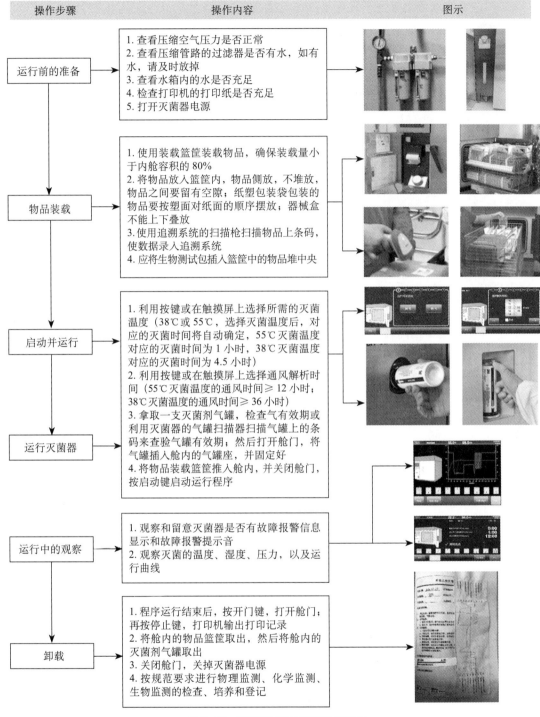

运行前的准备	1. 查看压缩空气压力是否正常 2. 查看压缩管路的过滤器是否有水，如有水，请及时放掉 3. 查看水箱内的水是否充足 4. 检查打印机的打印纸是否充足 5. 打开灭菌器电源	
物品装载	1. 使用装载篮筐装载物品，确保装载量小于内舱容积的 80% 2. 将物品放入篮筐内，物品侧放，不堆放，物品之间要留有空隙；纸塑包装袋包装的物品要按塑面对纸面的顺序摆放；器械盒不能上下叠放 3. 使用追溯系统的扫描枪扫描物品上条码，使数据录入追溯系统 4. 应将生物测试包插入篮筐中的物品堆中央	
启动并运行	1. 利用按键或在触摸屏上选择所需的灭菌温度（38℃或55℃，选择灭菌温度后，对应的灭菌时间将自动确定，55℃灭菌温度对应的灭菌时间为 1 小时，38℃灭菌温度对应的灭菌时间为 4.5 小时） 2. 利用按键或在触摸屏上选择通风解析时间（55℃灭菌温度的通风时间 ≥ 12 小时；38℃灭菌温度的通风时间 ≥ 36 小时）	
运行灭菌器	3. 拿取一支灭菌剂气罐，检查气有效期或利用灭菌器的气罐扫描器扫描气罐上的条码来查验气罐有效期；然后打开舱门，将气罐插入舱内的气罐座，并固定好 4. 将物品装载篮筐推入舱内，并关闭舱门，按启动键启动运行程序	
运行中的观察	1. 观察和留意灭菌器是否有故障报警信息显示和故障报警提示音 2. 观察灭菌的温度、湿度、压力，以及运行曲线	
卸载	1. 程序运行结束后，按开门键，打开舱门；再按停止键，打印机输出打印记录 2. 将舱内的物品篮筐取出，然后将舱内的灭菌剂气罐取出 3. 关闭舱门，关掉灭菌器电源 4. 按规范要求进行物理监测、化学监测、生物监测的检查、培养和登记	

图 6-40　环氧乙烷灭菌器操作流程

（6）操作人员应进行定期的专业知识培训和应急处理培训。

（7）应对灭菌器进行日常清洁，如灭菌舱内壁、气罐座等。

（8）应对环氧乙烷灭菌器进行预防性的保养和维护。

（二）过氧化氢低温等离子灭菌器操作与维护

1. 灭菌前准备

（1）灭菌器电压符合设备要求，确认灭菌器控制屏幕是否正常显示，灭菌室的内壁保持清洁，灭菌卡匣是否充足。

（2）灭菌物品及包装材料的检查，避免不兼容材质和物品。

2. 灭菌物品装载

（1）器械或物品应包装后进行灭菌。

（2）不同材质物品宜均匀、有序、有间隔地进行放置。

（3）器械盒或贵重器械应平放，勿挤压和叠放。

（4）将每个包装的"纸"面对塑面，有序装载。

（5）装载时注意不要超出搁架范围，避免发生"挡灯"（遮挡过氧化氢监测灯）情况，导致灭菌器报警。

（6）灭菌物品不能碰触舱门及舱底部，物品和电极网之间至少预留 25mm 的空间，保证过氧化氢充分扩散。

（7）无最小灭菌容积限制，最大灭菌容量装载量应低于 80%。

（8）生物监测试剂随物品一起灭菌进行监测，灭菌后和对照组一起进行培养，30 分钟后观察结果。

3. 灭菌周期选择：过氧化氢低温等离子体灭菌器一般有短循环灭菌周期和长循环灭菌周期，或者标准循环、软镜循环。根据灭菌物品选择不同的灭菌周期，不同品牌的灭菌周期设计不同，应按过氧化氢低温等离子体灭菌器的生产厂家使用说明书使用。

4. 灭菌合格判断

（1）物理监测：绿色屏幕闪现"循环已成功完成"，打印纸打印信息"Process Complete"。

（2）化学监测：灭菌包外 / 内指示卡由灭菌前的玫红色变为黄色（与对比色比较，颜色较之浅或相同均为合格）。

（3）生物监测：按要求完成生物试剂培养操作流程，并阅读生物监测结果。

5. 日常维护要求

（1）在清洁设备外部前确保已经切断电源。

（2）每周使用软布及中性非摩擦性洗涤剂进行清洁，切勿使清洁液或水进入内部及灭菌舱。

（3）切勿直接在触摸屏上喷洒清洁液，使用打湿的布清洁屏幕。

（4）过氧化氢监测镜头，每 3 个月或发现有污物时清洁镜头玻璃片，使用软布，并使用异丙醇浸湿布轻轻擦拭。切勿使用摩擦清洁剂。

（5）更换卡匣收集箱 STERRAD NX/100NX 型灭菌器卡匣收集箱各可保存 3 片和 2 片使用过的卡匣；用过的卡匣请按医院医疗垃圾处理要求进行处理；进行卡匣处理和更换卡匣收集箱时请戴手套；保证卡匣收集箱正确放置（警示标识面方向朝外）。

（6）每年联系厂家安排一次保养，以确保机器正常使用。

6. 安全检查及简单故障排除

（1）灭菌器备用时保持关门状态，灭菌舱内保持一定的温度。

（2）运行前需检查灭菌器电源、显示屏显示内容、门锁的完好性，以及打印装置是否处于备用状态。

（3）检查灭菌器门关闭动作的灵活性，检查器械搁架有无杂物和损坏，过氧化氢监测灯镜片是否清洁无污渍。

（4）更换新卡匣时注意观察卡匣是否在有效期内，卡匣一经插入不可再取出，及时清理卡匣收集箱。

7. 过氧化氢灭菌系统故障处理

表 6-15 为过氧化氢低温等离子灭菌系统故障及处理措施（以某品牌灭菌器为例）。

表 6-15　过氧化氢低温等离子灭菌系统故障及处理措施

故障问题	处理预案
卡匣条形码读取错误	1. 首先确认所放入的卡匣在有效期内，卡匣条形码清晰，放置方法正确 2. 关机后重新开机，重新放置新的卡匣，如果仍然出现这个现象，请与技术人员联系
无法丢弃使用过的卡匣	1. 检查废弃卡匣盒是否已经装满。更换废弃卡匣收集盒 2. 关闭机器，重新开机后如果此提示仍然出现，与技术人员联系
无法产生等离子	1. 检查装载物品中是否有金属物体接触到了灭菌舱内的电极网 2. 如果有，请重新包装使之不要接触到电极网，重新灭菌 3. 如果没有，关闭机器，重新开机后若仍然出现提示，联系技术人员

8. 某品牌过氧化氢低温等离子灭菌器操作流程见图 6-41。

（三）低温甲醛灭菌器操作与维护

1. 设备运行前准备

（1）打开电源开关，启动屏幕操作界面。

（2）检查安装灭菌剂，应使用设备厂家配套的灭菌药剂。检查甲醛桶内的液面，必要时进行补充。

（3）检查打印记录装置：打印机色带和打印纸。通过观察打印记录或者打印测试来检查色带是否完好。

2. 待灭菌物品准备要求

（1）金属箔管、纺织物、厚重不锈钢灭菌盒不适用于低温蒸汽甲醛灭菌。

（2）装载物品时应留有一定的缝隙，以便甲醛气体有效地接触物品表面。

3. 灭菌程序的选择

（1）灭菌前应进行检测程序。

（2）在启动屏幕主菜单上选择灭菌程序，例如 60℃ 程序、78℃ 程序。

（3）观察操作屏幕显示周期的主要参数和运行标识。

（4）按住程序开始启动，程序结束时屏幕显示"完成"，同时还有声音提示信号；如果程序异常结束，屏幕会给出红色提示。

4. 灭菌过程的观察

（1）准备阶段：去除空气、湿化、达到预热、空气移除、物品湿化的效果。

操作步骤	操作内容	图示

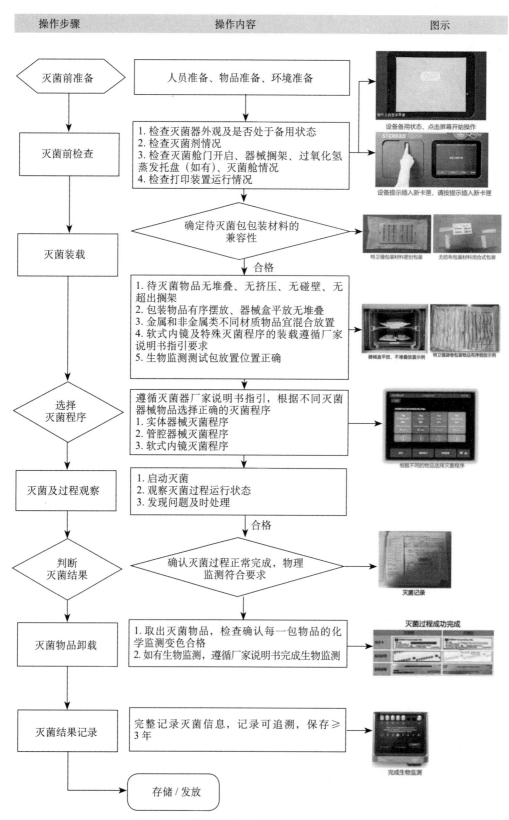

| | 人员准备、物品准备、环境准备 | |

灭菌前准备

灭菌前检查
1. 检查灭菌器外观及是否处于备用状态
2. 检查灭菌剂情况
3. 检查灭菌舱门开启、器械搁架、过氧化氢蒸发托盘（如有）、灭菌舱情况
4. 检查打印装置运行情况

确定待灭菌包包装材料的兼容性 —— 合格

灭菌装载
1. 待灭菌物品无堆叠、无挤压、无碰壁、无超出搁架
2. 包装物品有序摆放、器械盒平放无堆叠
3. 金属和非金属类不同材质物品宜混合放置
4. 软式内镜及特殊灭菌程序的装载遵循厂家说明书指引要求
5. 生物监测测试包放置位置正确

选择灭菌程序
遵循灭菌器厂家说明书指引，根据不同灭菌器械物品选择正确的灭菌程序
1. 实体器械灭菌程序
2. 管腔器械灭菌程序
3. 软式内镜灭菌程序

灭菌及过程观察
1. 启动灭菌
2. 观察灭菌过程运行状态
3. 发现问题及时处理

合格

判断灭菌结果
确认灭菌过程正常完成，物理监测符合要求

灭菌物品卸载
1. 取出灭菌物品，检查确认每一包物品的化学监测变色合格
2. 如有生物监测，遵循厂家说明书完成生物监测

灭菌结果记录
完整记录灭菌信息，记录可追溯，保存≥3年

存储/发放

图 6-41 过氧化氢低温等离子灭菌器操作流程

（2）灭菌介质的注入：反复进行脉冲，将甲醛注入，进入灭菌腔体；灭菌介质浓度达到平衡；常用的气体甲醛浓度 3 ～ 11mg/L；灭菌温度 55 ～ 80℃；相对湿度 80%～ 90%；灭菌时间 30 ～ 60 分钟。

（3）灭菌阶段：维持一定时间，杀灭微生物。

（4）后处理：反复真空及蒸汽注入，去除腔内及物品表面的甲醛；再次反复真空，过滤空气注入，彻底去除甲醛残留，冷却并干燥物品。

（5）压力平衡：进行压力平衡使灭菌腔内与外界压力一致后开门。

5.日常维护要求

（1）在清洁设备内部前确保已经切断电源。

（2）由消毒员每日清洁装载侧门和卸载侧门的密封垫。

（3）灭菌腔应每周清洁 1 次，彻底清除掉腔内所有污垢。因灭菌器腔体内表面为电镀铝层，故不建议用擦、刷、打磨等机械方法清理。清洗剂不能含有卤化物，不能有任何残留。

（4）切勿直接在触摸屏上喷洒清洁液，使用打湿的布清洁屏幕。

（5）清洗腔体建议使用干净的湿布轻轻擦拭。如使用清洁剂，必须使用中性清洁剂，且不留残余。清洗后必须用经纯化的水再次冲洗。清洁灭菌腔时，要确保污水不能进入灭菌腔的排水中。使用市售的清洁剂清洗门封和灭菌篮筐。清洗后用大量清水冲洗并擦干。

（6）更换门封：将门封从内侧凹槽中取出。将新门封嵌入四个门角，其余部分按入凹槽内。

（7）更换空滤：在更换空滤前必须切断电源。松开卡扣，取出旧空滤软管，换成新空滤。重新接上管子，固定卡扣，闭合电源。

（8）该更换离子交换柱时屏幕会提示相应信息。该信息出现后，灭菌器便不能启动，此时应及时更换离子交换柱。离子交换柱可多次使用。

（9）若长时间不使用（8 天以上）本灭菌器则应取下软水无菌过滤器，重新使用前更换新的过滤器。

6.安全检查及简单故障排除

（1）电源、水源、甲醛溶液等符合设备运行要求。

（2）检查门封、门锁装置。检查外接打印机色带、打印纸，若打印纸边出现红色需及时更换。

（3）运行前需检查显示屏显示内容，对设备按灭菌程序需求进行预热，为程序运行做好准备，待夹层温度达到预热温度（60℃、75℃或 78℃）时，显示屏显示设备就绪，方可进行余下操作。

（4）更换甲醛溶液时注意观察溶液是否在有效期内，甲醛溶液灌装袋使用完后放到专门回收的区域。

（5）装载灭菌物品时不应触及灭菌腔四壁和门，灭菌物品应放置在金属制的灭菌篮筐中。

（6）灭菌物品应松散地放置在篮筐中，最大盛放量不能超过篮筐体积的 75%。每个篮筐的装载重量不超过 3.5kg（不包括篮筐自重 2.5kg）。

（7）如果程序有故障，除了在屏幕上显示信息外，还会有声音提示信号，程序异常结束，则应输入解锁密码（设备编号后四位）之后才能开门。

7. 甲醛灭菌器操作

某品牌低温甲醛灭菌器操作流程见图 6-42。

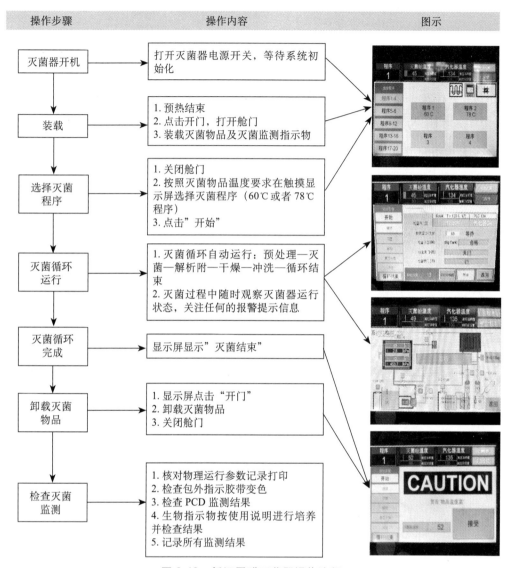

操作步骤	操作内容	图示
灭菌器开机	打开灭菌器电源开关，等待系统初始化	
装载	1. 预热结束 2. 点击开门，打开舱门 3. 装载灭菌物品及灭菌监测指示物	
选择灭菌程序	1. 关闭舱门 2. 按照灭菌物品温度要求在触摸显示屏选择灭菌程序（60℃或者 78℃程序） 3. 点击"开始"	
灭菌循环运行	1. 灭菌循环自动运行：预处理—灭菌—解析附—干燥—冲洗—循环结束 2. 灭菌过程中随时观察灭菌器运行状态，关注任何的报警提示信息	
灭菌循环完成	显示屏显示"灭菌结束"	
卸载灭菌物品	1. 显示屏点击"开门" 2. 卸载灭菌物品 3. 关闭舱门	
检查灭菌监测	1. 核对物理运行参数记录打印 2. 检查包外指示胶带变色 3. 检查 PCD 监测结果 4. 生物指示物按使用说明进行培养并检查结果 5. 记录所有监测结果	

图 6-42　低温甲醛灭菌器操作流程

七、快速生物阅读器

（一）工作原理

快速生物阅读器是通过光电检测系统精准捕捉荧光信号，结合阅读器的软件系统缩短培养时间、提高判读精准度。快速生物阅读器结合快速生物指示剂，采用嗜热脂肪杆菌芽孢、枯草杆菌黑色变种芽孢等，通过专门的荧光探测器检查其特殊酶的活力，达到快速获取生物监测结果。

（二）操作要点

1. 开机后，设备预热 30 分钟。

2. 进行生物监测培养操作前，操作员需佩戴手套，或者洗手并进行快速手消毒。

3. 同一日同一批次的生物指示剂至少进行一次阳性对照管培养。

4. 出现错误故障代码，请参考操作指南或说明书中"故障排除指南"获得错误代码释义及解除错误代码方式，或及时与厂家联系处理。

（三）某品牌生物阅读仪操作（图 6-43）

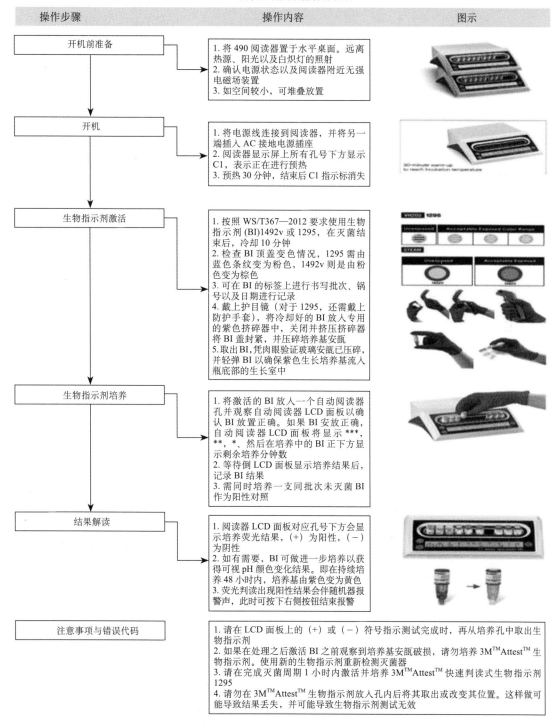

操作步骤	操作内容	图示
开机前准备	1. 将 490 阅读器置于水平桌面。远离热源、阳光以及白炽灯的照射 2. 确认电源状态以及阅读器附近无强电磁场装置 3. 如空间较小，可堆叠放置	
开机	1. 将电源线连接到阅读器，并将另一端插入 AC 接地电源插座 2. 阅读器显示屏上所有孔号下方显示 C1，表示正在进行预热 3. 预热 30 分钟，结束后 C1 指示标消失	
生物指示剂激活	1. 按照 WS/T367—2012 要求使用生物指示剂 (BI)1492v 或 1295，在灭菌结束后，冷却 10 分钟 2. 检查 BI 顶盖变色情况，1295 需由蓝色条纹变为粉色，1492v 则是由粉色变为棕色 3. 可在 BI 的标签上进行书写批次、锅号以及日期进行记录 4. 戴上护目镜（对于 1295，还需戴上防护手套），将冷却好的 BI 放入专用的紫色挤碎器中，关闭并挤压挤碎器将 BI 盖拧紧，并压碎培养基安瓿 5. 取出 BI，凭肉眼验证玻璃安瓿已压碎，并轻弹 BI 以确保紫色生长培养基流入瓶底部的生长室中	
生物指示剂培养	1. 将激活的 BI 放入一个自动阅读器孔并观察自动阅读器 LCD 面板以确认 BI 放置正确。如果 BI 放放正确，自动阅读器 LCD 面板将显示 ***，**，* 、然后在培养中的 BI 正下方显示剩余培养分钟数 2. 等待倒 LCD 面板显示培养结果后，记录 BI 结果 3. 需同时培养一支同批次未灭菌 BI 作为阳性对照	
结果解读	1. 阅读器 LCD 面板对应孔号下方会显示培养荧光结果，(+) 为阳性，(－) 为阴性 2. 如有需要，BI 可做进一步培养以获得可视 pH 颜色变化结果。即在持续培养 48 小时内，培养基由紫色变为黄色 3. 荧光判读出现阳性结果会伴随机器报警声，此时可按下右侧按钮结束报警	
注意事项与错误代码	1. 请在 LCD 面板上的 (+) 或 (－) 符号指示测试完成时，再从培养孔中取出生物指示剂 2. 如果在处理之后激活 BI 之前观察到培养基安瓿破损，请勿培养 3M™Attest™ 生物指示剂。使用新的生物指示剂重新检测灭菌器 3. 请在完成灭菌周期 1 小时内激活并培养 3M™Attest™ 快速判读式生物指示剂 1295 4. 请勿在 3M™Attest™ 生物指示剂放入孔内后将其取出或改变其位置。这样做可能导致结果丢失，并可能导致生物指示剂测试无效	

490 自动生物阅读器操作流程

图 6-43　生物阅读仪操作

第7章　无菌物品存放区岗位实践

第一节　职能与要求

一、职能及工作范围

(一) 概述

无菌物品存放区属于清洁区，在医院感染控制管理中划分为Ⅲ类环境，工作范围主要包括无菌物品的保管、存放和供应。内部区域划分包括无菌物品存放区、无菌物品发放区。无菌物品存放区设置卸载冷却区、无菌物品的存放架，无菌物品发放区可进行无菌物品的交接清点，移至下送车发放。

(二) 环境要求

无菌物品存放区的空气供给应尽可能的清洁，无尘，该区域应保持相对正压状态，减少经空气传播的污染从存放区外面进入。室内温度＜24℃，相对湿度＜70%，换气次数 4～10 次/小时。无菌物品存放区光线应充足，以方便包装标签的阅读。不应该有黑暗的角落或盲点，导致产品鉴别错误，错放或库存遗漏。充足的照明对工作人员的人身安全也至关重要详见表 7-1，表 7-2。

表 7-1　工作区域温度、相对湿度及机械通风换气次数要求

工作区域	温度（℃）	相对湿度（%）	换气次数（次/小时）
去污区	16～21	30～60	10
检查、包装及灭菌区	20～23	30～60	10
无菌物品存放区 ☆	＜24	＜70	4～10

注：☆为该工作区域要求

表 7-2　工作区域照明要求

工作面/功能	最低照度（lx）	平均照度（lx）	最高照度（lx）
普通检查	500	750	1000
精细检查	1000	1500	2000
清洗池	500	750	1000
普通工作区域	200	300	500
无菌物品存放区域 ☆	200	300	500

注：☆为该工作区域要求

每日用酸性氧化电位水或 500mg/L 含氯消毒液进行地面、存储架、台面消毒；建立紫外线消毒记录本，无菌物品存放间和传递窗每日紫外线消毒两次，每次 ≥ 30 分钟。物品存放架或柜应距地面高度 ≥ 20cm，离墙 ≥ 5cm，距天花板 ≥ 50cm，以减少来自地面、屋顶和墙壁的污染。无菌物品存放区仅限于履行工作职责的人员进入，着装应符合要求，见表 7-3。每月对无菌物品存放间的空气、物体表面及工作人员手进行生物学监测，空气监测结果为 ≤ 4.0CFU/ 皿（5 分钟）。物品表面细菌总数 ≤ 10CFU/cm^2；工作人员双手细菌总数 ≤ 10CFU/cm^2。（注：CFU Colony-FormingUnits 为菌落形成单位）

表 7-3　CSSD 人员防护及着装要求

区域	操作	防护着装					
		圆帽	口罩	防护服 / 防水围裙	专用鞋	手套	护目镜 / 面罩
诊疗场所	污染物品回收	✓	△			✓	
去污区	污染器械分类、核对、机械清洗装载	✓	✓	✓	✓	✓	△
	手工清洗器械和用具	✓	✓	✓	✓	✓	✓
检查、包装及灭菌区	器械检查、包装	✓	△		✓	△	
	灭菌物品装载	✓			✓		
	无菌物品卸载	✓			✓	△, #	
无菌物品存放区 ☆	无菌物品发放	✓			✓		

注：✓表示应使用。"△"表示可使用。# 表示具有防烫功能的手套；☆为该区域要求

二、国内行业标准

（一）术语定义

1. **无菌物品存放区**（sterilestorage area）　CSSD 内存放、保管，发放无菌物品的区域，为清洁区域。

2. **可追溯**（traceability）　对影响灭菌过程和结果的关键要素进行记录，保存备查，实现可追踪。

3. **灭菌**（sterilization）　是指杀灭或清除医疗器械、器具及物品上一切微生物的处理。

4. **湿包**（wetpack）　经灭菌和冷却后，肉眼可见包内或包外存在潮湿、水珠等现象的灭菌包。

5. **召回**（recall）　是指医院消毒供应中心按照规定的程序收回已发放至临床科室存在安全隐患的灭菌物品。

6. **院内运送**（intra hospital transport）　是指将消毒及无菌物品运送至本院区各使用科室。

7. **院外运送**（inter hospital transport）　是指将消毒及无菌物品运送至院区外分院及其他医疗机构。

8. **封闭式运送**（enclosed transport）　是指将消毒及无菌物品放置于封闭的运送箱（车）内，采用封闭方式进行物品的转运。

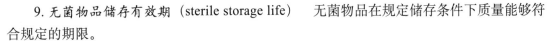

9. 无菌物品储存有效期（sterile storage life） 无菌物品在规定储存条件下质量能够符合规定的期限。

（二）管理规范摘要

1. 工作区域设计要求

（1）无菌物品存放区分别设人员出入缓冲间（带），缓冲间（带）应设洗手设施，采用非手触式水龙头开关，无菌物品存放区内不应设洗手池。

（2）无菌物品储存与发放区应根据存储与发放器械、器具及物品的种类、数量设置区域及功能。

（3）无菌物品发放区设发放工作台，配备信息采集设备。

（4）设置压力蒸汽灭菌物品冷却区域。

（5）无菌物品存放架（柜）应与一次性无菌物品存放架（柜）分开。

（6）工作区域的天花板、墙壁应无裂隙，不落尘，便于清洗和消毒；地面与墙面踢脚及所有阴角均应为弧形设计；电源插座应采用防水安全型；地面应防滑、易清洗、耐腐蚀。

2. 设施设备要求

（1）信息化系统：器械可能配送到医疗机构的几乎所有部门，但是此区域主要服务对象是手术室。通常通过使用运送车系统来实现。大多数的手术室物品存放在一个集中区域即消毒供应中心。必须配备一个可靠的系统，确保从无菌物品存放区向手术室供应物品。

（2）灭菌卸载设备及设施：应配有压力蒸汽灭菌器卸载设备。

（3）开放式储物架、带轮子的活动车：开放式储物架易于保持清洁、便于取物，移动架、车具有储存和运送功能。储存架设施宜选用耐腐蚀、耐磨的材质，如不锈钢，摆放要求距地面高度≥20cm，离墙≥5cm，距天花板≥50cm，避免被环境中的水、潮气、尘粒污染。

（4）无菌物品发放、运输车，有条件的医院配备电动下送车：无菌物品应采用封闭方式下送，应使用密闭的车或塑料箱，运输途中保持关闭状态。

（5）工作台应由易清洗、光滑和耐用的材料制成。不应存在外露照明设备、管子或者管道等能堆积和脱落灰尘的设备。

3. 质量控制过程的记录与可追溯要求 见第3章第一节。

三、岗位职责

（一）无菌物品发放岗位职责

1. 负责对进入无菌物品存放区的灭菌物品进行质量确认，严格执行查对制度，合格后方可存入。

2. 保持无菌物品存放环境清洁，物品放置有序。

3. 严格做好手卫生。

4. 无菌物品分类放置，标识清楚，物品数量准确无误。

5. 严格执行发放制度和流程，保证各类物品充足，根据科室需要安排物品发放，确保临床物品的及时供应，保证物品质量。

6. 发放物品的记录具有可追溯性。

（二）质量检查岗位职责

1. 负责消毒供应中心各项质量监测工作。

2. 指导和督促工作人员严格落实医院感染预防与控制及其他各项工作制度和措施，正确执行标准预防技术，确保工作质量达到预期目标。

3. 负责科室的定期质量检查和质量评价工作，发现问题，及时查找原因并制订相应对策。

4. 对清洗、消毒、灭菌运行参数进行复核，准确判断消毒灭菌效果，并签名。

5. 负责收集整理清洗、消毒、灭菌监测资料，按要求归档并保存。

6. 定期对工作人员进行手卫生和环境的监测。

7. 熟知灭菌失败处理流程和生物监测不合格时的物品召回流程。

8. 发现监测阳性结果和接到热源反应报告时，及时报告护士长，并协助查找和分析原因。

9. 负责新材料、新方法、新设备及新器械首次使用的监测工作。

10. 负责清洗消毒、包装、灭菌等设备的年度检测。

11. 负责清洗质量的定期监测工作。

12. 根据各项质量评价指标进行质量统计和分析、形成报告并归档。协助组织和制订各区的工作持续改进。

（三）下送岗位职责

1. 严格做好手卫生。

2. 负责可重复使用器械、器具、物品和一次性使用无菌物品的运送工作，保证无菌物品的及时供应。

3. 严格执行消毒隔离制度，保证器械、器具和物品运送安全，防止二次污染。

4. 负责与临床科室正确交接；准确填写相关记录。

5. 及时反馈临床各科室的意见，不断提高工作质量。

6. 负责运送工具的清洗消毒和存放。

第二节　无菌物品储存

学习目标

1. 熟悉无菌物品正确存放与管理的相关知识。

2. 熟练掌握灭菌卸载的操作要求。

3. 熟悉各类灭菌结果判定。

一、概述

（一）目的

无菌物品储存条件应符合 WS 310.2 的要求，以确保无菌物品在使用前保持无菌状态。

（二）储存适用范围

适用于消毒与无菌物品的储存。

（三）储存原则

1. 无菌物品储存区，储存保管的无菌物品是由消毒供应中心处理的重复使用无菌医疗器械、器具和部分一次性使用无菌器械等物品。

2. 接触无菌物品前后宜洗手或快速手消。

3. 质量验收和记录：无菌物品储存时应确认监测结果（物理监测、化学监测、生物监测）符合 WS 310.3—2016 灭菌质量要求。应进行包装完好性、湿包等质量检查。不符合标准的物品应分析原因，重新处置。质量检查主要包括以下原则：

（1）确认灭菌质量监测合格：若物理监测不合格，同批次灭菌的物品不得储存和发放包外化学监测不合格的灭菌物品，不得储存和发放。灭菌植入物应每批次进行生物监测合格后，无菌物品方可储存与发放：紧急情况时，可在生物 PCD 中加用五类化学指示物，五类化学指示物合格可作为提前放行的标志，待生物监测的结果出来后应及时通知使用科室。

（2）确认无菌包装应合格，包装清洁，无污渍；包装完好，无破损；闭合完好，包装松紧适宜。

（3）确认无菌物品标签合格，六项信息准确完整（锅号、锅次、物品名称、灭菌日期、失效期、责任者），字迹清晰；包外化学指示物变色符合要求。

（4）确认无菌物品没有湿包，湿包不能作为无菌包储存，应视为污染包，因为水分子能够破坏无菌包装的生物屏障，成为微生物的载体，造成包内无菌器械的污染，所以湿包不能作为无菌物品储存。

4. 按照"先进先出"的原则摆放物品。

5. 无菌物品储存效期根据 WS 310.2—2016 中无菌物品储存效期的规定。

（1）无菌物品存放区环境的温度混度达到 WS310.1 的规定时，使用普通棉布材料包装的无菌物品有效期宜为 14 天。

（2）未达到环境标准时，使用普通棉布材料包装的无菌物品有效期不应超过 7 天。

（3）医用一次性纸袋包装的无菌物品有效期宜为 30 天；使用一次性医用皱纹纸、医用无纺布包装的无菌物品，有效期宜为 180 天；使用一次性纸塑袋包装的无菌物品，有效期宜为 180 天。硬质容器包装的无菌物品，有效期宜为 180 天。

6. 建立基数，根据临床工作量建立各类无菌物品、抢救物品数量。各类无菌物品每日清点、及时补充，保证储备充足。重复使用器械的备量不低于 1：2。急救物品的储备根据医院的规模和承担急救任务量来定。

7. 灭菌后的物品应分类、分架存放在无菌物品存放区，不应混放或堆放。普通诊疗包应分类放置在同一层架上或同一灭菌篮筐内储存；较小的、不规则的无菌包应分类放置在固定的容器中储存。

8. 一次使用的无菌器材应去除外包装，避免外包装污染无菌物品储存环境。拆去外包装无菌物品可进入无菌物品存放区，应检查包装完好性，核对生产厂家、生产批号、灭菌日期、失效日期等信息与外包装信息内容是否一致。

9. 低温灭菌无菌物品与高温高压灭菌物品分类分架放置，双人核对物理监测、化学监测、生物监测，结果应为合格，核对无菌包标识六项信息准确完整，包外化学指示物变色符合要求，方可放置在无菌存放区。

10. 消毒物品应在清洁区储存，但需与灭菌物品分柜或分架储存。消毒物品应设专架或专柜存放，并设置标识，标识醒目清楚。消毒物品应保证彻底干燥，包装后储存，避免细菌繁殖或受到真菌污染。

11. 灭菌物品冷却从灭菌容器拉出灭菌器柜架，放于无菌储存区进行冷却并设置"冷却"字样的标识牌，冷却时间＞30分钟，保证足够的冷却时间，防止产生湿包。

12. 安全管理措施

（1）认真执行灭菌物品卸载、存放流程：储存中应保护无菌物品不受污染和损坏；搬运无菌物品用清洁车。

（2）灭菌后物品误放不洁处或掉落地面应视为被污染；灭菌后物品与潮湿物品接触应视为被污染；存放的灭菌物品包装松散或筛孔未闭应视为被污染；灭菌物品超过有效期应视为被污染。存在上述情况的灭菌物品均不得使用，必须重新处置。

（3）存放环境不佳是造成锈蚀的原因之一，为了避免出现类似情况，灭菌物品应在干燥和无尘环境中存放。避免温差变化过大，以防器械上出现潮湿聚集。

（4）不要将灭菌物品同化学药品存放在一起，因为化学药品直接接触可能会毁坏金属器械，化学药品释放的锈蚀性气体也可能造成金属器械锈蚀。

（5）卸载时发现湿包应重新处置，记录并进行原因分析。对于使用者发现的湿包问题应及时反馈消毒供应中心，其物品和器械不能作为无菌物品使用，并进行问题记录和分析。

（6）无菌物品存放区不得存放任何杂物，非本室工作人员不得擅自入内。

二、卸载及储存操作流程

（一）准备工作

1. 人员准备　做好手卫生，穿工作服，戴圆帽，穿专用鞋。

2. 环境准备　储存环境温度低于24℃，相对湿度低于70%，换气次数4～10次/小时，空调通风口滤网每周定期清洗，保证空气质量。地面、存放柜、架应每天擦拭清洗消毒，保洁工具单独使用，用后应做好清洗消毒，晒干放置，防止交叉感染。

3. 物品准备　卸载车、清洁干燥的篮筐、储物架或储存柜、转运车、手消毒液。

（二）操作方法

1. 接触无菌物品前做好手卫生。

2. 质量检查：灭菌程序完成后，及时拉出灭菌物品，在室温下冷却时间＞30分钟，后方可卸载，充分冷却后，检查有无包外湿包、包外化学指示物变色情况等。检查包装是否闭合完好，纸塑包装袋应密封完整，硬质容器卡锁完整。检查外包装标识，应完整、清晰、正确。

3. 储存

（1）灭菌后物品应分类、分架放置，固定位置，设置标识。

（2）采用开放式储存架，可将无菌物品直接或使用篮筐放置于储存架上。

（3）消毒后直接使用的物品专区或专架储存。

（4）一次性使用无菌物品外包装无破损，无污染，无潮湿，检测报告合格，批次批号清晰，标明生产日期和失效日期，各项信息齐全的一次性无菌物品拆除外包装后进入无菌物品存放区储存。

（三）质量评价标准

1. 保持室内清洁，桌面、柜内、抽屉、储物架、地面清洁干净无尘，环境监测符合标准。

2. 接触无菌物品工作人员必须注意手卫生。

3. 严格遵守各项制度，确认包外化学指示胶带、化学批量挑战测试包内指示卡变色合格后方可卸载。

4. 无菌物品分类存放，标识明确，遵循先进先出原则。

（四）注意事项

1. 注意手卫生，接触无菌物品前后应洗手或手消毒，手部不佩戴戒指等饰物，防止划破外包装纸。

2. 保证足够的冷却时间，防止产生湿包。灭菌冷却归类上架，无菌物品掉落地上或放置不洁之处，即视为污染，不得作为无菌物品发放和使用。发放后的无菌物品不可再回无菌物品储存间，需重新灭菌。

3. 同类物品宜放置在同一层架上或同一灭菌篮筐内，细小物品建议用篮筐或固定容器放置。

4. 无菌物品按有效期先后顺序分类放置，先进先出原则，取放无菌包尽量使用灭菌篮筐，减少手接触次数。

第三节　无菌物品发放

学习目标

1. 掌握无菌物品发放查对制度，确保发放无菌物品的有效性和可追溯性。

2. 掌握无菌物品发放、下送原则和操作要求，确保物品安全有效。

一、概述

（一）目的

无菌物品的发放是指将储存的无菌物品发放至使用部门时，进行无菌物品质量确认检查、配装、运送等操作。

（二）适用范围

适用于消毒及无菌物品的发放与运送。

（三）发放原则

1. 无菌物品发放时应遵循"先进先出"的原则。

2. 建立严格的查对制度，发放时应确认无菌物品的有效性。植入物应在生物监测合格后，方可发放。

3. 建立无菌物品发放服务制度，及时供应无菌物品。根据临床需求，通过信息系统建立常规物品、专科物品、一次性耗材等供应服务，通过电脑预约申请、紧急请领、污物回收清点等方式，准备临床所需要的无菌物品。

4. 各类物品的发放记录应具有可追溯性，应记录一次性使用无菌物品出库日期、名称、规格、数量、生产厂家、生产批号、灭菌日期、失效期等。

5. 建立无菌物品质量问题的反馈制度，持续改进工作质量。

二、发放操作流程

（一）准备工作

1. 环境准备　发物台、传递窗保持清洁、干燥，无杂物。

2. 人员准备　工作人员进入该区域着装符合要求，洗手或手消毒。

3. 物品准备　转运车、封闭箱、各种物品的申领单、手消毒液等。

（二）操作方法

1. 发放无菌物品时应严格执行查对制度，基本要求是三查：放（入库）时查、存（储存）时查、发（发放）时查。

2. 依据领物申请单或发放单核对发放物品，包括六项核对：核对物品名称、灭菌日期、失效期、数量、科室、包的完整性。

3. 检查包外标识，核对无菌包的名称、科室、灭菌器编号、锅次、灭菌日期、失效日期检查、配包者、检查包装者、灭菌者等相关信息；或含有上述信息标识，字迹清晰、容易识别。

4. 核对包装质量，检查纺织物、无纺布及一次性医用皱纹纸的包装闭合的完好性，封口胶带长度；纸塑包装的封口处是否平整，压封是否紧密和连续，密封宽度应 ≥ 6mm，包内器械距包装袋封口处 ≥ 2.5cm；硬质容器的锁扣是否连接紧密、闭合完好。

5. 灭菌质量再确认，检查包外化学指示胶带变色情况；检查有无湿包。

6. 外来器械，发放前应检查公司名称和器械名称是否吻合；使用部门及地点；运送要求及方式等。

7. 植入物的常规放行，应生物监测合格后发放。

8. 紧急情况灭菌植入物时，使用含第 5 类化学指示物的生物 PCD 进行监测，化学指示物合格可提前放行，并做好记录，生物监测的结果应及时通报使用部门。

9. 精密特殊器械宜按标识要求分开发放，注意轻拿轻放，防止碰撞。

10. 分装、搬运手术器械时应平稳，防止器械损坏；手术器械包，分装搬运时应双手托住器械两端的底部移动和搬运，或借助车移动。禁止用推、拉、托的方式移动无菌包，造成包装破损，尤其防止一次性无菌包装材料的破损。

11. 传递窗发放：临时或特殊情况下，可在无菌物品储存区传递窗口直接发放无菌物品；领取无菌物品时应放入封闭容器中传递。

12. 将消毒及无菌物品放入封闭运送箱时，物品放置勿挤压，小包和单包灭菌器械应使用专用篮筐放置，以免受压变形。

（1）封闭箱，发放前认真检查盛放装无菌物品的容器是否严密、清洁，有无破损、污渍、霉变、潮湿；严禁将无菌物品和非无菌物品混放；封闭箱应标明接收物品的部门等，防止错发。

（2）运送中封闭箱应保持关闭状态，防止污染。

（3）盛放无菌物品的容器每天清洗消毒 1 次，干燥备用。

13. 无菌物品使用专用转运车，将无菌物品装放在装载篮筐中，再放入转运车内发放。转运车应有标识，转运中车门应保持关闭，转运车每天彻底清洗消毒 1 次，干燥备用。

14. 消毒供应中心和手术部门可使用专用电梯发放、运输无菌物品。

15. 发放清单确认：使用物资系统打印物品清单，发放人和接收人员应在发放清单上签名，双方认可。记录单应完整，字迹工整，应具有追溯性，保存备查 3 个月以上的时间。特殊情况需单独留存并进行交班记录。

16. 一次性耗材发生质量问题时，及时反馈使用过程中发生的不良事件，并立即停止使用，详细登记时间、种类、事件经过、结果、涉及产品单位、批号，汇报护士长和相关部门；及时封存取样送检，不得擅自处理。

（三）注意事项

1. 严格按消毒隔离技术操作原则执行，凡发出的无菌物品，即使未使用，一律不得返回无菌物品存放区。

2. 过有效期的灭菌物品必须从无菌物品存放区取出，重新进行清洗包装和灭菌。

3. 发放操作前应做好手卫生。

（四）发放无菌器械包操作流程及质量标准（图 7-1）

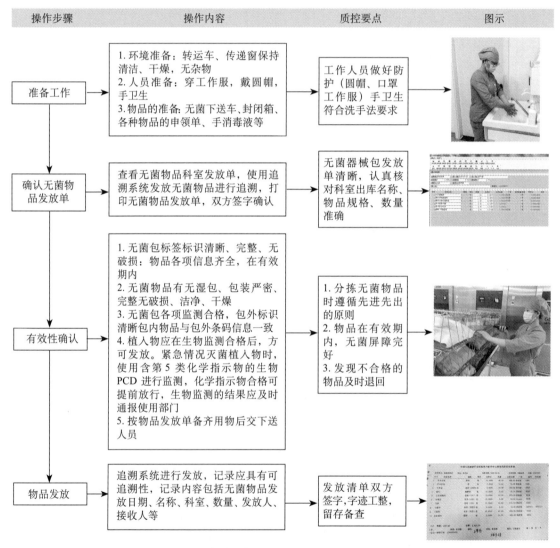

图 7-1 发放无菌器械包操作流程及质量标准

（五）发放一次性耗材操作流程及质量标准（图 7-2）

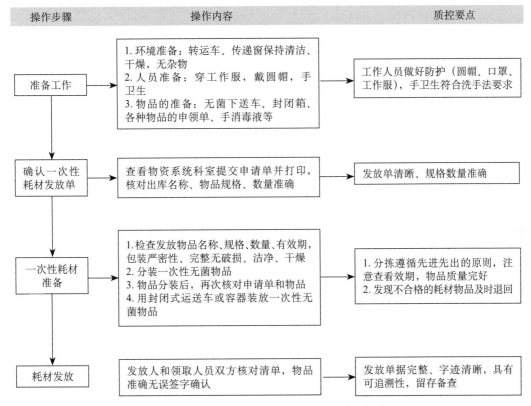

操作步骤	操作内容	质控要点
准备工作	1. 环境准备：转运车、传递窗保持清洁、干燥，无杂物 2. 人员准备：穿工作服，戴圆帽，手卫生 3. 物品的准备：无菌下送车、封闭箱、各种物品的申领单、手消毒液等	工作人员做好防护（圆帽、口罩、工作服），手卫生符合洗手法要求
确认一次性耗材发放单	查看物资系统科室提交申请单并打印，核对出库名称、物品规格、数量准确	发放单清晰、规格数量准确
一次性耗材准备	1. 检查发放物品名称、规格、数量、有效期，包装严密性、完整无破损、洁净、干燥 2. 分装一次性无菌物品 3. 物品分装后，再次核对申请单和物品 4. 用封闭式运送车或容器装放一次性无菌物品	1. 分拣遵循先进先出的原则，注意查看效期，物品质量完好 2. 发现不合格的耗材物品及时退回
耗材发放	发放人和领取人员双方核对清单，物品准确无误签字确认	发放单据完整、字迹清晰，具有可追溯性，留存备查

图 7-2　发放一次性耗材操作流程及质量标准

三、下送操作流程

（一）准备工作

1. 环境准备　发物台、传递窗、转运车、保持清洁、干燥，无杂物。

2. 人员准备　工作人员按照医院规范要求着装，做好手卫生，戴圆帽，穿外出专用鞋。

3. 物品的准备　下送车、封闭箱、各种物品的申领单、手消毒液等。

（二）操作方法

1. 院内运送

（1）按发放清单核对无菌物品并装车。

（2）按规定的运送路线下送，做到急用优先。

（3）运送过程中落实手卫生，防止消毒及无菌物品被污染，安全运输。

（4）无菌物品到达使用科室后，与相关人员进行交接，双人核对并在发放清单签字确认。

（5）运送工作完成后，运送工具应清洁消毒，干燥保存。

2. 院外运送

（1）按发放清单核对院区外分院及其他医疗机构的消毒及无菌物品，并装箱或装车。

（2）按照运送顺序摆放运送车（箱），并妥善固定。

（3）运送人员与接收人员共同在发放清单签名确认。

（4）使用后的运送工具应清洁消毒，干燥保存。

（三）注意事项

1. 运送箱装车时不宜叠放过高。

2. 下送前准确统计清点数量，发无菌物品时，认真检查，不发过期、湿包、落地包，不欠科室物品。

3. 院外运送的物流箱式运送车如不能做到洁污分开，每次使用后应进行消毒。

（四）无菌物品下送操作流程及质量标准（图 7-3）

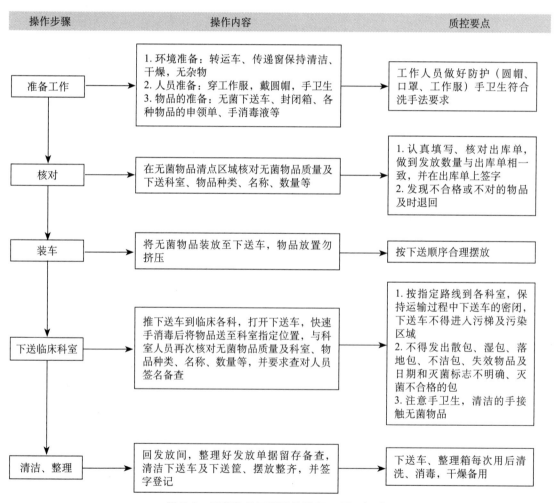

图 7-3 无菌物品下送操作流程及质量标准

第四节　召　回

一、概述

(一)目的

避免灭菌不合格的物品被发放和使用。

(二)适用范围

适用于所有不合格的无菌物品。

(三)原则

1. **法律依据**　以中华人民共和国卫生行业标准——《医院消毒供应中心管理规范》《清洗消毒及灭菌技术操作规范》《清洗消毒及灭菌效果监测标准》(WS 310.1.2.3—2016)的要求为参照依据。

2. **遵循国家标准**　应建立持续质量改进制度及措施,发现问题及时处理,并应建立灭菌物品召回制度如下。

(1) 生物监测不合格时,应通知使用部门停止使用,并召回上次监测合格以来尚未使用的所有灭菌物品。同时应书面报告相关管理部门,说明召回的原因。

(2) 相关管理部门应通知使用部门对已使用该期间无菌物品的患者进行密切观察。

(3) 应检查灭菌过程的各个环节,查找灭菌失败的可能原因,并采取相应的改进措施后,重新进行生物监测3次,合格后该灭菌器方可正常使用。

(4) 应对该事件的处理情况进行总结,并向相关管理部门汇报。

二、召回流程操作

(一)召回类型

1. **主动召回**

(1) 确认生物监测不合格时。

(2) 同一批次灭菌物品使用中发现多个化学包内卡指示变色不合格问题。

(3) 临床出现感染问题,疑似的同批次、同品种或同规格的物品。

(4) 临床反映多项同批次或同种、规格的无菌物品质量出现不安全问题时。

2. **被动召回**

(1) 根据使用问题报告,实施被动召回,如器械清洗不合格、湿包、包内指示卡不合格、无菌包标签六项信息错误等。

(2) 有问题的灭菌物品不合格投诉事件,应对不合格物品的性质、发生状况、影响程度,以及投诉人资料做详细记录。

（3）据临床投诉性质，由灭菌物品召回小组负责对灭菌物品不合格原因进行分析。

（4）各小组配合护士长对投诉问题的追查，并提供处理意见。

（二）召回流程

1. 一次性无菌耗材不合格召回

（1）一次性无菌耗材入库时，应认真清点物品的数量，检查外包装是否破损、潮湿，检查合格后方可录入物资管理系统。系统中各项信息齐全，包括采购日期、供货商、物品名称、规格、数量、灭菌时间、失效时间、发票号、发票日期，使物品的发放日期，发放科室、发放人、发放数量等具有可追踪性。

（2）科室在使用时发现无菌物品出现包装破损、有不明变质物体、漏液、针尖折断等一系列质量问题时，应立即告知科室将不合格物品送回 CSSD，上报护士长，在一次性耗材缺陷记录表上登记，追踪是否是批次问题。核实后立即召回该批次产品。更换合格产品后，如实上报相关部门，并补充相关科室物品数量。

（3）CSSD 在去除产品外包装及发放时发现产品出现质量问题时，查看同一批次产品的质量，上报护士长，及时与采购中心联系，通知厂家，更换产品，并登记。

2. 生物监测不合格时，召回操作流程

（1）确认生物监测不合格后，立即上报相关主管部门，启动召回流程。

（2）确定至上次生物监测合格以来的灭菌日期及锅号、锅次。例如，2 号灭菌器 4 月 14 日第一锅次生物监测结果不合格，则召回 2 号灭菌器 4 月 7 日生物监测合格后第一锅次到 4 月 14 日第一锅次之前的所有灭菌物品。

（3）立即通知使用部门停止使用召回范围内的灭菌包，由 CSSD 集中回收处理，同时将替代物品送至临床科室。

3. 展开调查

（1）检查灭菌过程的各个环节，查找灭菌失败的可能原因。检查灭菌运行中的物理参数、生物监测、操作流程、PCD 制作和放置是否符合标准，物品装载是否过满或过少，化学监测等是否正常，灭菌耗材和物品监测耗材质量，包括失效期、批号等。分析判断生物监测不合格原因，同时再进行一次生物监测，并通知灭菌器及生物指示物阅读器厂家对相关设备进行检查。

（2）分析影响灭菌质量的因素，水、电、气供给，蒸汽质量，排水管道等。灭菌产品厂商协助分析原因。

（3）排除以上问题，如为人员操作问题，应加强规范操作流程、操作培训，严格执行操作规程。

（4）召回物品需记录在召回登记表中，见表 7-4。应对该事件处理情况进行书面报告，并上报护理部和医院感染管理部门指定负责人。汇报排查的问题和改善措施及建议，应从事件中总结经验，制订防范措施，并对该事件的处理情况进行总结，完善有关制度，达到持续质量改进。对事件的总结报告应存档并妥善保存。

表 7-4 灭菌不合格物品召回记录表

灭菌不合格报告人	发现不合格的时间： 年 月 日 时				锅号 / 锅次	
不合格原因：□ 生物监测不合格 □ 发生院内感染 □ 其他						
结果复核者：	上报：□ CSSD 护士长 □ 主管部门 □ 医院感染					
启动召回负责人：□ CSSD 负责人 □ 主管部门 □ 医院感染						
启动召回时间： 年 月 日 时			完成召回时间： 年 月 日 时			
上次生物监测合格时间与锅次： 年 月 日 时 锅次						
召回物品时间与锅次：从 年 月 日 时 锅次起至 年 月 日 时 锅次止						
召回物品的明细：						
物品名称	数量	灭菌日期或条码	锅号	锅次	使用科室	物品使用状态
未能召回的灭菌物品：科室： 数量： 种类： 危险性物品：□ 高 □ 中 □ 低						
未能召回原因说明：						
灭菌不合格质量分析：						
预计可能发生的风险：						
签名：消毒员： 质控员： 护士长 / 主任：						

（三）注意事项

1. 召回物品按照污染物品处理，遵循清洗—消毒—包装—灭菌的原则重新处理。

2. 如为灭菌器故障原因，维修后进行生物监测，连续 3 次合格后方可使用。预真空压力蒸汽灭菌器同时应进行 B-D 测试并重复 3 次，连续监测合格后灭菌器方可使用。小型压力蒸汽灭菌应满载进行生物监测，连续 3 次合格后方可使用。

3. 消毒供应中心的上级主管部门、护理部或医务处主管领导，接到"灭菌物品召回报告"后，应尽快通知临床、医技等使用部门对已经使用该期间无菌物品的患者进行密切观察，发现感染等相关迹象时，应及时给予正确、恰当的处理，并按照医院的要求将感染病例或疑似感染病例报告感染部门。

（四）质量持续改进

1. 一旦发生生物监测不合格，立即通知科室领导、灭菌监测人员、其他相关人员。

2. 立即停用现场灭菌物品，并妥善封存登记。

3. 立即查找原因，应立即停发此次灭菌物品并全部召回自上次监测合格之后的已发放物品。

4. 及时配送相应替代物资到涉及的使用部门。

5. 生物监测复核。

6. 调查研究，及时进行灭菌设备的检修、监测。

7. 填写召回登记表，记录召回过程。

（五）召回操作流程（图7-4）

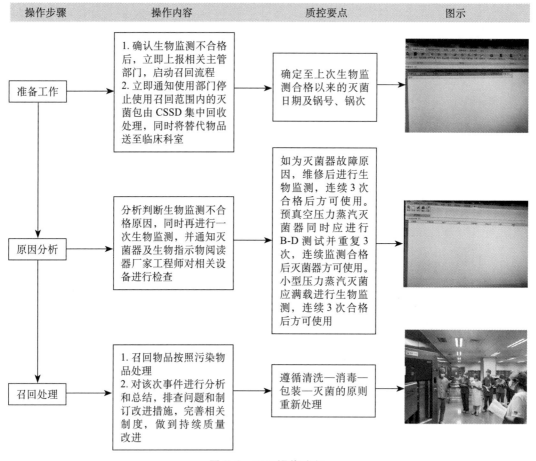

图 7-4 召回操作流程

第五节 信息化追溯系统

学习目标

1. 认识到信息化追溯系统在消毒供应中心管理的重要性。

2. 阐述信息化追溯系统满足医疗机构和消毒供应中心的使用要求。

3. 掌握信息化追溯系统的使用流程。

一、概述

（一）目的

通过合理的追溯技术，有利于完善医院 CSSD 的质量控制体系，保证供应的物品安全，从而为患者和医护人员提供安全的就医和工作环境。

（二）术语定义

信息化质量追溯管理系统（informationalized qualitytracking management system）是通过信息化手段实现医院消毒供应中心工作全流程质量管理的一种工具，能记录复用诊疗器械、器具和物品在消毒供应中心从回收、清洗、消毒、包装、灭菌、储存、发放及手术室 / 临床科室使用的整个过程。

二、信息化追溯系统的使用要求

（一）参照标准及规范

CSSD 物品追溯系统应符合卫生行业标准 WS 310.3—2016 的要求，实现消毒供应中心可重复使用无菌物品处理的全过程信息化管理。

（二）使用要求及原则

CSSD 信息系统基本功能包括管理功能和质量追溯功能。

1. 管理功能内容

（1）CSSD 人员管理功能，至少包括人员权限设置，人员培训等。

（2）CSSD 物资管理功能，至少包括无菌物品预订、储存、发放管理、设备管理、手术器械管理、外来医疗器械与植入物管理等。

（3）CSSD 分析统计功能，至少包括成本核算、人员绩效统计等。

（4）CSSD 质量控制功能，至少包括预警功能等。

2. 质量追溯功能内容

（1）记录复用无菌物品处理各环节的关键参数，包括回收、清洗、消毒、检查包装、灭菌、储存、发放、使用等信息，实现可追溯。

（2）追溯功能通过记录监测过程和结果（监测内容参照 WS310.3），对结果进行判断，提示预警或干预后续相关处理流程。

（三）CSSD 信息系统技术要求

1. 对追溯的复用无菌物品设置唯一性编码。

2. 在各追溯流程点（工作操作岗位）设置数据采集终端，进行数据采集形成闭环记录。

3. 追溯记录应客观、真实、及时，错误更正需有权限并留有痕迹。

4. 记录关键信息内容包括操作人、操作流程、操作时间、操作内容等。

5. 手术器械包的标识随追溯物品回到 CSSD。

6. 追溯信息至少能保留 3 年。

7. 系统具有和医院相关信息系统对接的功能。

8. 系统记录清洗、消毒、灭菌关键设备运行参数。

9. 系统具有备份、预警机制。

（四）与其他系统的融合

为了更好地支持临床需求，CSSD 信息系统必须和医院基础的信息系统内的其他模块配合使用，与现有的医院信息系统无缝对接，实现系统间的互联互通和数据共享，方便消毒供应中心业务的开展。

三、信息化追溯系统的特点

（一）信息传递的时效性

在执行每日工作流程时，只需要扫描相应的条码，就能记录详细情况，达到采集实时数据，记录具有随时可查、不可更改性。

（二）提高工作效率

实现信息快速流转、数据共享、规范化管理、方便快捷的操作，数字精确统计，实现成本管理的信息化处理。如在下收工作开始前，通过质量追溯系统，查看全院待收物品，选择性到达科室，可避免盲目下收；无纸化全程记录，把工作人员从烦琐的手工记录中解放出来，各项查询、统计功能的实现，极大地减少了工作人员的重复机械劳动；工作量统计与成本核算通过信息化完成，方便快捷、及时准确，有效地提高了工作效率。

（三）有效追溯，提供举证依据

通过扫灭菌包外条码标识，可以追查到该灭菌包的历史和目前状态，以及该灭菌包每一个处理环节中的责任人，处理的时间、方式及关键技术参数，以便查找和追寻相关的原因和责任，准确分析问题，达到工作质量的持续改进，为管理人员的责任认定提供依据。

（四）科学管理，降低医院感染

1. 报警机制　过期预警，并准确定位库存摆放位置。快速查找已经发放的物品，向临床科室发送警示通知。及时提醒工作人员回收过期或有质量问题的物品，建立有效的灭菌物品召回流程，避免患者和医护人员的感染，减少大量物品需要被召回时的工作量及对临床工作的影响程度。

2. 信息发送功能　可以随时传达临床科室对消毒供应中心的工作提出的意见和建议，消毒供应中心也可以有针对性地向全院或个别科室发送相关信息，密切联系，促进了有效的沟通。

3. 操作报警　对流程操作环节控制，拒绝不符合要求的操作，有效管理人员操作的随意性。

4. 移动化办公　采用无线终端的方式进行包的扫描跟踪，同时可以采集资料（如照片、数据等）发送到服务端，操作过程灵活、方便。

四、信息化追溯系统的使用功能

CSSD 质量管理信息化追溯系统的使用功能

1. 回收清点与分类

（1）回收清点各科室物品，确认回收物品数量，带条码回收的器械包，直接扫描包条码，系统自动获取科室信息，完成回收信息记录并产生回收确认单。

（2）支持器械、器械包丢失及正常报损处理，登记丢失、报损信息后自动通知临床科室，待科室确认后再将对应器械的成本算入该科室的成本核算中。

（3）系统中还可查看器械、器械包的图片以及回收的注意细节。

2. 清洗与消毒

（1）完成清洗消毒过程的记录，通过扫描各标识条码记录清洗人员、清洗方式、清洗程序，记录清洗过程的关键参数。

（2）清洗方式可以选择机械清洗和手工清洗，器械包与清洗篮筐编码标识关联，通过扫描完成清洗过程记录。

（3）手工清洗物品责任到人，将清洗人与器械包关联，便于管理。

（4）针对清洗不合格的器械，可登记清洗不合格记录，并自动返回待清洗状态。

（5）在清洗设备开放数据访问接口的情况下，系统可与清洗设备做接口开发，自动采集清洗机工作参数并显示在系统页面，可通过系统打印。

3. 装配管理

（1）器械包装配时扫描清洗篮筐条码，系统显示篮筐内物品清单及器械图谱，装配者通过扫描个人条码和篮筐条码完成装配操作，系统自动存储装配人员信息。

（2）系统支持装配任务分组功能，不同分组的器械分开显示。负责对应分组的用户登录，只看到本组的装配任务。

（3）支持器械包装配教学功能（如图片教学、视频教学及装配注意事项）。支持可视化标签模板设计功能，可通过页面标签设计工具箱，采用所见即所得的方式，自行设计无菌物品包外标签所打印的信息和格式。支持器械到期保养提醒功能。

4. 审核包装

（1）装配任务完成之后，审核者对器械包进行查对，打印标签，标签内容包括科室、物品名称、配包者、审核者、灭菌日期、失效日期、器械包条码。

（2）标签打印时有提示框弹出功能，提醒审核人员对重要信息再次确认。审核者通过扫描个人条码和单击审核按钮即完成审核操作,打印出器械包条码,再扫所需摆入篮筐条码。可以在该页面查看到个人的审核工作量。

（3）未装配、未审核的器械包，在灭菌任务中可以查看。

5. 灭菌管理

（1）灭菌员通过扫描装载篮筐条码和物品包外条码进行待灭菌物品装载，扫描灭菌器相关指令启动灭菌任务。

（2）自动完成灭菌过程记录，记录灭菌人员、灭菌设备、灭菌程序及各类物品。

（3）灭菌结束后，监测合格，工作人员扫码灭菌审核通过，即可以进行下一步发放环节。

（4）系统可登记灭菌中断情况，并关联登记质量监测事件。灭菌中断情况处理后可选择继续灭菌或灭菌失败。灭菌失败后，可整锅重新灭菌，不需要重新扫描。

（5）在灭菌设备开放数据访问接口的情况下，系统可与灭菌器设备做接口，自动采集灭菌器工作参数并显示在系统页面，可通过系统打印。

6. 发放管理

（1）科室工作人员凭器械回收确认单及个人条码即可到消毒供应室领取已灭菌的本科室物品。

（2）通过扫描发放人员条码、灭菌物品条码、科室人员条码，即可完成发放操作并记录打印发放单。

（3）记录单上有发放人员、发放时间、发放物品名称、发放科室等信息。支持通过 PDA 完成发放工作。

（4）发货扫描物品条码与科室申请物品不一致时，将发出警报声音并有错误提示，防止错误发货。

7. 外来医疗器械管理

（1）包括外来器械包的申请、回收登记、清洗、装配与审核、灭菌、生物监测、发放管理等。

（2）对于需要使用外来医疗器械及植入物的手术，外来医疗器械送至消毒供应中心前，需要先在系统中提交《外来医疗器械及植入物需求申请单》；消毒供应中心根据申请单信息确认接收外来器械数量，再进行消毒供应中心内部环节处理。

（3）外来医疗器械包在完成接收和清洗之后，在装配环节支持用特殊标识与其他器械包进行区分并打印包外条码标签。

（4）对于包含内容物较多的外来医疗器械包，应支持拆分成多个包进行包装，即支持拆包操作。

（5）外来医疗器械使用后需要二次回收及二次清洗消毒后再归还厂家。

（6）各环节都需要登记相关信息并分别统计工作量。

（7）系统支持外来医疗器械说明书功能，可上传管理各类型说明书，并在各环节显示对应的说明书。外来医疗器械灭菌追溯表支持记录与打印。系统支持带植入物的器械包提示生物监测结果功能，带植入物的灭菌记录必须填写生物监测相关信息。若生物监测结果未填写且发放，系统自动按提前放行统计。

8. 器械库管理

（1）包括材料入库、出库、盘点等记录，与器械包误差器械补充实时联动，实现自动出库记录，正常损耗补充处理。

（2）支持基数管理，提供动态库存及静态库存盘点功能。

9. 质量监测与管理

（1）为消毒供应中心物品处理各环节及临床科室质量监测信息记录与反馈，提供相关质量监测指标报表。

（2）根据各工作区域质量管理重点建立相应的质量目标，以确保无菌物品达到质量要求。

（3）建立质量管理、质量标准、工作规程和质量管理制度，对 CSSD 清洗、消毒、灭菌工作和质量监测进行指导和监督，定期进行检查与评价，发现问题后及时查找原因并予以控制。

10. 成本管理

（1）对 CSSD 业务活动中所发生的各种费用按照核算的科目进行归集和分类，计算出总成本和单位成本。对 CSSD 进行总成本管理，通过数据让管理者了解 CSSD 运行的资金流动状况，为成本决策、成本控制提供科学依据。

（2）对 CSSD 采集的信息资料进行汇总整理，形成数据链条，为 CSSD 管理层提供决策依据的同时，得到财务、设备管理、院感防控的技术援助与资金支持，更好地服务于医院各临床科室和手术室等部门。

11.人员管理

（1）与业务主管的院级领导、护理部门、CSSD 主管、人事部门等相关部门和领导进行人事信息互通。

（2）科学设置工作岗位，描述岗位职责，确定 CSSD 人员配置数量、工作时数，提高工作人员的综合能力。

（3）确定员工招聘条件、薪资福利及劳动关系，制订工作人员职业发展规划。

（4）通过绩效考核评价人员配置和培训效果，对员工进行奖惩激励。

12.设备设施管理

（1）设备设施管理应与设备实现数据共享。

（2）需要采购的器械、器具和物品，在共享平台可以查阅厂商提供的营业执照、法人证书、产品审批文件、产品说明书和价格。

（3）医疗器械、器具、物品和设备的更换及维修，预防性维护通知和记录，提供器械、设备使用操作说明及使用数据等信息的收集与管理。

五、信息化追溯系统使用操作流程

通过科学合理的信息化追溯技术，记录器械和医疗物品从回收、清洗消毒、包装、灭菌、存储和发放，以及在手术室和临床科室内使用的整个过程，有利于完善医院 CSSD 的质量控制体系，保证供应的无菌物品安全。如图 7-5，图 7-6。

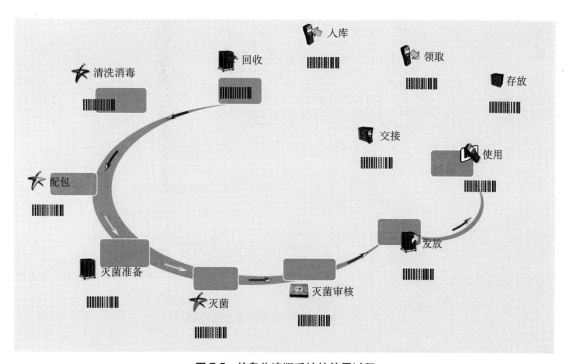

图 7-5　信息化追溯系统的使用过程

操作步骤	操作内容	质控要点

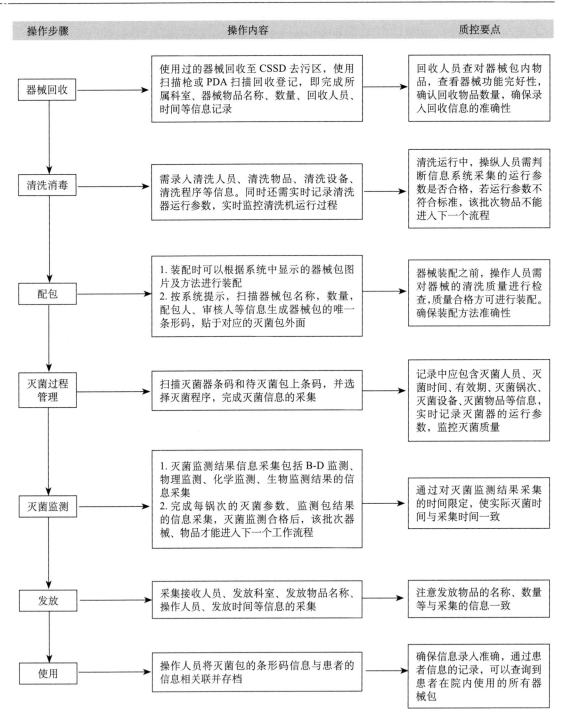

器械回收 → 使用过的器械回收至 CSSD 去污区，使用扫描枪或 PDA 扫描回收登记，即完成所属科室、器械物品名称、数量、回收人员、时间等信息记录 → 回收人员查对器械包内物品，查看器械功能完好性，确认回收物品数量，确保录入回收信息的准确性

清洗消毒 → 需录入清洗人员、清洗物品、清洗设备、清洗程序等信息。同时还需实时记录清洗器运行参数，实时监控清洗机运行过程 → 清洗运行中，操纵人员需判断信息系统采集的运行参数是否合格，若运行参数不符合标准，该批次物品不能进入下一个流程

配包 → 1. 装配时可以根据系统中显示的器械包图片及方法进行装配 2. 按系统提示，扫器械包名称，数量，配包人、审核人等信息生成器械包的唯一条形码，贴于对应的灭菌包外面 → 器械装配之前，操作人员需对器械的清洗质量进行检查，质量合格方可进行装配。确保装配方法准确性

灭菌过程管理 → 扫描灭菌器条码和待灭菌包上条码，并选择灭菌程序，完成灭菌信息的采集 → 记录中应包含灭菌人员、灭菌时间、有效期、灭菌锅次、灭菌设备、灭菌物品等信息，实时记录灭菌器的运行参数，监控灭菌质量

灭菌监测 → 1. 灭菌监测结果信息采集包括 B-D 监测、物理监测、化学监测、生物监测结果的信息采集 2. 完成每锅次的灭菌参数、监测包结果的信息采集，灭菌监测合格后，该批次器械、物品才能进入下一个工作流程 → 通过对灭菌监测结果采集的时间限定，使实际灭菌时间与采集时间一致

发放 → 采集接收人员、发放科室、发放物品名称、操作人员、发放时间等信息的采集 → 注意发放物品的名称、数量等与采集的信息一致

使用 → 操作人员将灭菌包的条形码信息与患者的信息相关联并存档 → 确保信息录入准确，通过患者信息的记录，可以查询到患者在院内使用的所有器械包

图 7-6　信息化追溯系统使用操作流程

第8章 应急预案与操作考核

第一节 应急预案

一、概述

（一）目的

针对消毒供应中心可能发生的各类突发事件如火灾、停水、停电、停蒸汽、泛水、化学气体泄漏、蒸汽泄漏等制订出应对的处置方案，工作人员可以按照预案迅速、有序、有效地开展应急行动。

（二）术语定义

1. **应急预案** 消毒供应中心应急预案是指针对消毒供应中心可能发生的突发事件，为迅速、有序地开展应急行动而预先制订的行动方案。

2. **突发事件** 突发事件是指突然发生、造成或者可能造成安全隐患，需要采取应急处置措施予以应对的灾害、事故、公共卫生事件、工作场所危害、员工意外或受伤等。

二、公共应急预案

制订发生火灾、停水、停电、停蒸汽、蒸汽泄漏、化学气体泄漏等的处理流程，每位员工应急熟练掌握应急预案，有效应对突发事件造成的影响和伤害，遇到重大险情，工作人员应沉着冷静，积极采取措施，备用急救及防护物资应急预案分类固定放置，标识清晰，方便快速取用，确保在有效期内。

（一）火灾应急预案

1. 火灾应急预案流程（图 8-1）

（1）发生火灾，现场第一目击人立即报告，遵循医院火灾上报流程，准确报告着火地点、部门、目前情况。

（2）初步判断着火原因，进行紧急处理，初期火灾，可用灭火工具灭火；初期灭火失败，立即按照应急预案进行疏散。

（3）疏散时，所有人员立即用防烟面罩、湿毛巾、湿口罩或纱布捂住口鼻，防止窒息；禁止使用电梯。

（4）应协助维持秩序，为灭火救援人员、救援设备现场创造条件。

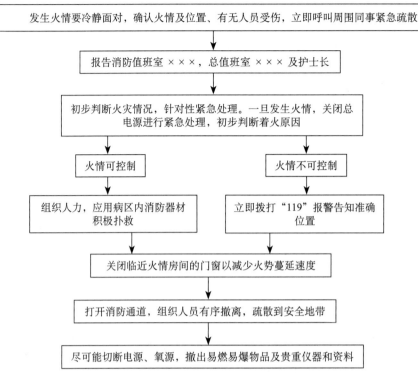

图 8-1　火灾应急预案流程

2. 注意事项

（1）科室定期组织消防安全培训和演练，特别是对新入职人员加强培训。

（2）科室易燃易爆物品有醒目标识，保持安全通道畅通。

（3）积极配合相关部门查找火灾原因，做好善后工作。

（4）定期进行安全巡查，发现安全隐患，及时汇报相关院领导尽快解决问题。

（二）停水和突然停水应急预案

1. 停水和突然停水应急预案流程（图 8-2）

（1）接到通知停水，确认停水时间，报告护士长和总值班室，并告知相关人员做好准备。

（2）突然停水后，工作时间报保障部营房科（电话×××），夜间停水通知总值班（电话×××），协助解决停水造成的困难。

（3）评估停水对设备的影响，根据需要及时关闭设备电源、停止设备运行。

（4）评估停水对消毒供应室的运行及供应的影响并采取措施保障无菌物品的供应。

（5）做好情况记录及交接班。

2. 注意事项

（1）停水后严禁开启供水设备，如清洗机、灭菌器、超声波清洗器等，以防无水导致机器损伤。

（2）积极配合相关部门和管理部门，查找停水原因，尽快恢复供水。

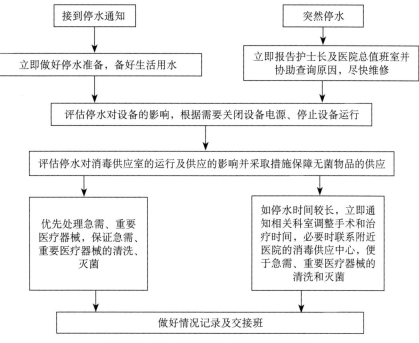

图 8-2 停水和突然停水应急预案流程

(三)泛水应急预案

1. 泛水应急预案流程 (图 8-3)

(1) 立即寻找泛水的原因,如能自行解决应立即解决。如不能自行解决,立即通知物业,夜间通知总值班室协助联系物业值班人员。

(2) 协助维修人员的工作,白天可通知科室保洁人员及时清扫泛水,夜间要主动清理泛水。

(3) 放置防滑、防跌倒标识,并告诫人员不可涉足泛水区域或潮湿处,保证安全。

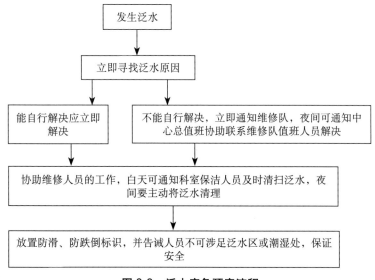

图 8-3 泛水应急预案流程

2. 注意事项

（1）发现泛水时，要马上关闭总阀门。

（2）泛水停止后，应对环境进行清洁和相应的消毒处理。

（四）地震应急预案

1. 地震应急预案流程（图8-4）

（1）医务人员要保持镇静，沉着面对，维护工作区内秩序（尽可能关闭电源、水源、气源、热源）。

（2）发生强烈地震时，组织人员有序撤离。疏散时从楼梯或消防通道行走，不可乘坐电梯，切忌拥挤，防止跌倒、踩踏，有序地转移到安全地带，禁止私自返回工作区取物，防止因恐慌发生跳窗行为。

（3）撤离至安全区域后，组织者应清点人数，掌握人员情况。

（4）情况紧急不能撤离时，指导在场人员寻找有支撑点蹲下或坐下，脸朝下，头靠墙，双臂交叉，保护头颈、眼睛，捂住口鼻。

（5）向现场指挥报告，服从指挥中心调遣。

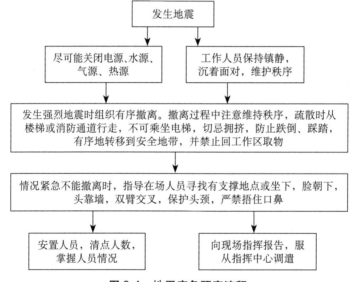

图8-4 地震应急预案流程

2. 注意事项

（1）撤离时，严禁乘坐电梯。

（2）严禁使用蜡烛、打火机，防止引起火灾或易燃品爆炸。

（五）停电或突然停电应急预案

1. 停电或突然停电应急预案流程（图8-5）

（1）接到停电通知后，立即做好停电准备，备好应急灯、手电、及时关闭仪器电源等。

（2）突然停电后，立即报告护士长，及时联系物业。

（3）关闭相关设备和仪器电源，防止突然恢复供电而损害设备。

（4）协助维修部门查找原因，尽快维修。

（5）做好交接班。

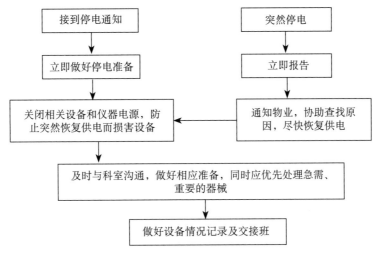

图 8-5　停电和突然停电流程

2. 注意事项

（1）发生停电应关闭设备电源，严禁开启，以防突然来电导致设备损坏。

（2）积极配合相关部门查找停电原因，尽快恢复供电。

三、专科应急预案

（一）全自动清洗消毒机故障应急预案

1. 全自动清洗消毒机故障应急预案流程（图 8-6）

（1）发现清洗机故障，立即查找清洗失败的原因，如水压、清洗剂是否充足，尽快找到原因，解决问题，并报告护士长。

（2）短时间内无法正常清洗时，立即改用其他清洗机或手工清洗，并及时调整去污区的人员分配，确保清洗工作正常运行。

（3）立即通知相关部门及科室，告知并及时做出物资、工作应急调整。

（4）如为机器故障，立即通知设备管理人员，由管理人员联系专业人员进行维修。

（5）做好相关事件记录并存档。

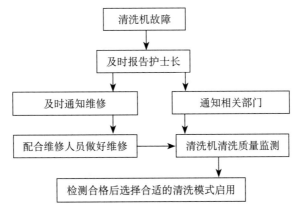

图 8-6　全自动清洗消毒机故障应急预案流程

205

2. 注意事项

（1）设备在运作时，操作人员禁止离开。

（2）发现故障及时上报，及时处理。

（二）环氧乙烷气体泄漏应急预案

1. 环氧乙烷气体泄漏应急预案（图8-7）

（1）低温灭菌器浓度监测报警仪报警后，先确认是何种气体发生泄漏，并迅速并报告组长、护士长，通知工作区域所有人员撤离工作现场。

（2）通知医工部查找毒气泄漏的原因并进行维修，并通知手术室在故障处理前无法保障低温灭菌包的灭菌工作。

（3）按照泄漏气体接触的不同情况做针对性处理：如呼吸道吸入泄漏气体，尽快转移到通风良好的场所，并酌情就诊。如皮肤黏膜接触泄漏气体，脱去被污染的衣物，接触部位用清水冲洗10分钟，并酌情就诊。

（4）设备维修好后，需经设备厂家或相关部门检测合格，生物监测3次合格后，方可使用此设备，并做好记录。

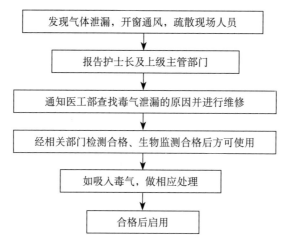

图8-7 环氧乙烷气体泄漏应急预案流程

2. 注意事项

（1）所有灭菌人员必须持证上岗（特种设备上岗证）。

（2）设备运行前，做好安全检查，检查报警仪是否正常运行。设备运行过程中，工作人员必须在岗在位，不得私自离岗。

（三）压力蒸汽泄漏应急预案

1. 压力蒸汽泄漏应急预案流程（图8-8）

（1）当突然发生蒸汽泄漏，灭菌区工作人员迅速关闭蒸汽总阀门，立即报告中心总值班室，联系锅炉房报告组长和护士长，并及时维修。

（2）工作人员迅速到指定地点，穿隔热防护服、戴防烫手套和防护面罩。在保证人身安全的情况下，按下灭菌器紧急切断装置或切断灭菌器设备电源，停止设备运行。

（3）迅速通知锅炉房关闭蒸汽，上报设备管理部门及医疗行政部门。

（4）迅速关闭设备电源，并联系物业，并配合物业将其他所有电源关闭。

（5）蒸汽泄漏过大时，应组织人员紧急撤离，就近疏散。

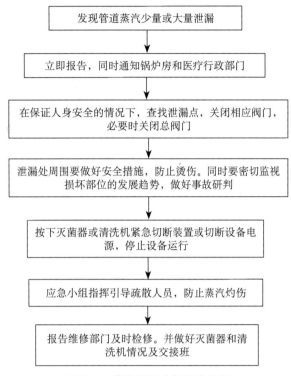

图 8-8　蒸汽泄漏应急预案流程

2. 注意事项

（1）所有操作大型压力蒸汽灭菌器人员必须持证上岗（中华人民共和国特种设备作业人员证）。

（2）设备运行过程中，工作人员应在岗在位，不得私自离岗。一定要做好自我防护，戴防烫手套。

（四）气性坏疽污染的器械、器具与物品处理应急预案

1. 气性坏疽污染的器械、器具与物品处理应急预案流程（图 8-9）

（1）接到通知后，通知清洗组组长及区域工作人员。

（2）做好个人防护：穿一次性防护服，戴一次性帽子、防护口罩、护目屏、鞋套，戴双层乳胶手套。

（3）用物准备：使用专用容器配制含氯消毒液 1000 ～ 2000mg/L，放置在专用密闭回收车中。

（4）将感染器械放置于消毒液中，加盖密闭 30 分钟。更换外层手套。

（5）采用 1000mg/L 含氯消毒液对回收容器和防渗漏收集袋外表面进行喷雾消毒处理。感染器械按照预处理—手工清洗—分拣上机（使用感染模式）—检查包装—灭菌。

（6）1000mg/L 含氯消毒液对回收容器及用具进行消毒处理，再进行环境物表终末消毒。

（7）所有使用后的医疗用物按照感染性医用废物处理，双层黄色垃圾袋鹅颈式包扎，放置到规定区域。

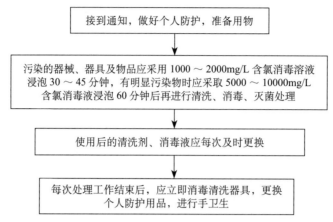

图 8-9 气性坏疽污染的器械、器具与物品处理应急预案流程

2. 注意事项

（1）按照要求做好个人防护。

（2）处理完器械、器具后一定要对回收容器及用具进行消毒处理，再进行环境物表终末消毒。

（五）朊病毒污染的器械、器具与物品处理应急预案

1. 朊病毒污染的器械、器具与物品处理应急预案流程（图 8-10）

（1）接到通知后，通知清洗组组长及区域工作人员。

（2）做好个人防护：穿一次性防护服，戴一次性帽子、防护口罩、护目屏、鞋套，戴双层乳胶手套。

（3）用物准备：使用专用容器配制 1mol/L 氢氧化钠溶液，放置在专用密闭回收车中。

（4）将感染器械放置于消毒液中，加盖密闭 60 分钟。更换外层手套。

（5）采用 1mol/L 氢氧化钠溶液对回收容器和防渗漏收集袋外表面进行喷雾消毒处理。感染器械按照预处理—手工清洗—分拣上机（使用感染模式）—检查包装—灭菌。

（6）1mol/L 氢氧化钠溶液对回收容器及用具进行消毒处理，再进行环境物表终末消毒。

（7）所有使用后的医疗用物按照感染性医用废物处理，双层黄色垃圾袋鹅颈式包扎，放置到规定区域。

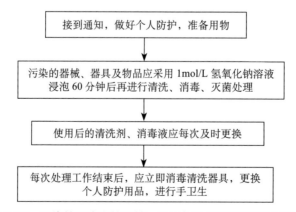

图 8-10 污染性朊病毒的器械、器具与物品处理应急预案流程

2. 注意事项

（1）按照要求做好个人防护。

（2）处理完器械、器具后一定要对回收容器及用具进行消毒处理，再进行环境物表终末消毒。

（六）灭菌物品紧急召回应急预案

1. 灭菌物品紧急召回应急预案流程（图 8-11）

（1）发现灭菌物品不合格，立即上报通知护士长、护理部、医院感染科。

（2）立即对自上次生物监测结果合格以后的灭菌包进行回收，及时配送相应替代物到涉及的使用科室。

（3）及时进行灭菌设备的检修、监测，强化各级人员的岗位职责和完善操作流程。

（4）做好相应记录并存档。

（5）将结果及时反馈和上报。

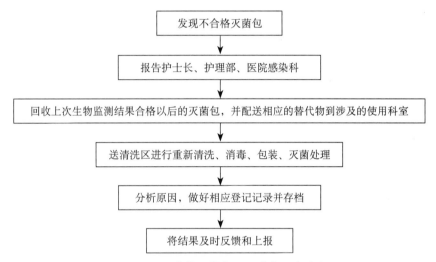

图 8-11 灭菌物品紧急召回应急预案流程

2. 注意事项

（1）发放无菌物品时要双人核对。

（2）发放的无菌物品要有登记记录，方便追溯。

（七）灭菌失败应急预案

1. 灭菌失败应急预案流程（图 8-12）

（1）一旦发生灭菌失败，立即通知护士长、质量检测员、灭菌员及其他相关人员。

（2）立即查找发生灭菌失败的原因，如是灭菌设备的问题，应立即停发同批次所有灭菌物品，并全部召回上次监测合格以来已发放的物品，并妥善封存、登记。如是湿包问题，查找原因，重新清洗消毒、检查包装及灭菌后使用。如是生物指示剂阳性问题，查找原因，召回已发放的物品。如是人为原因，追究相关人员责任，完善记录。

（3）及时配送相应替代品到使用科室。

（4）强化各级人员的岗位职责和操作流程。

（5）及时对灭菌设备、生物监测设备进行检修及监测，并做好记录。

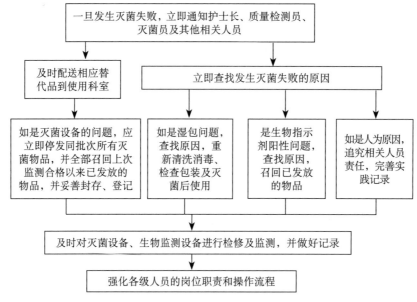

图 8-12　灭菌失败应急预案流程

2. 注意事项

（1）每天工作前，检查压力表是否在正常范围之内、安全阀及压力蒸汽管道、是否运转正常。

（2）有故障时一定要及时上报维修，不得带病作业。

（八）信息系统故障应急预案

信息系统故障应急预案流程（图 8-13）

（1）立即查找故障的原因，查看是否能尽快恢复使用。

（2）短时间内无法正常使用时，立即改用手工记录追溯方式，确保各操作环节能实现质量追溯与召回。

（3）如是电脑故障，立即报告科室设备管理员，通知工程师到科维修。

（4）做好相关记录。

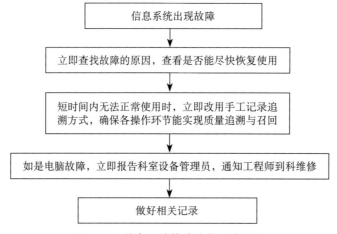

图 8-13　信息系统故障应急预案流程

（九）水处理系统故障应急预案

1. 水处理系统故障应急预案流程（图 8-14）

（1）立即查找故障的原因，查看是否能尽快恢复使用或启动备用水处理系统。

（2）通知使用新系统。

（3）不能清洗器械，先做保湿预处理。

（4）根据不同故障原因，进行维修。

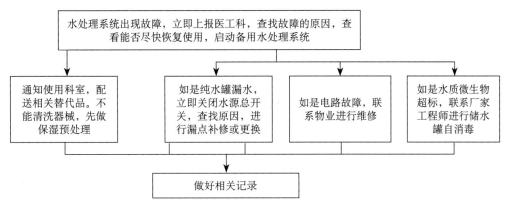

图 8-14 水处理系统故障应急预案流程

2. 注意事项

（1）定期对水处理系统进行维护。

（2）每班加强巡视，发现问题及时上报处理。

（十）空压机系统故障应急预案

空压机系统故障应急预案流程（图 8-15）

（1）立即上报医工科，查找故障报警原因，查看能否尽快恢复使用，启动备用空压机系统。

（2）如是空气微生物超标，联系厂家工程师更换过滤膜。如是设备故障，立即关闭总开关，查找原因，医工科进行维修。

（3）通知使用科室，配送相关替代品。不能清洗器械，先做保湿预处理。

（4）做好相关记录。

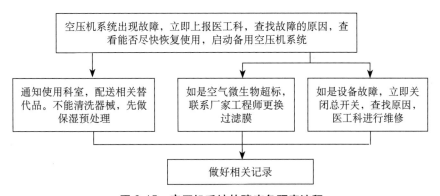

图 8-15 空压机系统故障应急预案流程

（十一）针刺伤应急预案（图 8-16）

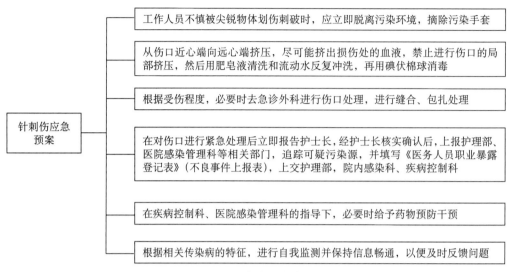

图 8-16　针刺伤应急预案

（十二）职业暴露应急预案（图 8-17）

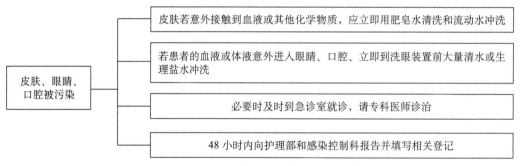

图 8-17　职业暴露应急预案

（十三）化学污染应急预案（图 8-18）

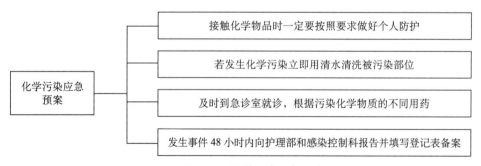

图 8-18　化学污染应急预案

四、应急预案模拟演练方案示例

（一）应急预案安全教育培训记录签到表（表 8-1）

表 8-1 应急预案安全教育培训记录签到表

题目	
时间	
地点	
参加人员	
培训人	
培训方式	
培训目的	
资 料	资料形式：□PPT　□WORD　□视频　□其他：
	存档方式：□纸版存档□电子版存档　　存档位置：
	现场照片：□有　□无
记录人	

注："参加人员"栏由参加会议人员本人签字

（二）应急演练记录表（以泛水为例）（表 8-2）

表 8-2 应急演练记录表

演练时间	××××年××月××日
参加部门／科室	消毒供应室
参演人员	×××、×××、×××、×××、×××
观察员	×××、×××
观摩人员	×××、×××、×××、×××、×××
演练类别	□实际演练　□桌面推演
演练目的	1. 能熟练掌握泛水应急预案的处理流程 2. 提高工作人员对泛水的应急处理能力 3. 保障工作人员及设备设施安全，避免环境污染 4. 达到组织协调有序 5. 防止泛水渗透到楼下
演练分析与总结	1. 大家能够正确、快速、有效地处理泛水事件，最大程度地减少了因泛水对医院造成的影响和损失，保证了设备的安全使用和正常运行 2. 协调组织有序，基本达到预期目标 3. 个别人员对程序掌握不够熟练，还不够冷静。今后还需要加强专业知识和技能的培训

续表

存在问题	1. 个别人员对流程掌握不够熟练
	2. 处理紧急事件不够冷静
改进措施	1. 加强培训，熟知应急预案流程
	2. 定期组织演练，提高团队协作能力
是否再次演练	☐ 是　☑ 否
记录人：×××	审核人：×××	时间：××××

第二节　操作考核

标准预防流程

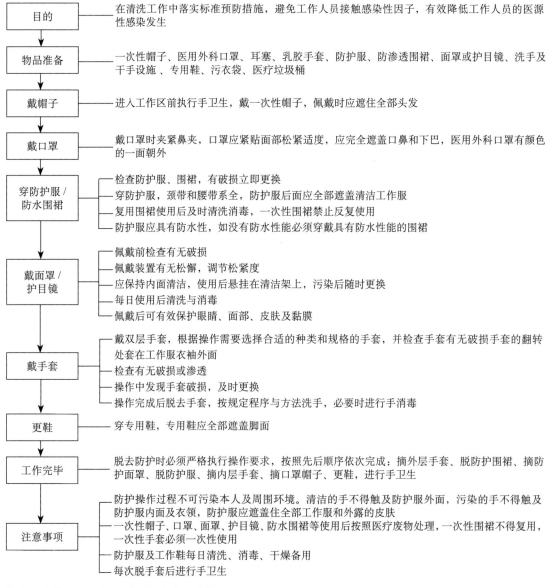

目的——在清洗工作中落实标准预防措施，避免工作人员接触感染性因子，有效降低工作人员的医源性感染发生

物品准备——一次性帽子、医用外科口罩、耳塞、乳胶手套、防护服、防渗透围裙、面罩或护目镜、洗手及干手设施、专用鞋、污衣袋、医疗垃圾桶

戴帽子——进入工作区前执行手卫生，戴一次性帽子，佩戴时应遮住全部头发

戴口罩——戴口罩时夹紧鼻夹，口罩应紧贴面部松紧适度，应完全遮盖口鼻和下巴，医用外科口罩有颜色的一面朝外

穿防护服／防水围裙
——检查防护服、围裙，有破损立即更换
——穿防护服，颈带和腰带系全，防护服后面应全部遮盖清洁工作服
——复用围裙使用后及时清洗消毒，一次性围裙禁止反复使用
——防护服应具有防水性，如没有防水性能必须穿戴具有防水性能的围裙

戴面罩／护目镜
——佩戴前检查有无破损
——佩戴装置有无松懈，调节松紧度
——应保持内面清洁，使用后悬挂在清洁架上，污染后随时更换
——每日使用后清洗与消毒
——佩戴后可有效保护眼睛、面部、皮肤及黏膜

戴手套
——戴双层手套，根据操作需要选择合适的种类和规格的手套，并检查手套有无破损手套的翻转处套在工作服衣袖外面
——检查有无破损或渗透
——操作中发现手套破损，及时更换
——操作完成后脱去手套，按规定程序与方法洗手，必要时进行手消毒

更鞋——穿专用鞋，专用鞋应全部遮盖脚面

工作完毕——脱去防护时必须严格执行操作要求，按照先后顺序依次完成：摘外层手套、脱防护围裙、摘防护面罩、脱防护服、摘内层手套、摘口罩帽子、更鞋，进行手卫生

注意事项
——防护操作过程不可污染本人及周围环境。清洁的手不得触及防护服外面，污染的手不得触及防护服内面及衣领，防护服应遮盖住全部工作服和外露的皮肤
——一次性帽子、口罩、面罩、护目镜、防水围裙等使用后按照医疗废物处理，一次性围裙不得复用，一次性手套必须一次性使用
——防护服及工作鞋每日清洗、消毒、干燥备用
——每次脱手套后进行手卫生

备注：防护服及围裙必须具备防渗透功能

标准预防操作评分标准

科室 _____ 姓名 _____ 考核人员 _____ 考核日期： 年 月 日

	总分 (分)	技术操作要求	标分 (分)	评分标准	扣分 (分)
仪表	5	仪容端庄、着装整洁规范	5	1 项不合要求扣 2 分	
操作前准备	5	1. 手卫生，戴口罩、手套 2. 用物准备：橡胶手套、防水隔离衣、防水围裙、面罩或护目镜、洗手及干手设施、专用鞋、污衣袋、医疗垃圾桶	2 3	1 项不合要求扣 1 分	
安全评估	5	1. 评估隔离衣：应干燥、清洁、无尘、无洞等，长短合理；确定清洁面和污染面 2. 环境适宜，适合操作 3. 用物准备齐全，无遗漏	2 1 2	1 项不合要求扣 1 分	
操作过程	65	1. 工作前 (1) 帽子全部遮住头发，口罩完全罩住口鼻，鼻甲处按压紧密，佩戴正确 (2) 穿防护服及防护围裙，颈带和腰带系全，后背完全遮住 (3) 检查一次性围裙，如有破损及时更换，一次性围裙不得复用使用，复用围裙使用后及时清洗消毒 (4) 佩戴面罩前检查有无破损，佩戴装置有无松懈，松紧适度；可有效保护眼睛面部皮肤及黏膜 (5) 戴双层橡胶手套前进行检查，如有破损或渗透时及时更换 (6) 换专用鞋，鞋外不得套鞋套 2. 工作结束 (1) 脱外层手套、一次性防水围裙弃入医疗垃圾袋内 (2) 脱内层手套，弃入医疗垃圾袋内 (3) 脱护目镜、摘帽子口罩分别弃于相应垃圾袋 (4) 面罩或护目镜应保持内面清洁，使用后悬挂于清洁架上，每日工作结束清洗消毒干燥备用 (5) 脱隔离衣时清洁的手不得触及隔离衣外面，污染的手不得触及隔离衣内面及衣领 (6) 站在指定区域更鞋，不得污染清洁区域 (7) 手卫生	5 5 5 5 5 5 5 5 5 5 5 5 5		

续表

	总分（分）	技术操作要求	标分（分）	评分标准	扣分（分）
评价	15	1. 隔离衣只限定在规定区域内穿脱 2. 发现有渗漏或破损应及时更换 3. 隔离衣被伤病员血液、体液、污物污染时，应及时更换 4. 接触不同传播途径的操作时，隔离衣应进行更换 5. 防护服及工作鞋每日清洗、消毒、干燥备用 6. 每次脱手套后进行手卫生	2 2 3 3 3 2	按操作要求，不合要求扣除其相应的分值	
理论提问	5	1. 标准预防的原则是什么？ 2. 标准预防的核心目标是什么？	3 2	选择其中一项进行提问	

备注：超时酌情扣分

理论提问（共5分）

1. 标准预防的原则是什么？（3分）

答：（1）将所有患者血液、体液、分泌物污染的器械、器具和物品视为有传染性，必须采取防护措施。

（2）根据传播途径建立接触、空气、飞沫隔离措施。其重点是洗手和洗手的时机。

2. 标准预防的核心内容是什么？（2分）

答：洗手、戴口罩

回收工具（车辆、容器）清洗消毒操作流程

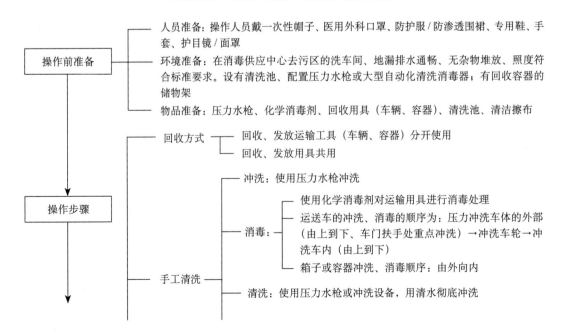

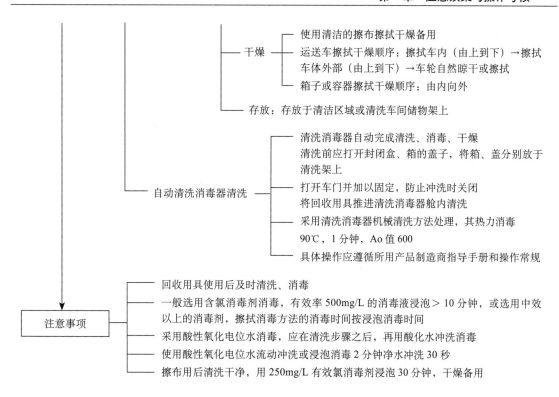

干燥 ── 使用清洁的擦布擦拭干燥备用

运送车擦拭干燥顺序：擦拭车内（由上到下）→擦拭
车体外部（由上到下）→车轮自然晾干或擦拭

箱子或容器擦拭干燥顺序：由内向外

存放：存放于清洁区域或清洗车间储物架上

自动清洗消毒器清洗 ── 清洗消毒器自动完成清洗、消毒、干燥
清洗前应打开封闭盒、箱的盖子，将箱、盖分别放于
清洗架上

打开车门并加以固定，防止冲洗时关闭
将回收用具推进清洗消毒器舱内清洗

采用清洗消毒器机械清洗方法处理，其热力消毒
90℃，1 分钟，Ao 值 600

具体操作应遵循所用产品制造商指导手册和操作常规

注意事项 ── 回收用具使用后及时清洗、消毒

一般选用含氯消毒剂消毒，有效率 500mg/L 的消毒液浸泡＞10 分钟，或选用中效
以上的消毒剂，擦拭消毒方法的消毒时间按浸泡消毒时间

采用酸性氧化电位水消毒，应在清洗步骤之后，再用酸化水冲洗消毒

使用酸性氧化电位水流动冲洗或浸泡消毒 2 分钟净水冲洗 30 秒

擦布用后清洗干净，用 250mg/L 有效氯消毒剂浸泡 30 分钟，干燥备用

回收工具（车辆、容器）清洗消毒操作评分标准

科室 _____　姓名 _____　考核人员 _____　考核日期：　　年　　月　　日

项目	总分（分）	技术操作要求	标分（分）	评分标准	扣分（分）
仪表	5	着装规范、符合防护要求	5	1 项不合要求扣 2 分	
操作前准备	5	1. 手卫生、戴口罩、手套 2. 清洗水枪、化学消毒剂、回收用具（车辆、容器）、清洗池、清洁擦布、设有清洗池、配置洗车冲洗水枪或大型自动化清洗消毒器；有回收容器的储物架	2 3	1 项不合要求扣 1 分	
安全评估	5	1. 洗车间、地漏排水通畅、无杂物堆放、照度符合标准要求 2. 设有清洗池、配置压力水枪或大型自动化清洗消毒器 3. 化学消毒剂现配现用，环境安全、整洁、室内光线明亮	2 2 1	1 项不合要求扣 1 分	
操作过程	65	1. 手工清洗 （1）回收用具使用后及时清洗消毒 （2）使用压力水枪冲洗 （3）运送车的冲洗的顺序：压力冲洗车体的外部（由上到下、车门扶手处重点冲洗）→冲洗车轮→冲洗车内（由上到下）	5 5 5	按操作要求，不合要求扣除其相应的分值	

续表

项目	总分（分）	技术操作要求	标分（分）	评分标准	扣分（分）
操作过程	65	（4）箱子或容器冲洗顺序：由外向内	5		
		（5）使用化学消毒剂对运输用具进行消毒处理	5		
		（6）清洗：使用压力水枪或冲洗设备用清水彻底冲洗	5		
		（7）使用清洁的布擦拭干净，干燥备用	5		
		（8）送车擦拭干燥顺序：擦拭车内（由上到下）→擦拭车体外部（由上到下）→车轮自然晾干或擦拭	5		
		（9）箱子或容器擦拭干燥顺序：由内向外	5		
		（10）存放：存放于清洁区域或清洗车间储物架上	4		
		2.自动清洗消毒器清洗方法			
		（1）清洗前打开封闭盒、箱的盖子，将箱、盖分别放于清洗架上	3		
		（2）打开车门并加以固定	3		
		（3）清洗消毒器机械清洗程序正确	5		
		3.用物处理：擦拭布用后清洗干净，用250mg/L含氯消毒剂浸泡30分钟，干燥备用	5		
评价	15	1.回收用具使用后及时清洗、消毒	5	按操作要求，不合要求扣除其相应的分值	
		2.含氯消毒剂配制正确，浓度监测合格	3		
		3.擦布用后清洗干净，用250mg/L有效氯消毒剂浸泡30分钟，干燥备用	4		
		4.做好个人防护，工具用完及时归整	3		
理论提问	5	1.回收工具清洗消毒选择什么消毒剂？	2	选择其中一项进行提问	
		2.自动清洗消毒器的时间、温度是什么？	3		
合计	100				

理论提问（共5分）

1.回收工具清洗消毒选择什么消毒剂？（2分）

答：根据回收工具污染的程度类型选择消毒剂并遵循厂家说明书配制使用，一般选择含氯消毒剂。

2.自动清洗消毒器的时间、温度是多少？（3分）

答：热力消毒90℃、1分钟，Ao值600。

超声清洗机操作流程

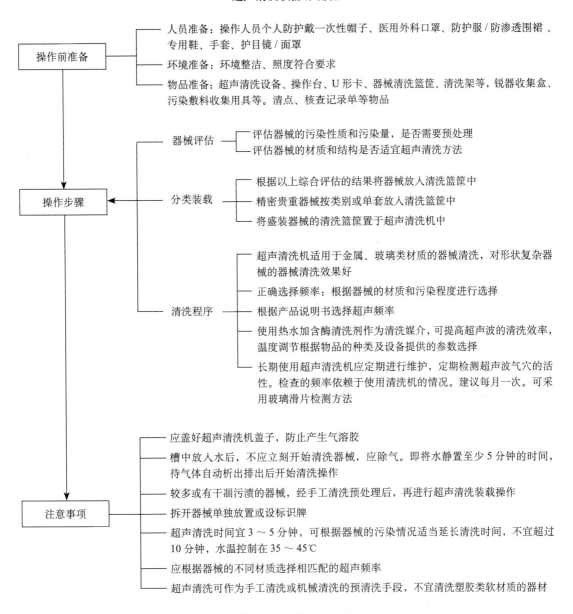

操作前准备
- 人员准备：操作人员个人防护戴一次性帽子、医用外科口罩、防护服／防渗透围裙、专用鞋、手套、护目镜／面罩
- 环境准备：环境整洁、照度符合要求
- 物品准备：超声清洗设备、操作台、U形卡、器械清洗篮筐、清洗架等，锐器收集盒、污染敷料收集用具等。清点、核查记录单等物品

操作步骤
- 器械评估
  - 评估器械的污染性质和污染量，是否需要预处理
  - 评估器械的材质和结构是否适宜超声清洗方法
- 分类装载
  - 根据以上综合评估的结果将器械放入清洗篮筐中
  - 精密贵重器械按类别或单套放入清洗篮筐中
  - 将盛装器械的清洗篮筐置于超声清洗机中
- 清洗程序
  - 超声清洗机适用于金属、玻璃类材质的器械清洗，对形状复杂器械的器械清洗效果好
  - 正确选择频率：根据器械的材质和污染程度进行选择
  - 根据产品说明书选择超声频率
  - 使用热水加含酶清洗剂作为清洗媒介，可提高超声波的清洗效率，温度调节根据物品的种类及设备提供的参数选择
  - 长期使用超声清洗机应定期进行维护，定期检测超声波气穴的活性。检查的频率依赖于使用清洗机的情况。建议每月一次。可采用玻璃滑片检测方法

注意事项
- 应盖好超声清洗机盖子，防止产生气溶胶
- 槽中放入水后，不应立刻开始清洗器械，应除气。即将水静置至少5分钟的时间，待气体自动析出排出后开始清洗操作
- 较多或有干涸污渍的器械，经手工清洗预处理后，再进行超声清洗装载操作
- 拆开器械单独放置或设标识牌
- 超声清洗时间宜3～5分钟，可根据器械的污染情况适当延长清洗时间，不宜超过10分钟，水温控制在35～45℃
- 应根据器械的不同材质选择相匹配的超声频率
- 超声清洗可作为手工清洗或机械清洗的预清洗手段，不宜清洗塑胶类软材质的器材

超声清洗机操作评分标准

科室 _____　姓名 _____　考核人员 _____　考核日期：　　年　　月　　日

项目	总分（分）	技术操作要求	标分（分）	评分标准	扣分（分）
仪表	5	着装规范、符合防护要求	5	1项不合要求扣2分	
操作前准备	5	1. 手卫生，戴口罩、手套 2. 物品准备：超声清洗设备、操作台、U形架卡、器械清洗篮筐、清洗架等，锐器收集盒、污染敷料收集用具等。清点、核查记录单等物品	2 3	1项不合要求扣1分	

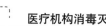

续表

项目	总分（分）	技术操作要求	标分（分）	评分标准	扣分（分）
安全评估	5	1. 评估器械的污染性质和污染量，是否需要预处理	2	1项不合要求扣1分	
		2. 评估器械的材质和结构，是否适宜超声清洗方法	2		
		3. 环境安全、整洁、地面干燥	1		
操作过程	65	1. 分类 （1）将器械分类放入清洗篮筐中	5	按操作要求，不合要求扣除其相应的分值	
		（2）精密贵重器械按类别或单套放入清洗篮筐中	6		
		（3）将盛装器械的清洗篮筐置于超声清洗机中	5		
		2. 清洗程序 （1）超声清洗的器械装载符合规范	5		
		（2）根据器械的材质和污染程度选择正确频率	6		
		（3）使用热水和多酶清洗剂作为清洗媒介、温度合适	5		
		（4）超声时间宜3～5分钟，不宜超过10分钟	6		
		（5）使用中盖好超声清洗机盖子	6		
		（6）槽中放入水后，有除气过程	5		
		（7）拆开器械单独放置或设标识牌	5		
		3. 操作结束 （1）操作完毕排空水箱，关闭电源、水源开关、清洁维护	6		
		（2）超声清洗机有定期维护，方法正确	5		
评价	15	1. 根据器械的不同材质选择相匹配的超声频率	4	按操作要求，不合要求扣除其相应的分值	
		2. 超声清洗时器械在液面下，装载器械时不超过篮筐高度	3		
		3. 污染较重或有干涸污渍的器械，经手工清洗预处理后，进行超声清洗操作	4		
		4. 超声清洗时间宜3～5分钟，可根据器械的污染情况适当延长清洗时间，不宜超过10分钟，水温控制在35～45℃	4		
理论提问	5	1. 超声清洗的时间是什么？ 2. 什么材质的器械不适合超声清洗？	2 3	选择其中一项进行提问	
合计	100				

理论提问（共5分）

1. 超声清洗的时间是什么？（2分）

答：严格遵循器械生产厂家使用说明书或指导手册，选择合适的频率和时间。一般情况下超声清洗时间不宜超过 10 分钟。

2. 什么材质的器械不适合超声清洗？（3 分）

答：光学目镜、弹性材质的器械和物品不适合超声清洗。

管腔器械手工清洗操作流程

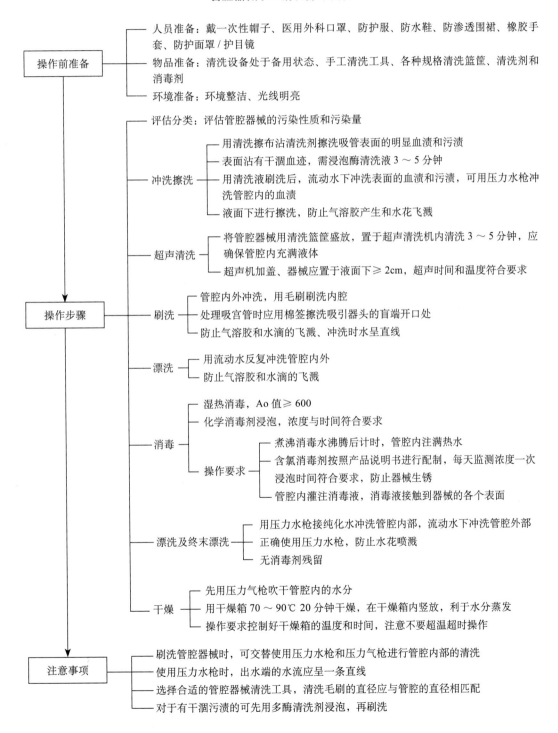

管腔器械手工清洗操作评分标准

科室 ＿＿＿＿＿　　姓名 ＿＿＿＿＿　　考核人员 ＿＿＿＿＿　　考核日期：　　年　　月　　日

项目	总分（分）	技术操作要求	标分（分）	评分标准	扣分（分）
仪表	5	着装规范、符合防护要求	5	1 项不合要求扣 2 分	
操作前准备	5	1. 手卫生，戴口罩、手套、防水鞋、防渗透围裙，戴橡胶手套、防护面罩／护目镜	2	1 项不合要求扣 1 分	
		2. 物品准备：清洗设备处于备用状态、手工清洗工具、各种规格清洗篮筐、清洗剂和消毒剂	3		
安全评估	5	1. 评估管腔器械的污染性质和污染量	2	1 项不合要求扣 1 分	
		2. 评估水质标准及各项参数是否符合规范	2		
		3. 环境安全、整洁、地面干燥	1		
操作过程	65	1. 冲洗擦洗		按操作要求，不合要求扣除其相应的分值	
		（1）用清洗擦布沾清洗剂擦洗管腔器械表面、流动水下冲洗	2		
		（2）表面沾有干涸血渍，先浸泡在酶清洁液中 3 ～ 5 分钟	4		
		（3）压力水枪冲洗管腔内的血渍	2		
		（4）全程液面下擦洗、冲洗时水呈直线	2		
		2. 超声清洗			
		（1）将管腔器械用篮筐盛放，置于超声清洗机内清洗 3 ～ 5 分钟	5		
		（2）使管腔内充满液体，使用低泡碱性清洗剂或多酶清洗剂	4		
		（3）超声机加盖、器械置于液面下 ≥ 2cm，超声时间和温度符合要求	5		
		3. 刷洗			
		（1）管腔内外冲洗、用毛刷刷洗内腔、清洗毛刷的直径应与管腔的直径相匹配	4		
		（2）处理吸宫管时应用棉签擦洗管腔器械盲端开口处	4		
		4. 漂洗：用流动水冲洗管腔内外	4		
		5 消毒			
		（1）湿热消毒，Ao 值 ≥ 600	5		
		（2）化学消毒剂浸泡，浓度和时间符合要求	5		
		（3）管腔内灌注消毒液，消毒液接触到器械的各个表面	4		
		6. 漂洗：用压力水枪接纯化水冲洗，流动水冲洗管腔内外	5		
		7. 干燥			
		（1）用压力气枪吹干管腔内的水分	5		
		（2）用干燥箱 70 ～ 90℃，20 分钟干燥，在干燥箱内竖放	5		

续表

项目	总分（分）	技术操作要求	标分（分）	评分标准	扣分（分）
评价	15	1. 刷洗管腔器械时，可交替使用压力水枪和压力气枪进行管腔内部的清洗 2. 使用压力水枪时，出水端的水流应呈一条直线 3. 选择合适的管腔器械清洗工具，清洗毛刷的直径应与管腔的直径相匹配 4. 对于有干涸污渍的可先用多酶清洗剂浸泡，再刷洗	4 3 4 4	按操作要求，不合要求扣除其相应的分值	
理论提问	5	1. 什么是管腔器械？ 2. 手工清洗时的注意事项是什么？	2 3	选择其中一项进行提问	
合计	100				

理论提问（共 5 分）

1. 什么是管腔器械？（2 分）

答：含有管腔，其直径≥ 2mm，且其腔体中的任何一点距其与外界相通的开口处的距离其内直径≤ 1500 倍的器械。

2. 手工清洗的注意事项是什么？（3 分）

答：（1）手工清洗时水温宜为 15 ～ 30℃。

（2）去除干涸的污渍应先用医用清洗剂浸泡，再刷洗或擦洗。有锈迹，应除锈。

（3）刷洗操作应在水面下进行，防止产生气溶胶。

（4）器械可拆卸的部分应拆开后清洗。

（5）管腔器械宜先选用合适的清洗刷清洗内腔，再用压力水枪冲洗。

（6）不应使用研磨型清洗材料和用具用于器械处理，应选用与器械材质相匹配的刷洗用具和用品。

清洗消毒器操作流程

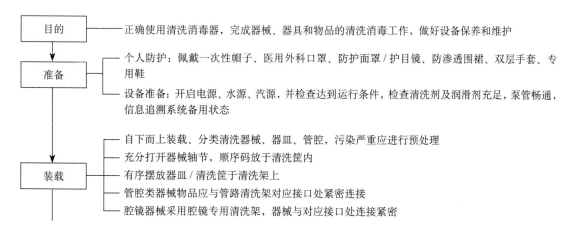

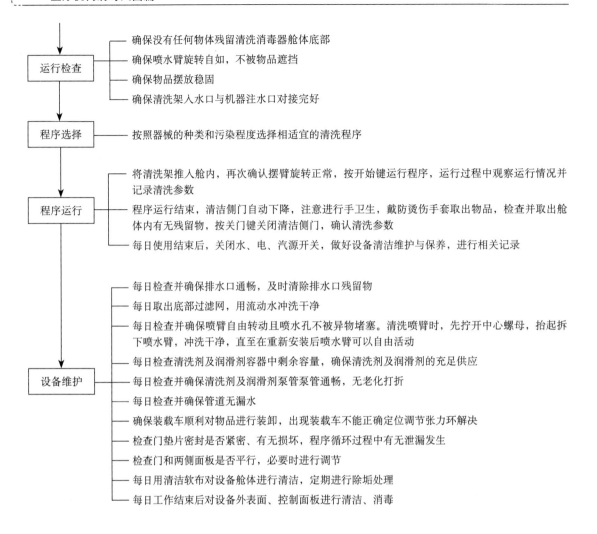

清洗消毒器操作评分标准

科室 _____ 姓名 _____ 考核人员 _____ 考核日期： 年 月 日

项目	总分（分）	技术操作要求	标分（分）	评分标准	扣分（分）
仪表	5	着装规范、防护用品使用规范	5	1项不合要求扣2分	
操作前准备	5	1. 手卫生，戴口罩、手套、防水鞋、防渗透围裙，戴橡胶手套、防护面罩/护目镜	1	1项不合要求扣1分	
		2. 物品准备：水源、电源、汽源符合运行条件、设备打印系统或信息追溯系统备用状态	2		
		3. 检查清洗剂用量充足、泵管无打折，质量符合要求、清洗舱底部无异物	2		
安全评估	5	1. 清洗架选择合理、检查螺母无松动、摆臂旋转正常	2	1项不合要求扣1分	
		2. 评估水质标准及各项参数是否符合规范	2		
		3. 环境安全、整洁、地面干燥	1		

续表

项目	总分（分）	技术操作要求	标分（分）	评分标准	扣分（分）
操作过程	65	1. 污染严重器械应先进行预处理	6	按操作要求，不合要求扣除其相应的分值	
		2. 装载			
		（1）自下而上装载器械	5		
		（2）器械充分打开轴节，装载量符合要求、物品摆放稳固	5		
		（3）清洗架入清洗舱后检查喷水臂旋转自如，无遮挡	5		
		3. 程序选择			
		（1）根据物品种类及污染程度选择正确清洗程序	6		
		（2）进行面板操作时应更换外层手套	5		
		4. 运行观察			
		（1）观察喷水臂正常运转，设备进、排水正常	6		
		（2）观察设备运行参数符合要求并记录	5		
		5. 卸载			
		（1）进行手卫生，戴防烫伤手套，再次确认清洗参数	6		
		（2）观察舱内、舱底无异物，清洗架回放，关闭舱门	6		
		6. 操作结束			
		（1）关闭电源、水源、汽源开关	5		
		（2）进行清洁维护，做好相关记录	5		
评价	15	1. 有轴节的器械应 90°充分打开，方向一致放于器械支撑架或篮筐内	3		
		2. 可拆卸的零件拆至最小单位装入保护容器	3		
		3. 装载器械时，不能超过篮筐高度，以免影响喷淋臂转动	3		
		4. 吸引头、穿刺针等管腔器械应使用专用清洗架	3		
		5. 严重污染的器械应先手工清洗再上机清洗	3		
理论提问	5	1. 清洗消毒器的基本程序是什么？	3	选择其中一项进行提问	
		2. 终末漂洗的水质要求是什么？	2		
合计	100				

理论提问（共 5 分）

1. 清洗消毒器的基本程序是什么？（3 分）

答：基本程序包括预冲洗、洗涤、漂洗、终末漂洗、消毒、润滑、干燥七个阶段。

2. 终末漂洗的水质要求是什么？（2 分）

答：终末漂洗用水应该选用经纯化的水，符合电导率≤ 15μS /cm（25℃）的要求。

硬式内镜机械清洗操作流程

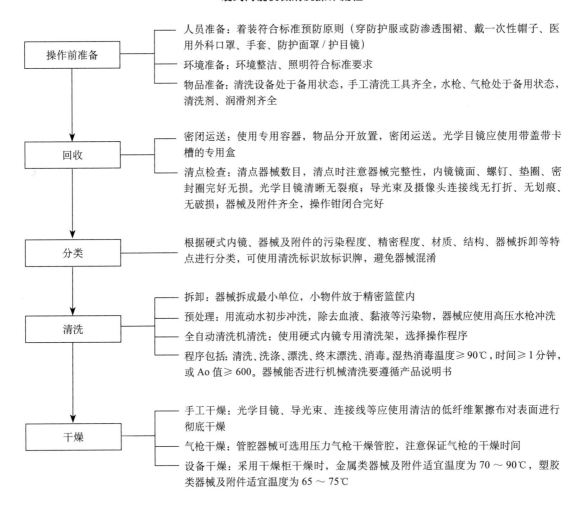

操作前准备
- 人员准备：着装符合标准预防原则（穿防护服或防渗透围裙、戴一次性帽子、医用外科口罩、手套、防护面罩／护目镜）
- 环境准备：环境整洁、照明符合标准要求
- 物品准备：清洗设备处于备用状态，手工清洗工具齐全，水枪、气枪处于备用状态，清洗剂、润滑剂齐全

回收
- 密闭运送：使用专用容器，物品分开放置，密闭运送。光学目镜应使用带盖带卡槽的专用盒
- 清点检查：清点器械数目，清点时注意器械完整性，内镜镜面、螺钉、垫圈、密封圈完好无损。光学目镜清晰无裂痕；导光束及摄像头连接线无打折、无划痕、无破损；器械及附件齐全，操作钳闭合完好

分类
- 根据硬式内镜、器械及附件的污染程度、精密程度、材质、结构、器械拆卸等特点进行分类，可使用清洗标识放标识牌，避免器械混淆

清洗
- 拆卸：器械拆成最小单位，小物件放于精密篮筐内
- 预处理：用流动水初步冲洗，除去血液、黏液等污染物，器械应使用高压水枪冲洗
- 全自动清洗机清洗：使用硬式内镜专用清洗架，选择操作程序
- 程序包括：清洗、洗涤、漂洗、终末漂洗、消毒。湿热消毒温度≥90℃，时间≥1分钟，或 Ao 值≥600。器械能否进行机械清洗要遵循产品说明书

干燥
- 手工干燥：光学目镜、导光束、连接线等应使用清洁的低纤维絮擦布对表面进行彻底干燥
- 气枪干燥：管腔器械可选用压力气枪干燥管腔，注意保证气枪的干燥时间
- 设备干燥：采用干燥柜干燥时，金属类器械及附件适宜温度为 70～90℃，塑胶类器械及附件适宜温度为 65～75℃

硬式内镜机械清洗操作评分标准

科室 _____ 姓名 _____ 考核人员 _____ 考核日期：___ 年 ___ 月 ___ 日

项目	总分（分）	技术操作要求	标分（分）	评分标准	扣分（分）
仪表	5	着装规范、防护用品使用规范	5	1 项不合要求扣 2 分	
操作前准备	5	1.手卫生、戴口罩、手套、防水鞋、防渗透围裙，戴橡胶手套、 防护面罩／护目镜	1	1 项不合要求扣 1 分	
		2.物品准备：清洗设备处于备用状态，手工清洗工具齐全，水枪、气枪处于备用状态	2		
		3.检查清洗剂用量充足、泵管无打折、质量符合要求	2		
安全评估	5	1.使用专用容器，物品分开放置。光学目镜应使用带盖带卡槽的专用盒	2	1 项不合要求扣 1 分	
		2.按需配制及使用含酶的清洗剂	2		
		3.环境安全、整洁、地面干燥	1		

项目	总分 （分）	技术操作要求	标分 （分）	评分标准	扣分 （分）
操作 过程	65	1. 回收 （1）清点器械数量、名称、规格、型号等 （2）清点时注意器械完整性，内镜镜面、螺钉、垫圈、密封圈完好无损。光学目镜清晰无裂痕；导光束及摄像头连接线无打折、无划痕、无破损；器械及附件齐全，操作钳闭合完好 2. 分类、拆卸 （1）可拆卸器械拆卸至最小单元 （2）拆卸后的小配件放入精密篮筐，放置标识牌避免器械混淆 （3）根据材质、清洗方式分别装载 3. 预清洗 （1）肉眼可见的血渍使用泡沫保湿剂进行预处理 （2）内芯：刷洗时重点做好功能端保护，可利用示指指腹承托工作端再使用小毛刷进行轻柔刷洗，顺着齿纹方向，纵向刷洗 （3）电凝钩上明显的电凝焦痂，严禁使用研磨材料的清洗刷进行刷洗，否则防粘层脱落致术中粘连组织。使用牙刷刷洗功能端，或使用高温、高压蒸汽枪进行喷洗，也可采用超声清洗 （4）胶帽：刷洗要用小棉签蘸含酶清洗剂清洗 4. 机械清洗 （1）器械清洗要遵循厂家使用说明书，将硬式内镜器械及附件正确装载 （2）手柄：与灌注口连接并固定 （3）操作钳外套管、穿刺锥套：连接相匹配的灌注套管并固定好，器械的阀门应处于打开状态 （4）操作钳内芯、电凝钩：固定放置在器械架上或篮筐中并确保轴节、钳口充分张开 （5）气腹针：拆卸后外套管和内芯分别选择相匹配的灌注口连接，妥善固定 （6）不可拆卸的操作器械：将灌注管与器械的冲洗口连接并固定 （7）小配件：将小配件放置在带盖密筐内	5 5 2 2 1 5 5 3 2 2 2 4 5 2 3 2	按操作要求，不合要求扣除其相应的分值	

续表

项目	总分（分）	技术操作要求	标分（分）	评分标准	扣分（分）
		（8）标识：每套器械都要放置标识牌，标识要清晰	3		
		（9）根据生产厂家说明书选择正确的清洗消毒程序	1		
		（10）实时监控：观察运行过程清洗消毒参数	1		
		5. 干燥			
		（1）先用气枪吹管腔、器械缝隙等的水分	5		
		（2）再将器械摆好放入清洁篮筐内，置于干燥柜，温度设置 70～90℃	5		
评价	15	1. 有轴节的器械应 90° 充分打开，方向一致放于器械支撑架或篮筐内	3	按操作要求，不合要求扣除其相应的分值	
		2. 可拆卸的零件拆至最小单位装入保护容器	3		
		3. 装载器械时，不能超过篮筐高度，以免影响喷淋臂转动	3		
		4. 吸引头、穿刺针等管腔器械应使用专用清洗架	3		
		5. 严重污染的器械应先手工清洗再上机清洗	3		
理论提问	5	1. 硬式内镜术后如何预处理？ 2. 硬式内镜的灭菌方式是什么？	2 3	选择其中一项进行提问	
合计	100				

理论提问（共 5 分）

1. 硬式内镜使用后如何进行预处理？（2 分）

答：光学目镜使用后应及时进行预处理，去除表面及管腔内的血液、黏液和有机物等。预处理后放置于专用带盖带卡槽的器械盒，并置于封闭的容器中运送到消毒供应中心。

2. 硬式内镜的灭菌方式是什么？（3 分）

答：（1）光学目镜上标有"可耐压力蒸汽灭菌（Autoclave）"的可选用压力蒸汽灭菌。操作时应按照产品使用说明书及灭菌建议选择灭菌参数，不应超过灭菌温度和时间。

（2）不耐热的光学目镜应首选低温灭菌方法。

（3）不应随意更换灭菌方式。

硬式内镜手工清洗操作流程

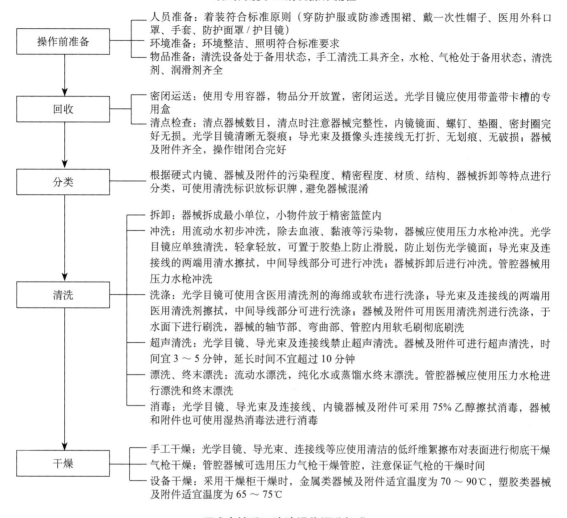

操作前准备	—— 人员准备：着装符合标准原则（穿防护服或防渗透围裙、戴一次性帽子、医用外科口罩、手套、防护面罩／护目镜） —— 环境准备：环境整洁、照明符合标准要求 —— 物品准备：清洗设备处于备用状态，手工清洗工具齐全，水枪、气枪处于备用状态，清洗剂、润滑剂齐全
回收	—— 密闭运送：使用专用容器，物品分开放置，密闭运送。光学目镜应使用带盖带卡槽的专用盒 —— 清点检查：清点器械数目，清点时注意器械完整性，内镜镜面、螺钉、垫圈、密封圈完好无损。光学目镜清晰无裂痕，导光束及摄像头连接线无打折、无划痕、无破损；器械及附件齐全，操作钳闭合完好
分类	根据硬式内镜、器械及附件的污染程度、精密程度、材质、结构、器械拆卸等特点进行分类，可使用清洗标识放标识牌，避免器械混淆
清洗	—— 拆卸：器械拆成最小单位，小物件放于精密篮筐内 —— 冲洗：用流动水初步冲洗，除去血液、黏液等污染物，器械应使用压力水枪冲洗。光学目镜应单独清洗，轻拿轻放，可置于胶垫上防止滑脱，防止划伤光学镜面，导光束及连接线的两端用清水擦拭，中间导线部可进行冲洗；器械拆卸后进行冲洗。管腔器械用压力水枪冲洗 —— 洗涤：光学目镜可使用含医用清洗剂的海绵或软布进行洗涤，导光束及连接线的两端用医用清洗剂擦拭，中间导线部可进行洗涤；器械及附件可用医用清洗剂进行洗涤，于水面下进行刷洗，器械的轴节部、弯曲部、管腔内用软毛刷彻底刷洗 —— 超声清洗：光学目镜、导光束及连接线禁止超声清洗。器械及附件可进行超声清洗，时间宜3～5分钟，延长时间不宜超过10分钟 —— 漂洗、终末漂洗：流动水漂洗，纯化水或蒸馏水终末漂洗。管腔器械应使用压力水枪进行漂洗和终末漂洗 —— 消毒：光学目镜、导光束及连接线、内镜器械及附件可采用75%乙醇擦拭消毒，器械和附件也可使用湿热消毒法进行消毒
干燥	—— 手工干燥：光学目镜、导光束、连接线等应使用清洁的低纤维絮擦布对表面进行彻底干燥 —— 气枪干燥：管腔器械可选用压力气枪干燥管腔，注意保证气枪的干燥时间 —— 设备干燥：采用干燥柜干燥时，金属类器械及附件适宜温度为70～90℃，塑胶类器械及附件适宜温度为65～75℃

硬式内镜手工清洗操作评分标准

科室＿＿＿＿＿＿＿＿ 姓名＿＿＿＿＿＿＿ 考核人员＿＿＿＿＿＿＿ 考核日期：＿＿＿年＿＿月＿＿日

项目	总分 （分）	技术操作要求	标分 （分）	评分标准	扣分 （分）
仪表	5	着装规范、防护用品使用规范	5	1项不合要求扣2分	
操作前准备	5	1. 手卫生，戴口罩、手套、防水鞋、防渗透围裙，戴橡胶手套、防护面罩／护目镜 2. 物品准备：手工清洗工具齐全，水枪、气枪、清洗剂、润滑剂、清洗篮筐、清洗标记牌等	2 3	1项不合要求扣1分	
安全评估	5	1. 使用专用容器，物品分开放置，密闭运送。光学目镜应使用带盖带卡槽的专用盒 2. 按需配制及使用含酶的清洗剂 3. 环境安全、整洁、地面干燥	2 2 1	1项不合要求扣1分	

项目	总分（分）	技术操作要求	标分（分）	评分标准	扣分（分）
操作过程	65	1. 回收 （1）清点器械数量、名称、规格、型号等 （2）清点时注意器械完整性，内镜镜面、螺钉、垫圈、密封圈完好无损。光学目镜清晰无裂痕；导光束及摄像头连接线无打折、无划痕、无破损；器械及附件齐全，操作钳闭合完好 2. 分类、拆卸 （1）可拆卸器械拆卸至最小单元 （2）拆卸后的小配件放入精密篮筐，放置标识牌避免器械混淆 （3）根据材质、清洗方式分别装载 3. 冲洗：流动水下冲洗并刷洗去除表面污物，高压水枪冲洗管腔 4. 超声清洗：可超声清洗的操作器械，使用超声清洗机清洗不宜超过10分钟 5. 洗涤 （1）内芯：顺着齿纹方向，纵向刷洗 （2）管腔：表面使用低纤维絮擦布进行擦洗，用注射器向管腔内注入含酶清洗剂，选用大小合适软毛刷刷洗管腔，刷洗时两端要见刷头至无明显血渍、污渍，彻底刷洗后再用高压水枪进行水面下冲洗 （3）手柄：使用软毛刷彻底刷洗轴节、缝隙、弯曲部 （4）密封帽、芯片等小配件：使用小棉签擦洗 （5）对于无法拆卸并带管腔的器械，管腔：边反复张开不同的角度活动管腔，边利用高压水枪进行水面下冲洗，确保清洗效果的最佳化 （6）电凝钩上明显的电凝焦痂，严禁使用研磨材料的清洗刷进行刷洗，否则防粘层脱落致术中粘连组织。牙刷刷洗功能端，并使用压力蒸汽喷枪进行喷洗 6. 漂洗：用流动水反复漂洗，高压水枪冲洗管腔 7. 终末漂洗：用经纯化的水彻底冲洗至无污渍、无杂质	2 2 3 4 3 3 4 4 5 3 4 5 4 4 4	按操作要求，不合要求扣除其相应的分值	

续表

项目	总分 （分）	技术操作要求	标分 （分）	评分标准	扣分 （分）
		8 清洗消毒耐湿耐热器械首选消毒方法，不耐湿器械手工清洗消毒，使用 75% 乙醇擦拭消毒	5		
		9 干燥			
		（1）先用气枪吹管腔、器械缝隙等的水分	3		
		（2）再将器械摆好放入清洁篮筐内，置于干燥柜，温度设置 70 ～ 90℃	3		
评价	15	1. 有轴节的器械应充分打开，顺着齿纹刷洗	4	按操作要求，不合要求扣除其相应的分值	
		2. 可拆卸的零件拆至最小单位装入保护容器	3		
		3. 吸引头、穿刺针等管腔器械刷洗的应两端见毛刷	4		
		4. 手工刷洗是应在液面下进行，以免产生气溶胶	4		
理论提问	5	1. 硬式内镜术后如何预处理？	2		
		2. 硬式内镜的灭菌方式是什么？	3		
合计	100				

理论提问（共 5 分）

1. 硬式内镜使用后如何现场预处理？（2 分）

答：光学目镜使用后应及时进行预处理，去除表面及管腔内的血液、黏液和有机物等。预处理后放置于专用带盖带卡槽的器械盒，并置于封闭的容器中运送到消毒供应中心。

2. 硬式内镜的灭菌方式是什么？（3 分）

答：（1）光学目镜上标有"可耐压力蒸汽灭菌（Autoclave）"的可选用压力蒸汽灭菌。操作时应按照产品使用说明书及灭菌建议选择灭菌参数，不应超过灭菌温度和时间。

（2）不耐热的光学目镜应首选低温灭菌方法。

（3）不应随意更换灭菌方式。

动力工具清洗操作流程

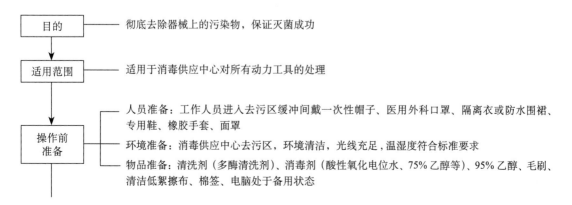

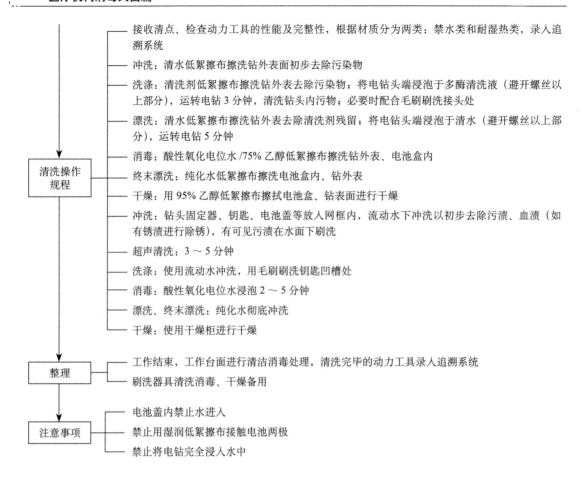

清洗操作规程	— 接收清点、检查动力工具的性能及完整性，根据材质分为两类：禁水类和耐湿热类，录入追溯系统
	— 冲洗：清水低絮擦布擦洗钻外表面初步去除污染物
	— 洗涤：清洗剂低絮擦布擦洗钻外表去除污染物；将电钻头端浸泡于多酶清洗液（避开螺丝以上部分），运转电钻 3 分钟，清洗钻头内污物；必要时配合毛刷刷洗接头处
	— 漂洗：清水低絮擦布擦洗钻外表去除清洗剂残留；将电钻头端浸泡于清水（避开螺丝以上部分），运转电钻 5 分钟
	— 消毒：酸性氧化电位水 /75% 乙醇低絮擦布擦洗钻外表、电池盒内
	— 终末漂洗：纯化水低絮擦布擦洗电池盒内、钻外表
	— 干燥：用 95% 乙醇低絮擦布擦拭电池盒、钻表面进行干燥
	— 冲洗：钻头固定器、钥匙、电池盖等放入网框内，流动水下冲洗以初步去除污渍、血渍（如有锈渍进行除锈），有可见污渍在水面下刷洗
	— 超声清洗：3 ～ 5 分钟
	— 洗涤：使用流动水冲洗，用毛刷刷洗钥匙凹槽处
	— 消毒：酸性氧化电位水浸泡 2 ～ 5 分钟
	— 漂洗、终末漂洗：纯化水彻底冲洗
	— 干燥：使用干燥柜进行干燥
整理	— 工作结束，工作台面进行清洁消毒处理，清洗完毕的动力工具录入追溯系统
	— 刷洗器具清洗消毒、干燥备用
注意事项	— 电池盖内禁止水进入
	— 禁止用湿润低絮擦布接触电池两极
	— 禁止将电钻完全浸入水中

动力工具清洗操作评分标准

科室 _____　姓名 _____　考核人员 _____　考核日期：　　年　　月　　日

项目	总分（分）	技术操作要求	标分（分）	评分标准	扣分（分）
仪表	5	着装规范、防护用品使用规范	5	1 项不合要求扣 2 分	
操作前准备	5	1. 手卫生，戴口罩、手套、防水鞋、防渗透围裙，戴橡胶手套、防护面罩 / 护目镜	2	1 项不合要求扣 1 分	
		2. 物品准备：清洗剂（多酶清洗剂）、消毒剂（酸性氧化电位水、75% 乙醇等）、95% 乙醇、毛刷、清洁软毛巾、棉签	3		
安全评估	5	1. 使用专用容器，物品分开放置	2	1 项不合要求扣 1 分	
		2. 安全检查，不能将动力带电池进行清洗	2		
		3. 环境安全、整洁、地面干燥	1		
操作过程	65	1. 接收清点、检查动力工具的性能及完整性，根据材质分为两类：禁水类和耐湿热类	5	按操作要求，不合要求扣除其相应的分值	
		2. 禁水类			
		（1）冲洗：用清水低絮擦布擦洗钻外表面初步去除污染物	5		

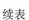

续表

项目	总分（分）	技术操作要求	标分（分）	评分标准	扣分（分）
		（2）洗涤：清洗剂低絮擦布擦洗钻外表去除污染物，必要时配合毛刷刷洗接头处	5		
		（3）漂洗：清水低絮擦布擦洗钻外表去除清洗剂残留	5		
		（4）终末漂洗：纯化水低絮擦布擦洗电池盒内、钻外表	5		
		（5）消毒：75% 乙醇低絮擦布擦洗钻外表、电池盒内	5		
		（6）干燥：用 95% 乙醇低絮擦布擦拭电池盒、钻表面进行干燥	5		
		3. 耐湿热类			
		（1）冲洗：钻头固定器、钥匙、电池盖等放入网框内，流动水下冲洗以初步去除污渍、血渍（如有锈渍进行除锈），有可见污渍在水面下刷洗	5		
		（2）超声清洗：3 ～ 5 分钟	5		
		（3）洗涤：使用流动水冲洗，用毛刷刷洗钥匙凹槽处	5		
		（4）漂洗、终末漂洗：纯化水彻底冲洗	5		
		（5）消毒：酸性氧化电位水浸泡 2 ～ 5 分钟	5		
		（6）干燥：使用干燥柜进行干燥	5		
评价	15	1. 有电池盖内禁止水进入 2. 禁止用湿润低絮擦布接触电池两极 3. 禁止将电钻完全浸入水中	5 5 5	按操作要求，不合要求扣除其相应的分值	
理论提问	5	动力工具如何干燥？	5	选择其中一项进行提问	
合计	100				

理论提问（5分）

动力工具如何干燥？（5 分）

答：动力工具应充分排尽钻头夹内水分，可装上电池空转至积水排出，然后再放入干燥柜干燥。用高压气枪吹出空心电钻钻头通道内水分后再干燥。

朊病毒、气性坏疽和突发原因不明传染病的病原体污染物处理流程

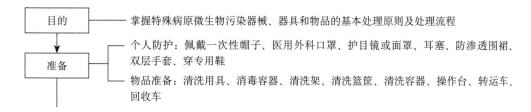

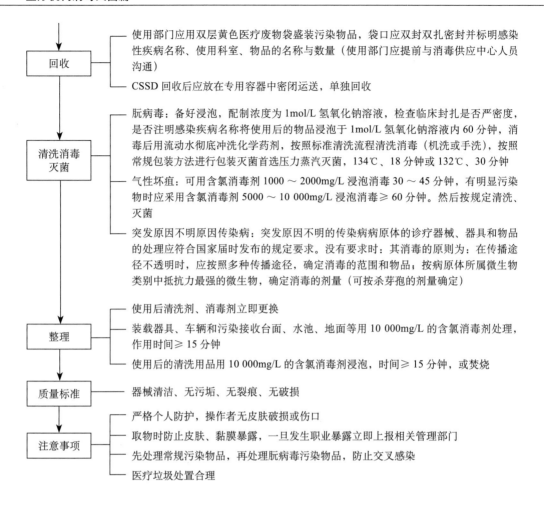

回收
- 使用部门应用双层黄色医疗废物袋盛装污染物品，袋口应双封双扎密封并标明感染性疾病名称、使用科室、物品的名称与数量（使用部门应提前与消毒供应中心人员沟通）
- CSSD回收后应放在专用容器中密闭运送，单独回收

清洗消毒灭菌
- 朊病毒：备好浸泡，配制浓度为1mol/L氢氧化钠溶液，检查临床封扎是否严密度，是否注明感染疾病名称将使用后的物品浸泡于1mol/L氢氧化钠溶液内60分钟，消毒后用流动水彻底冲洗化学药剂，按照标准清洗流程清洗消毒（机洗或手洗），按照常规包装方法进行包装灭菌首选压力蒸汽灭菌，134℃、18分钟或132℃、30分钟
- 气性坏疽：可用含氯消毒剂1000～2000mg/L浸泡消毒30～45分钟，有明显污染物时应采用含氯消毒剂5000～10 000mg/L浸泡消毒≥60分钟。然后按规定清洗、灭菌
- 突发原因不明原因传染病：突发原因不明的传染病病原体的诊疗器械、器具和物品的处理应符合国家届时发布的规定要求。没有要求时：其消毒的原则为：在传播途径不透明时，应按照多种传播途径，确定消毒的范围和物品；按病原体所属微生物类别中抵抗力最强的微生物，确定消毒的剂量（可按杀芽孢的剂量确定）

整理
- 使用后清洗剂、消毒剂立即更换
- 装载器具、车辆和污染接收台面、水池、地面等用10 000mg/L的含氯消毒剂处理，作用时间≥15分钟
- 使用后的清洗用品用10 000mg/L的含氯消毒剂浸泡，时间≥15分钟，或焚烧

质量标准
- 器械清洁、无污垢、无裂痕、无破损

注意事项
- 严格个人防护，操作者无皮肤破损或伤口
- 取物时防止皮肤、黏膜暴露，一旦发生职业暴露立即上报相关管理部门
- 先处理常规污染物品，再处理朊病毒污染物品，防止交叉感染
- 医疗垃圾处置合理

朊病毒、气性坏疽和突发原因不明传染病的病原体污染物品处理评分标准

科室 _____ 姓名 _____ 考核人员 _____ 考核日期： 年 月 日

项目	总分（分）	技术操作要求	标分（分）	评分标准	扣分（分）
仪表	5	着装规范、防护用品使用规范	5	1项不合要求扣2分	
操作前准备	5	1. 手卫生，戴口罩、手套、防水鞋、防渗透围裙，戴橡胶手套、防护面罩/护目镜 2. 物品准备：清洗用具、清洗消毒容器、清洗架、清洗篮筐、清洗容器、操作台、转运车、回收车 3. 备好消毒容器，配制消毒液	1 2 2	1项不合要求扣1分	
安全评估	5	1. 使用专用容器，物品分开放置，密闭转运 2. 消毒液现配现用，浓度检测合格 3. 环境整洁、安全	2 2 1	1项不合要求扣1分	

项目	总分（分）	技术操作要求	标分（分）	评分标准	扣分（分）
操作过程	65	1. 使用部门应用黄色医疗废物袋盛装污染物品，袋口双封双扎，不得污染环境	5	按操作要求，不合要求扣除其相应的分值	
		2. CSSD 回收后应放在专用容器中，密闭运送	5		
		3. 检查包装的严密度，打开包装时尽可能控制污染范围，降低台面污染	5		
		4. 应遵循先消毒，后清洗，再灭菌的原则。根据不同病原微生物种类和传播途径选择消毒范围和剂量	5		
		5. 取出器械彻底冲洗化学药剂	5		
		6. 按照标准清洗流程清洗消毒（机洗或手洗）	5		
		7. 装载器具、车辆和污染接收台面、水池、地面等用 10 000mg/L 的含氯消毒剂处理，作用时间≥ 15 分钟	5		
		8. 装载器具、车辆和污染接收台面、水池、地面等用 10 000mg/L 的含氯消毒剂处理，作用时间≥ 15 分钟	5		
		9. 使用后的清洗剂、消毒剂立即更换	5		
		10. 使用后的清洗用品用 10 000mg/L 的含氯消毒剂浸泡，时间≥ 15 分钟或焚烧	5		
		11. 盛装器械的包装袋包外明显的标注病原微生物的名称。置于医用垃圾袋中焚烧处理	5		
		12. 更换个人防护用品，手卫生	5		
		13. 按照常规方法包装放入专用灭菌器中，压力蒸汽灭菌	5		
评价	15	1. 有电池盖内禁止水进入	5	按操作要求，不合要求扣除其相应的分值	
		2. 禁止用湿润低絮擦布接触电池两极	5		
		3. 禁止将电钻完全浸入水中	5		
理论提问	5	1. 使用什么溶液进行消毒？	2	选择其中一项进行提问	
		2. 清洗消毒流程是什么？	3		
合计	100				

理论提问（共 5 分）

1. 使用什么溶液进行朊毒体污染的器械的消毒？（2 分）

答：1mol/L 氢氧化钠溶液浸泡 60 分钟。

2. 清洗消毒流程是什么？（3 分）

答：按照 WS310.2 中的方法先消毒再进行清洗、消毒与灭菌，压力蒸汽灭菌应采用 134 ～ 138℃ 18 分钟，或 132℃ 30 分钟，或 121℃ 60 分钟。

干燥柜操作流程

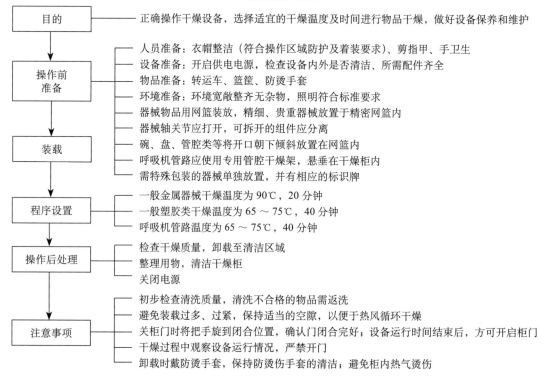

目的	—— 正确操作干燥设备，选择适宜的干燥温度及时间进行物品干燥，做好设备保养和维护
操作前准备	—— 人员准备：衣帽整洁（符合操作区域防护及着装要求）、剪指甲、手卫生 —— 设备准备：开启供电电源，检查设备内外是否清洁、所需配件齐全 —— 物品准备：转运车、篮筐、防烫手套 —— 环境准备：环境宽敞整齐无杂物，照明符合标准要求
装载	—— 器械物品用网篮装放，精细、贵重器械放置于精密网篮内 —— 器械轴关节应打开，可拆开的组件应分离 —— 碗、盘、管腔类等将开口朝下倾斜放置在网篮内 —— 呼吸机管路应使用专用管腔干燥架，悬垂在干燥柜内 —— 需特殊包装的器械单独放置，并有相应的标识牌
程序设置	—— 一般金属器械干燥温度为90℃，20分钟 —— 一般塑胶类干燥温度为65～75℃，40分钟 —— 呼吸机管路温度为65～75℃，40分钟
操作后处理	—— 检查干燥质量，卸载至清洁区域 —— 整理用物，清洁干燥柜 —— 关闭电源
注意事项	—— 初步检查清洗质量，清洗不合格的物品需返洗 —— 避免装载过多、过紧，保持适当的空隙，以便于热风循环干燥 —— 关柜门时将把手旋到闭合位置，确认门闭合完好；设备运行时间结束后，方可开启柜门 —— 干燥过程中观察设备运行情况，严禁开门 —— 卸载时将戴防烫手套，保持防烫伤手套的清洁；避免柜内热气烫伤

干燥柜操作评分标准

科室 _____ 姓名 _____ 考核人员 _____ 考核日期： 年 月 日

项目	总分（分）	技术操作要求	标分（分）	评分标准	扣分（分）
仪表	5	着装规范、防护用品使用规范	5	1项不合要求扣2分	
操作前准备	5	1. 手卫生，戴口罩、手套、防水鞋、防渗透围裙，戴橡胶手套、防护面罩/护目镜	2	1项不合要求扣1分	
		2. 物品准备：转运车、篮筐、防烫手套	3		
安全评估	5	1. 评估器械的材质和结构及性能是否完好	2	1项不合要求扣1分	
		2. 检查电源，打开设备总电源，检查设备内外是否清洁	2		
		3. 环境安全、整洁、地面干燥	1		
操作过程	65	1. 器械物品用篮筐装放，精细、贵重器械使用精密网篮	5	按操作要求，不合要求扣除其相应的分值	
		2. 器械轴关节应打开，可拆开的组件应拆分	5		
		3. 呼吸机管路应使用专用管腔干燥架，悬垂在干燥柜内	5		
		4. 需特殊包装的器械单独放置，并有相应的标识牌	5		
		5. 正确、合理码放各种物品，器械类、器具类、管腔类、治疗碗、弯盘、管腔类等将开口朝下倾斜放置在网篮内	15		

续表

项目	总分（分）	技术操作要求	标分（分）	评分标准	扣分（分）
		6.一般金属类干燥温度为 90℃，20 分钟 一般塑胶类干燥温度为 65～75℃，40 分钟 呼吸机管路温度为 65～75℃，40 分钟	15		
		7.卸载时戴防烫手套	5		
		8.检查干燥效果	5		
		9.电源关闭；确认门闭合完好	5		
评价	15	1.检查清洗质量，清洗不合格的物品需返洗	5	按操作要求，不合要求扣除其相应的分值	
		2.避免装载过多、过紧，保持适当的空隙，以便于热风循环干燥	5		
		3.干燥过程中观察设备运行情况，严禁开门	5		
理论提问	5	1.干燥的原则是什么？ 2 干燥的注意事项是什么？	2 3	选择其中一项进行提问	
合计	100				

理论提问（共 5 分）

1.干燥的原则是什么？（2 分）

答：（1）宜首选干燥设备进行干燥处理。

（2）不耐热器械、器具和物品可使用消毒的低纤维絮擦布、压力气枪进行干燥处理。

（3）管腔器械宜使用压力气枪进行干燥

（4）不应使用自然干燥方法进行干燥。

2.干燥的注意事项是什么？（3 分）

答：根据器械的材料选择适宜的干燥温度和时间，金属类干燥温度为 70～90℃，塑胶类干燥温度为 65～75℃。

器械包装操作流程

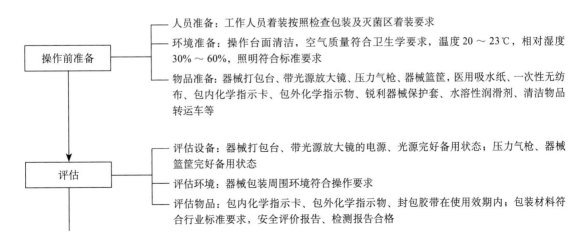

操作前准备
— 人员准备：工作人员着装按照检查包装及灭菌区着装要求
— 环境准备：操作台面清洁，空气质量符合卫生学要求，温度 20～23℃，相对湿度 30%～60%，照明符合标准要求
— 物品准备：器械打包台、带光源放大镜、压力气枪、器械篮筐，医用吸水纸、一次性无纺布、包内化学指示卡、包外化学指示物、锐利器械保护套、水溶性润滑剂、清洁物品转运车等

评估
— 评估设备：器械打包台、带光源放大镜的电源、光源完好备用状态；压力气枪、器械篮筐完好备用状态
— 评估环境：器械包装周围环境符合操作要求
— 评估物品：包内化学指示卡、包外化学指示物、封包胶带在使用效期内；包装材料符合行业标准要求，安全评价报告、检测报告合格

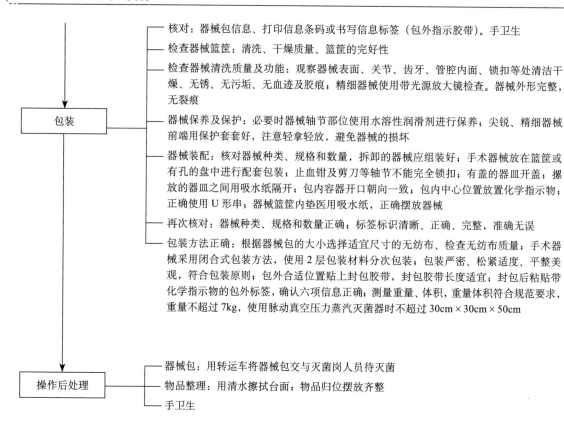

包装
— 核对：器械包信息、打印信息条码或书写信息标签（包外指示胶带）。手卫生
— 检查器械篮筐：清洗、干燥质量、篮筐的完好性
— 检查器械清洗质量及功能：观察器械表面、关节、齿牙、管腔内面、锁扣等处清洁干燥、无锈、无污垢、无血迹及胶痕；精细器械使用带光源放大镜检查。器械外形完整，无裂痕
— 器械保养及保护：必要时器械轴节部位使用水溶性润滑剂进行保养；尖锐、精细器械前端用保护套套好，注意轻拿轻放，避免器械的损坏
— 器械装配：核对器械种类、规格和数量，拆卸的器械应组装好；手术器械放在篮筐或有孔的盘中进行配套包装；止血钳及剪刀等轴节不能完全锁扣；有盖的器皿开盖；摞放的器皿之间用吸水纸隔开；包内容器开口朝向一致；包内中心位置放置化学指示物；正确使用 U 形串；器械篮筐内垫医用吸水纸，正确摆放器械
— 再次核对：器械种类、规格和数量正确；标签标识清晰、正确、完整，准确无误
— 包装方法正确：根据器械包的大小选择适宜尺寸的无纺布、检查无纺布质量；手术器械采用闭合式包装方法，使用 2 层包装材料分次包装；包装严密、松紧适度、平整美观，符合包装原则；包外合适位置贴上封包胶带，封包胶带长度适宜；封包后粘贴带化学指示物的包外标签，确认六项信息正确；测量重量、体积，重量体积符合规范要求，重量不超过 7kg，使用脉动真空压力蒸汽灭菌器时不超过 30cm×30cm×50cm

操作后处理
— 器械包：用转运车将器械包交与灭菌岗人员待灭菌
— 物品整理：用清水擦拭台面；物品归位摆放齐整
— 手卫生

器械包装操作评分标准

科室 _____ 姓名 _____ 考核人员 _____ 考核日期： 年 月 日

项目	总分（分）	技术操作要求	标分（分）	评分标准	扣分（分）
仪表	5	着装规范、防护用品使用规范	5	1 项不合要求扣 2 分	
操作前准备	5	1. 手卫生，戴口罩、手套、防水鞋、防渗透围裙，戴橡胶手套、防护面罩／护目镜	2	1 项不合要求扣 1 分	
		2. 物品准备：器械打包台、带光源放大镜、压力气枪、器械篮筐，医用吸水纸、一次性无纺布、包内化学指示卡、包外化学指示卡、锐利器械保护套、水溶性润滑剂、清洁物品转运车等	3		
安全评估	5	1. 评估设备完好备用状态	2	1 项不合要求扣 1 分	
		2. 评估环境符合操作要求	2		
		3. 评估包内化学指示卡、包外化学指示物、封包胶带在使用效期内、包装材料符合行业标准要求	1		

续表

项目	总分 （分）	技术操作要求	标分 （分）	评分标准	扣分 （分）
操作 过程	65	1. 与质检人员核对器械包信息、打印信息条码或书写信息标签（包外指示胶带）	5		
		2. 手卫生	5		
		3. 检查器械篮筐	5		
		4. 检查每把器械的清洗质量（精细器械使用带光源放大镜）及功能完好性	5		
		5. 器械分类、整理、装配	5		
		6. 正确使用 U 形串及器械保护套	5		
		7. 检查无纺布质量，无纺布与篮筐大小适宜	3		
		8. 使用医用吸水纸，正确摆放器械，正确放置包内化学指示卡	5		
		9. 双人核对，确认签字	5		
		10. 包装方法正确	3		
		11. 测量重量、体积，重量体积符合规范要求	3		
		12. 封包，符合规范	3		
		13. 封包后粘贴包外标识，确认六项信息正确	5		
		14. 再次核对	3		
		15. 整理工作台面	3		
		16. 物品归位摆放齐整			
		17. 手卫生	2		
评价	15	1. 包装严密、松紧适度、平整美观，符合包装原则	5	按操作要求，不合要求扣除其相应的分值	
		2. 封包后粘贴带化学指示物的包外标签，确认六项信息正确	5		
		3. 重量体积符合规范要求，重量不超过 7kg，使用脉动真空压力蒸汽灭菌器时不超过 30cm×30cm×50cm	5		
理论 提问	5	1. 器械检查的注意事项是什么？ 2. 检查与保养的原则是什么？	2 3	选择其中一项进行提问	
合计	100				

理论提问（共 5 分）

1. 器械检查的注意事项是什么？（2 分）

答：检查器械时要注意轻拿轻放，注意保护功能端，防止损坏，功能受损或缺失的器械应及时维修或更换。

2. 检查与保养的原则是什么？（3 分）

答：（1）检查与保养应按照 WS310.2—2016 的要求进行操作。

（2）应采取目测或使用带光源放大镜对干燥后的每件器械、器具和物品进行检查。器械表面及关节、齿牙处应光洁，无血渍、污渍、水垢等残留物质和锈斑；功能完好，无损坏。

（3）清洗质量不合格，应重新处理；器械功能损坏或锈蚀严重，应及时维修或报废。

（4）带电源器械应进行绝缘性能等安全性检查

（5）应使用医用润滑剂进行器械保养。不应使用液状石蜡等水溶性的产品作为润滑剂。动力工具应选择生产厂家推荐的润滑剂。

（6）遵循器械生产厂家说明书进行器械的清洁度检查、功能检查与保养。

（7）精密器械宜与常规器械分别进行检查、保养。

纸塑包装操作流程

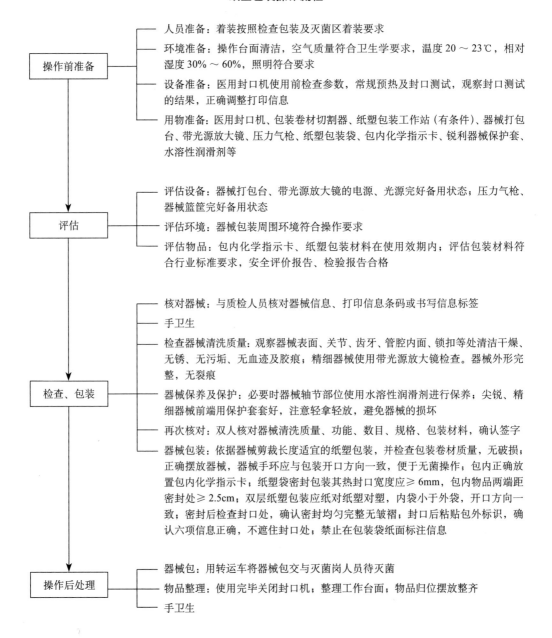

纸塑包装操作评分标准

科室 _____ 姓名 _____ 考核人员 _____ 考核日期： 年 月 日

项目	总分（分）	技术操作要求	标分（分）	评分标准	扣分（分）
仪表	5	着装规范、防护用品使用规范	5	1项不合要求扣2分	
操作前准备	5	1. 手卫生，戴口罩、手套、防水鞋、防渗透围裙，戴橡胶手套、防护面罩/护目镜 2. 设备准备：医用封口机使用前检查参数、常规预热、封口测试合格、调整打印信息 3. 用物准备：医用封口机、包装卷材切割器、纸塑包装工作站（有条件）、器械打包台、带光源放大镜、压力气枪、纸塑包装袋、包内化学指示卡、锐利器械保护套、水溶性润滑剂等	1 2 2	1项不合要求扣1分	
安全评估	5	1. 评估设备完好备用状态 2. 评估器械包装周围环境符合操作要求 3. 评估包内化学指示卡、纸塑包装材料在使用效期内 4. 评估包装材料完好性	1 1 2 1	1项不合要求扣1分	
操作过程	65	1. 与质检人员核对器械包信息、准备包外信息条码 2. 手卫生 3. 检查器械的清洗质量（精细器械使用带光源放大镜）及功能完好性 4. 依据器械清点单进行分类、整理、装配，正确使用器械保护套 5. 选择适宜纸塑包装 6. 双人核对器械，确认签字 7. 正确摆放器械 8. 包内正确摆放化学指示卡 9. 纸塑包装袋封口宽度、包内器械距包装袋封口符合规范要求 10. 密封后确认密封质量 11. 双层纸塑包装符合规范要求 12. 封口后粘贴包外标识，确认六项信息正确，再次核对包装物品名称及纸塑袋外打印的信息 13. 用转运车交接 14. 使用完毕关闭封口机 15. 物品归位、整理工作台面 16. 手卫生	5 3 5 5 5 3 5 5 5 5 5 5 3 2 2 2	按操作要求，不合要求扣除其相应的分值	

续表

项目	总分（分）	技术操作要求	标分（分）	评分标准	扣分（分）
评价	15	1. 宽度应≥6mm，包内物品两端距密封处≥2.5cm 2. 封口后粘贴包外标识，确认六项信息正确，不遮住封口处 3. 禁止在包装袋纸面标注信息	5 5 5	按操作要求，不合要求扣除其相应的分值	
理论提问	5	1. 无菌物品的效期要求是什么？ 2. 纸塑包装的封口要求是什么？	3 2	选择其中一项进行提问	
合计	100				

理论提问（共 5 分）

1. 无菌物品的效期要求是什么？（3 分）

答：（1）无菌物品存放区环境的温度、湿度达到 WS310.1 的规定，使用普通棉布材料包装历无菌物品有效期宜为 14 天。

（2）未达到环境标准时，使用普通棉布材料包装的无菌物品有效期不应超过 7 天。

（3）医用一次性纸袋包装的无菌物品，有效期宜为 30 天；使用一次性医用皱纹纸、医用无纺布包装、一次性纸塑袋包装、硬质容器包装的无菌物品，有效期宜为 180 天。

2. 纸塑包装的封口要求是什么？（2 分）

答：纸塑袋封口宽度是≥6mm，包内器械距包装袋封口处≥2.5cm。

硬式内镜检查包装操作流程

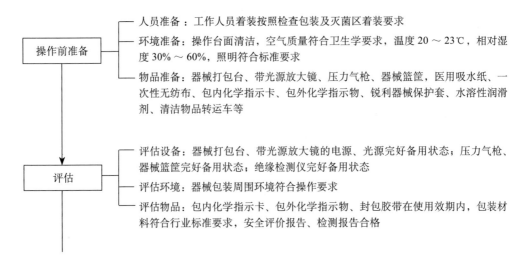

操作前准备
— 人员准备：工作人员着装按照检查包装及灭菌区着装要求
— 环境准备：操作台面清洁，空气质量符合卫生学要求，温度 20～23℃，相对湿度 30%～60%，照明符合标准要求
— 物品准备：器械打包台、带光源放大镜、压力气枪、器械篮筐，医用吸水纸、一次性无纺布、包内化学指示卡、包外化学指示物、锐利器械保护套、水溶性润滑剂、清洁物品转运车等

评估
— 评估设备：器械打包台、带光源放大镜的电源、光源完好备用状态；压力气枪、器械篮筐完好备用状态；绝缘检测仪完好备用状态
— 评估环境：器械包装周围环境符合操作要求
— 评估物品：包内化学指示卡、包外化学指示物、封包胶带在使用效期内，包装材料符合行业标准要求，安全评价报告、检测报告合格

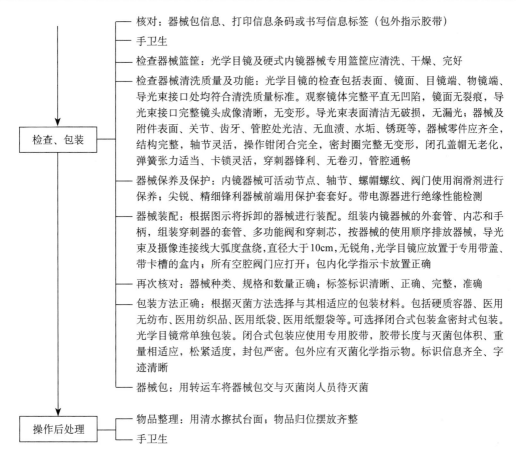

核对：器械包信息、打印信息条码或书写信息标签（包外指示胶带）

手卫生

检查器械篮筐：光学目镜及硬式内镜器械专用篮筐应清洗、干燥、完好

检查器械清洗质量及功能：光学目镜的检查包括表面、镜面、目镜端、物镜端、导光束接口处均符合清洗质量标准。观察镜体完整平直无凹陷，镜面无裂痕，导光束接口完整镜头成像清晰，无变形。导光束表面清洁无破损，无漏光；器械及附件表面、关节、齿牙、管腔处光洁、无血渍、水垢、锈斑等，器械零件应齐全，结构完整，轴节灵活，操作钳闭合完全，密封圈完整无变形，闭孔盖帽无老化，弹簧张力适当、卡锁灵活，穿刺器锋利、无卷刃，管腔通畅

检查、包装

器械保养及保护：内镜器械可活动节点、轴节、螺帽螺纹、阀门使用润滑剂进行保养；尖锐、精细锋利器械前端用保护套套好。带电源器进行绝缘性能检测

器械装配：根据图示将拆卸的器械进行装配。组装内镜器械的外套管、内芯和手柄，组装穿刺器的套管、多功能阀和穿刺芯，按器械的使用顺序排放器械，导光束及摄像连接线大弧度盘绕，直径大于10cm，无锐角，光学目镜应放置于专用带盖、带卡槽的盒内，所有空腔阀门应打开；包内化学指示卡放置正确

再次核对：器械种类、规格和数量正确；标签标识清晰、正确、完整，准确

包装方法正确：根据灭菌方法选择与其相适应的包装材料。包括硬质容器、医用无纺布、医用纺织品、医用纸袋、医用纸塑袋等。可选择闭合式包装盒密封式包装。光学目镜常单独包装。闭合式包装应使用专用胶带，胶带长度与灭菌包体积、重量相适应，松紧适度，封包严密。包外应有灭菌化学指示物。标识信息齐全、字迹清晰

器械包：用转运车将器械包交与灭菌岗人员待灭菌

操作后处理

物品整理：用清水擦拭台面；物品归位摆放齐整

手卫生

硬式内镜检查包装操作评分标准

科室＿＿＿＿＿＿＿　姓名＿＿＿＿＿＿＿　考核人员＿＿＿＿＿＿＿　考核日期：　　年　　月　　日

项目	总分（分）	技术操作要求	标分（分）	评分标准	扣分（分）
仪表	5	着装规范、防护用品使用规范	5	1项不合要求扣2分	
操作前准备	5	1. 手卫生方法正确，戴口罩、手套、防水鞋、防渗透围裙，戴橡胶手套、 防护面罩／护目镜	2	1项不合要求扣1分	
		2. 物品准备：医用润滑剂、低纤维絮擦布、绝缘检测仪功能完好	3		
安全评估	5	1. 评估设备完好备用状态	2	1项不合要求扣1分	
		2. 评估周围环境整洁，照明符合要求	1		
		3. 评估包装材料完整无破损	2		
操作过程	65	1. 检查		按操作要求，不合要求扣除其相应的分值	
		（1）检查光学目镜干燥程度、清洁度	3		
		（2）检查光学目镜结构及成像效果	3		
		（3）检查光导纤维干燥程度、清洁度	3		
		（4）检查光导纤维导光功能	3		
		（5）检查器械干燥程度、清洁度	3		

续表

项目	总分 （分）	技术操作要求	标分 （分）	评分标准	扣分 （分）
		（6）检查器械配件齐全	3		
		（7）器械节点、轴节、螺纹、阀门加润滑剂 保养	3		
		（8）正确组装器械及附件	3		
		（9）检查器械前端闭合情况	3		
		（10）带电源器械进行绝缘性能检测	3		
		（11）绝缘检测仪使用正确	3		
		2.包装			
		（1）选择与灭菌方式匹配的包装材料、包装 材料完整无破损	3		
		（2）光学目镜使用专用容器	3		
		（3）目镜包内化学指示卡放置正确	3		
		（4）目镜包装闭合完好、美观	3		
		（5）光纤盘绕放置（直径≥10cm）	3		
		（6）光纤包内化学指示卡放置正确	3		
		（7）光纤包装闭合完好	3		
		（8）器械放于专用固定架或加保护帽、摆放 整齐	3		
		（9）空腔阀门打开	3		
		（10）器械包内指示卡放置正确	3		
		（11）器械包装闭合完好、美观	2		
评价	15	1.包外应有灭菌化学指示物。标识信息齐全、 字迹清晰	5	按操作要求，不合要求 扣除其相应的分值	
		2.光学目镜常单独包装	5		
		3.闭合式包装应使用专用胶带，胶带长度与 灭菌包体积、重量相适应，松紧适度，封 包严密	5		
理论 提问	5	硬质容器包装的检查事项是什么？	5		
合计	100				

理论提问（5分）

硬质容器包装的检查事项是什么？（5分）

答：（1）检查盒盖、底座的边缘有无变形，闭锁装置等是否完好。

（2）检查垫圈是否平整、无破损、无脱落。

（3）若通气系统使用滤纸和固定架，应检查固定架的稳定性，一次性滤纸应每次更换，重复使用滤纸应检查有无破损并保持清洁；若通气系统使用阀门，应遵循生产厂家说明书检查阀门，包括通气阀、疏水阀。

敷料包装操作流程

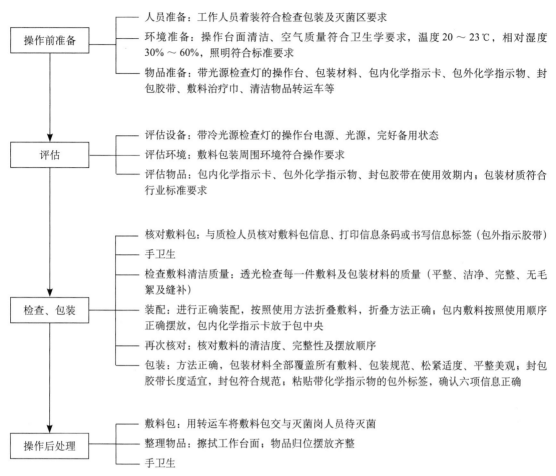

操作前准备	— 人员准备：工作人员着装符合检查包装及灭菌区要求
	— 环境准备：操作台面清洁、空气质量符合卫生学要求，温度 20～23℃，相对湿度 30%～60%，照明符合标准要求
	— 物品准备：带光源检查灯的操作台、包装材料、包内化学指示卡、包外化学指示物、封包胶带、敷料治疗巾、清洁物品转运车等

评估	— 评估设备：带冷光源检查灯的操作台电源、光源，完好备用状态
	— 评估环境：敷料包装周围环境符合操作要求
	— 评估物品：包内化学指示卡、包外化学指示物、封包胶带在使用效期内；包装材质符合行业标准要求

检查、包装	— 核对敷料包：与质检人员核对敷料包信息、打印信息条码或书写信息标签（包外指示胶带）
	— 手卫生
	— 检查敷料清洁质量：透光检查每一件敷料及包装材料的质量（平整、洁净、完整、无毛絮及缝补）
	— 装配：进行正确装配，按照使用方法折叠敷料，折叠方法正确；包内敷料按使用顺序正确摆放，包内化学指示卡放于包中央
	— 再次核对：核对敷料的清洁度、完整性及摆放顺序
	— 包装：方法正确，包装材料全部覆盖所有敷料、包装规范、松紧适度、平整美观；封包胶带长度适宜，封包符合规范，粘贴带化学指示物的包外标签，确认六项信息正确

操作后处理	— 敷料包：用转运车将敷料包交与灭菌岗人员待灭菌
	— 整理物品：擦拭工作台面；物品归位摆放齐整
	— 手卫生

敷料包装操作评分标准

科室 _____　　姓名 _____　　考核人员 _____　　考核日期：　　　年　　月　　日

项目	总分（分）	技术操作要求	标分（分）	评分标准	扣分（分）
仪表	5	着装规范、防护用品使用规范	5	1 项不合要求扣 2 分	
操作前准备	5	1. 人员准备：规范着装、手卫生	1	1 项不合要求扣 1 分	
		2. 环境准备：清洁整齐，照明符合要求	2		
		3. 用物准备：带冷光源检查灯的操作台、包内化学指示卡、包外化学指示物、封包胶带、敷料治疗巾、清洁物品转运车等	2		
安全评估	5	1. 评估带光源检查灯的操作台电源、光源，完好备用状态	2	1 项不合要求扣 1 分	
		2. 评估敷料包装周围环境符合操作要求	1		
		3. 评估包内化学指示卡、包外化学指示物、封包胶带在使用效期内	1		
		4. 评估待包装敷料材质符合行业标准要求	1		

续表

项目	总分（分）	技术操作要求	标分（分）	评分标准	扣分（分）
操作过程	65	1.与质检人员核对敷料包信息、打印信息条码或书写信息标签（包外指示胶带）	5	按操作要求，不合要求扣除其相应的分值	
		2.透光检查每一件敷料及包布质量	5		
		3.核对敷料包清单，进行正确装配，按照使用方法叠敷料，折叠方法正确	5		
		4.包内敷料按照使用顺序正确摆放，包内化学指示卡置于包内最难灭菌的位置	5		
		5.双人核对敷料的清洁度、完整性及摆放顺序等	5		
		6.包装方法正确，包装材料全部覆盖所有敷料、包装规范、松紧适度、平整美观	5		
		7.封包胶带长度适宜，封包符合规范	5		
		8.封包后粘贴包外标签，确认六项信息正确	5		
		9.核对物品名称，灭菌信息及人员签字齐全	5		
		10.用转运车将敷料包交与灭菌岗人员	5		
		11.整理工作台面	5		
		12.物品归位摆放齐整	5		
		13.手卫生	5		
评价	15	1.包装规范、松紧适度、平整美观；封包胶带长度适宜	5	按操作要求，不合要求扣除其相应的分值	
		2.粘贴带化学指示物的包外标签，标识信息正确	5		
		3.敷料的清洁度、完整性及摆放顺序	5		
理论提问	5	1.灭菌物品包装标识的要求是什么？	2	选择其中一项进行提问	
		2.闭合式包装时对封包的要求有哪些？	3		
合计	100				

理论提问（共 5 分）

1.灭菌物品包装标识的要求是什么？（2 分）

答：应注明物品名称、包装者、核对者、物品明细。

灭菌前注明灭菌操作者、灭菌器锅号、灭菌锅次、灭菌日期、失效日期等相关信息。标识应具有可追溯性。

2.闭合式包装时对封包的要求有哪些？（3 分）

答：闭合式包装应使用专用胶带，胶带长度应与灭菌包体积、重量相适宜，松紧适度。封包应严密，保持闭合完好性。

压力蒸汽灭菌物品装载、卸载操作流程

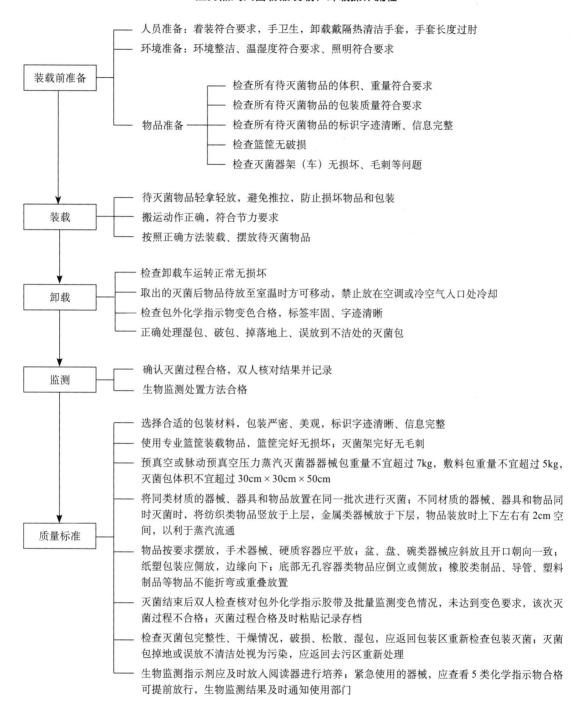

装载前准备
- 人员准备：着装符合要求，手卫生，卸载戴隔热清洁手套，手套长度过肘
- 环境准备：环境整洁、温湿度符合要求、照明符合要求
- 物品准备
  - 检查所有待灭菌物品的体积、重量符合要求
  - 检查所有待灭菌物品的包装质量符合要求
  - 检查所有待灭菌物品的标识字迹清晰、信息完整
  - 检查篮筐无破损
  - 检查灭菌器架（车）无损坏、毛刺等问题

装载
- 待灭菌物品轻拿轻放，避免推拉，防止损坏物品和包装
- 搬运动作正确，符合节力要求
- 按照正确方法装载、摆放待灭菌物品

卸载
- 检查卸载车运转正常无损坏
- 取出的灭菌后物品待放至室温时方可移动，禁止放在空调或冷空气入口处冷却
- 检查包外化学指示物变色合格，标签牢固、字迹清晰
- 正确处理湿包、破包、掉落地上、误放到不洁处的灭菌包

监测
- 确认灭菌过程合格，双人核对结果并记录
- 生物监测处置方法合格

质量标准
- 选择合适的包装材料，包装严密、美观，标识字迹清晰、信息完整
- 使用专业篮筐装载物品，篮筐完好无损坏，灭菌架完好无毛刺
- 预真空或脉动预真空压力蒸汽灭菌器器械包重量不宜超过 5kg，敷料包重量不宜超过 5kg，灭菌包体积不宜超过 30cm×30cm×50cm
- 将同类材质的器械、器具和物品放置在同一批次进行灭菌；不同材质的器械、器具和物品同时灭菌时，将纺织类物品竖放于上层，金属类器械放于下层，物品装放时上下左右有 2cm 空间，以利于蒸汽流通
- 物品按要求摆放，手术器械、硬质容器应平放；盆、盘、碗类器械应斜放且开口朝向一致；纸塑包装应侧放，边缘向下；底部无孔容器类物品应倒立或侧放；橡胶类制品、导管、塑料制品等物品不能折弯或重叠放置
- 灭菌结束后双人检查核对包外化学指示胶带及批量监测变色情况，未达到变色要求，该次灭菌过程不合格；灭菌过程合格及时粘贴记录存档
- 检查灭菌包完整性、干燥情况，破损、松散、湿包，应返回包装区重新检查包装灭菌；灭菌包掉地或误放不清洁处视为污染，应返回去污区重新处理
- 生物监测指示剂应及时放入阅读器进行培养；紧急使用的器械，应查看 5 类化学指示物合格可提前放行，生物监测结果及时通知使用部门

压力蒸汽灭菌物品装载、卸载操作评分标准

科室 _____ 姓名 _____ 考核人员 _____ 考核日期： 年 月 日

项目	总分（分）	技术操作要求	标分（分）	评分标准	扣分（分）
仪表	5	着装规范、防护用品使用规范	5	1项不合要求扣2分	
操作前准备	5	1. 检查所有待灭菌物品的体积、重量符合要求	1	1项不合要求扣1分	
		2. 检查所有待灭菌物品的包装质量符合要求	1		
		3. 检查所有待灭菌物品的标识字迹清晰、信息完整	1		
		4. 检查装载篮筐无破损	1		
		5. 检查灭菌器架（车）无损坏，毛刺等问题	1		
安全评估	5	1. 评估装载车辆是否正常运转	3	1项不合要求扣1分	
		2. 评估周围环境安全、整洁、地面干燥	2		
操作过程	65	1. 装载		按操作要求，不合要求扣除其相应的分值	
		（1）待灭菌物品轻拿轻放，避免推拉	10		
		（2）动作符合节力要求	5		
		（3）装载、摆放方法正确	5		
		2. 卸载			
		（1）人员准备：符合要求	5		
		（2）检查卸载车运转正常无损坏	5		
		（3）取出高温灭菌后物品，待放至室温时方可移动	5		
		（4）检查包外化学指示物变色合格，标签牢固、字迹清晰；纸塑包装检查包内化学指示物变色情况	10		
		（5）湿包、破包处理方法正确	5		
		（6）掉落地上、误放到不洁处包处理方法正确	5		
		3. 监测			
		（1）确认灭菌过程合格，双人核对结果并记录	5		
		（2）生物监测处置方法合格	5		
评价	15	1. 熟悉操作流程，发生报警能及时处理	5	按操作要求，不合要求扣除其相应的分值	
		2. 了解灭菌器的日常维护保养	5		
		3. 灭菌参数记录完善、保存完整	5		
理论提问	5	1. 灭菌过程挑战装置PCD的分类是什么？	3	选择其中一项进行提问	
		2. 灭菌包的体积及重量是什么？	2		
合计	100				

理论提问（共5分）

1. 灭菌过程挑战装置PCD的分类是什么？（3分）

答：PCD 根据内部放置的指示物类型分类，当 PCD 内部放置的是生物指示物时，就为生物指示物型 PCD；当 PCD 内部放置的是化学指示物时，就为化学指示物型 PCD；当 PCD 内部同时放置生物和化学指示物时，就为综合 PCD。PCD 根据结构又可以分敷料类

的 PCD 和管腔型的 PCD。敷料型 PCD 又分为自制标准测试包和一次性使用的测试包。管腔型 PCD 分为紧凑型和螺旋型。

2. 灭菌包的体积及重量是什么？（2 分）

答：下排气压力蒸汽灭菌器宜 ≤ 30cm×30cm×25cm；脉动预真空压力蒸汽灭菌器宜 30cm×30cm×50cm。器械包重量不宜超过 7kg，敷料包重量不宜超过 5kg。

快速生物培养阅读器使用技术操作流程

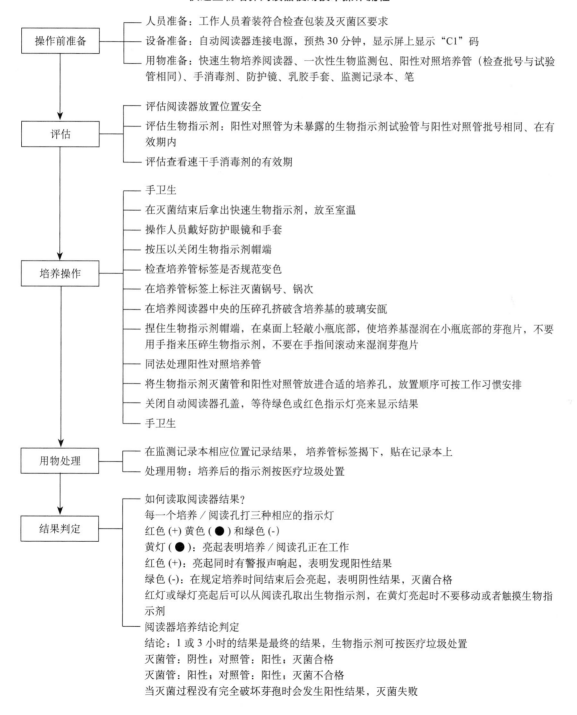

操作前准备	— 人员准备：工作人员着装符合检查包装及灭菌区要求
	— 设备准备：自动阅读器连接电源，预热 30 分钟，显示屏上显示"C1"码
	— 用物准备：快速生物培养阅读器、一次性生物监测包、阳性对照培养管（检查批号与试验管相同）、手消毒剂、防护镜、乳胶手套、监测记录本、笔

评估	— 评估阅读器放置位置安全
	— 评估生物指示剂：阳性对照管为未暴露的生物指示剂试验管与阳性对照管批号相同、在有效期内
	— 评估查看速干手消毒剂的有效期

培养操作	— 手卫生
	— 在灭菌结束后拿出快速生物指示剂，放至室温
	— 操作人员戴好防护眼镜和手套
	— 按压以关闭生物指示剂帽端
	— 检查培养管标签是否规范变色
	— 在培养管标签上标注灭菌锅号、锅次
	— 在培养阅读器中央的压碎孔挤破含培养基的玻璃安瓿
	— 捏住生物指示剂帽端，在桌面上轻敲小瓶底部，使培养基湿润在小瓶底部的芽孢片，不要用手指来压碎生物指示剂，不要在手间滚动来湿润芽孢片
	— 同法处理阳性对照培养管
	— 将生物指示剂灭菌管和阳性对照管放进合适的培养孔，放置顺序可按工作习惯安排
	— 关闭自动阅读器孔盖，等待绿色或红色指示灯亮来显示结果
	— 手卫生

| 用物处理 | — 在监测记录本相应位置记录结果，培养管标签揭下，贴在记录本上 |
| | — 处理用物：培养后的指示剂按医疗垃圾处置 |

| 结果判定 | — 如何读取阅读器结果？
每一个培养／阅读孔打三种相应的指示灯
红色 (+) 黄色 (●) 和绿色 (-)
黄灯 (●)：亮起表明培养／阅读孔正在工作
红色 (+)：亮起同时有警报声响起，表明发现阳性结果
绿色 (-)：在规定培养时间结束后会亮起，表明阴性结果，灭菌合格
红灯或绿灯亮起后可以从阅读孔取出生物指示剂，在黄灯亮起时不要移动或者触摸生物指示剂 |
| | — 阅读器培养结论判定
结论：1 或 3 小时的结果是最终的结果，生物指示剂可按医疗垃圾处置
灭菌管：阴性；对照管：阳性 灭菌合格
灭菌管：阳性；对照管：阳性 灭菌不合格
当灭菌过程没有完全破坏芽孢时会发生阳性结果，灭菌失败 |

快速生物培养阅读器操作评分标准

科室 _____ 姓名 _____ 考核人员 _____ 考核日期： 年 月 日

项目	总分（分）	技术操作要求	标分（分）	评分标准	扣分（分）
仪表	5	着装规范、防护用品使用规范	5	1项不合要求扣2分	
操作前准备	5	1. 准备自动阅读器：连接电源，预热30分钟，显示屏上显示预热完成 2. 用物准备：快速生物培养阅读器、生物PCD符合要求、阳性对照培养管（检查批号与试验管相同）、手消毒剂、防护镜或防护面罩、乳胶手套、监测记录本、笔	2 3	1项不合要求扣1分	
安全评估	5	1. 评估阅读器放置位置安全 2. 评估生物指示剂：阳性对照管为未暴露的生物指示剂；试验管与阳性对照管批号相同、在有效期内 3. 评估查看速干手消毒剂的有效期	2 2 1	1项不合要求扣1分	
操作过程	65	1. 手卫生 2. 灭菌结束后，将生物指示剂放至室温 3. 操作人员戴好防护眼镜和手套 4. 按压以关闭生物指示剂帽端 5. 检查培养管标签是否规范变色 6. 在培养管标签上标注灭菌锅号、锅次 7. 在培养阅读器中央的压碎孔挤破含培养基的玻璃安瓿 8. 捏住生物指示剂帽端，在桌面上轻敲小瓶底部 9. 同法处理阳性对照培养管 10. 将生物指示剂灭菌管和阳性对照管放进合适的培养孔 11. 关闭自动阅读器孔盖，等待显示结果 12. 手卫生 13. 在监测记录本相应位置记录结果，培养管标签揭下，贴在记录本相应位置 14. 处理用物：培养后的指示物按医疗垃圾处理	5 3 2 5 5 5 5 5 5 5 3 2 5 3 2	按操作要求，不合要求扣除其相应的分值	
评价	15	1. 熟悉操作界面，发生报警能及时处理 2. 了解生物阅读器日常保养 3. 记录完善、保存完善	5 5 5	按操作要求，不合要求扣除其相应的分值	
理论提问	5	1. 生物监测的意义是什么？ 2. 无菌物品的存储要求是什么？	3 2	选择其中一项进行提问	
合计	100				

理论提问（共5分）

1. 生物监测的意义是什么？（3分）

答：生物监测是使用活的微生物芽孢制成指示剂，根据微生物芽孢的死亡情况来判断灭菌是否成功，考核灭菌器负荷是否达到无菌保证水平（SAL 达到 10-6）。生物监测不合格时，应尽快召回上次生物监测合格以来所有尚未使用的灭菌物品，重新灭菌，并应分析不合格的原因。改进后，生物监测连续 3 次合格后方可使用。植入物的灭菌应每批次进行生物监测。生物监测合格后，方可发放。

2. 无菌物品的存储要求是什么？（2 分）

答：温度 < 24℃，相对湿度 < 70%，保持换气次数 4 ～ 10 次 / 小时。物品存放架应距离地面高度 ≥ 20cm，距离墙 ≥ 5cm，距离天花板 ≥ 50cm。

低温蒸汽甲醛灭菌物品装载、卸载操作流程

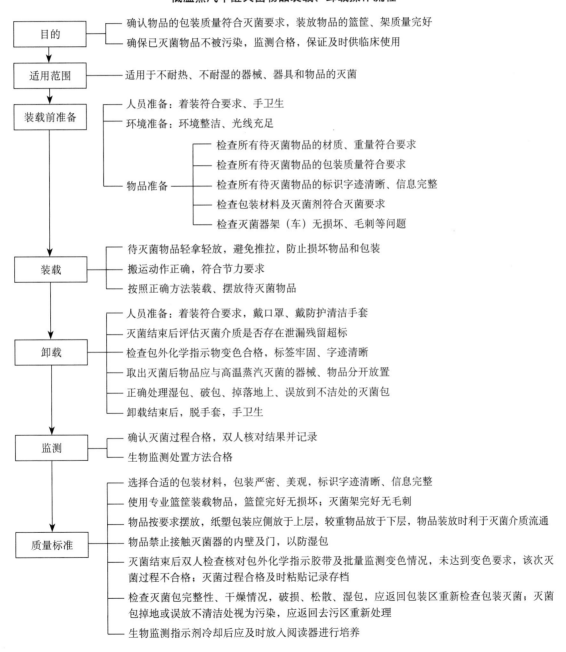

低温蒸汽甲醛灭菌物品装载、卸载操作评分标准

科室 _____ 姓名 _____ 考核人员 _____ 考核日期： 年 月 日

项目	总分（分）	技术操作要求	标分（分）	评分标准	扣分（分）
仪表	5	着装规范、防护用品使用规范	5	1项不合要求扣2分	
操作前准备	5	1. 工作人员着装规范、手卫生 2. 检查所有待灭菌物品的材质、重量符合要求 3. 检查所有待灭菌物品的包装质量符合要求 4. 检查所有待灭菌物品的标识字迹清晰、信息完整 5. 检查装载篮筐无破损 6. 检查灭菌器架（车）无损坏、毛刺等问题	1 1 1 1 0.5 0.5	1项不合要求扣1分	
安全评估	5	1. 评估灭菌介质是否泄漏残留超标 2. 评估包外化学指示物是否合格 3. 周围环境安全、整洁、地面干燥	2 2 1	1项不合要求扣1分	
操作过程	65	1. 装载 （1）待灭菌物品轻拿轻放，避免推拉 （2）动作符合节力要求 （3）装载、摆放方法正确 2. 卸载 （1）戴口罩，戴防护清洁手套 （2）评估灭菌介质是否泄漏残留超标 （3）取出的灭菌后物品，不与高温灭菌物品混放 （4）检查包外化学指示物变色合格，标签牢固、字迹清晰 （5）湿包、破包处理方法正确 （6）掉落地上、误放到不洁处包处理方法正确，卸载结束后，脱手套，手卫生 3. 监测 （1）确认灭菌过程合格，双人核对结果并记录 （2）生物监测处置方法合格	 5 5 5 5 5 5 10 10 5 3 2	按操作要求，不合要求扣除其相应的分值	
评价	15	1. 熟悉操作界面，发生报警能及时处理 2. 了解灭菌器日常保养 3. 灭菌记录完善、保存完整	5 5 5	按操作要求，不合要求扣除其相应的分值	
理论提问	5	1. 无菌物品的发放原则是什么？ 2. 低温蒸汽甲醛灭菌器待灭菌物品准备要求是什么？	2 3	选择其中一项进行提问	
合计	100				

理论提问（5 分）

1. 无菌物品的发放原则是什么？（2 分）

答：（1）无菌物品发放时应遵循"先进先出"的原则。

（2）发放时应确认无菌物品的有效性和包装完好性。植入物应在生物监测合格后方可发放。紧急情况灭菌植入物时，使用含第 5 类化学指示物的生物 PCD 进行监测，化学指示物合格可提前放行，生物监测的结果应及时通报使用部门。

（3）应记录无菌物品发放日期、名称、数量、物品领用科室灭菌日期等。

（4）运送无菌物品的器具使用后应清洁处理，干燥存放。

2. 低温蒸汽甲醛灭菌器待灭菌物品准备要求是什么？（3 分）

答：（1）金属箔管、纺织物、厚重不锈钢灭菌盒不适用于低温甲醛灭菌。

（2）装载物品时应留有一定的缝隙，以便甲醛气体有效的接触物品表面。

低温蒸汽甲醛生物培养阅读器使用技术操作流程

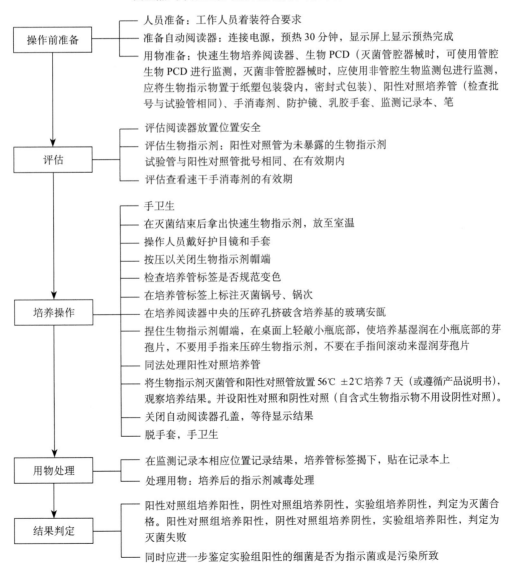

低温蒸汽甲醛生物培养阅读器操作评分标准

科室 ＿＿＿＿＿　姓名 ＿＿＿＿＿　考核人员 ＿＿＿＿＿　考核日期：　　年　　月　　日

项目	总分（分）	技术操作要求	标分（分）	评分标准	扣分（分）
仪表	5	着装规范、防护用品使用规范	5	1 项不合要求扣 2 分	
操作前准备	5	1. 准备自动阅读器：连接电源，预热 30 分钟，显示屏上显示预热完成	2	1 项不合要求扣 1 分	
		2. 用物准备：快速生物培养阅读器、生物 PCD 符合要求、阳性对照培养管（检查批号与试验管相同）、手消毒剂、防护镜或防护面罩、乳胶手套、监测记录本、笔	3		
安全评估	5	1. 评估阅读器放置位置安全	2	1 项不合要求扣 1 分	
		2. 评估生物指示剂：阳性对照管为未暴露的生物指示剂；试验管与阳性对照管批号相同、在有效期内	2		
		3. 评估查看速干手消毒剂的有效期	1		
操作过程	65	1. 手卫生	5	按操作要求，不合要求扣除其相应的分值	
		2. 灭菌结束后，将生物指示剂放至室温	5		
		3. 操作人员戴好护目镜和手套	5		
		4. 按压以关闭生物指示剂帽端	5		
		5. 检查培养管标签是否规范变色	5		
		6. 在培养管标签上标注灭菌锅号、锅次	5		
		7 在培养阅读器中央的压碎孔挤破含培养基的玻璃安瓿	5		
		8. 捏住生物指示剂帽端，在桌面上轻敲小瓶底部	5		
		9. 同法处理阳性对照培养管	5		
		10. 将生物指示剂灭菌管和阳性对照管放进合适的培养孔	5		
		11. 关闭自动阅读器孔盖，等待显示结果	5		
		12. 脱手套，手卫生	3		
		13. 在监测记录本相应位置记录结果，培养管标签揭下，贴在记录本相应位置	5		
		14. 处理用物：培养后的指示物按医疗垃圾处理	2		
评价	15	1. 熟悉操作界面，发生报警能及时处理	5	按操作要求，不合要求扣除其相应的分值	
		2. 了解生物阅读器日常保养	5		
		3. 记录完善、保存完善	5		
理论提问	5	1. 生物监测的意义是什么？	2	选择其中一项进行提问	
		2. 等温蒸汽甲醛灭菌器生物监测的要求是什么？	3		
合计	100				

理论提问（共 5 分）

1. 生物监测的意义是什么？（2 分）

答：生物监测是使用活的微生物芽孢制成指示剂，根据微生物芽孢的死亡情况来判断灭菌是否成功，考核灭菌器负荷是否达到无菌保证水平(SAL 达到 10-6)。生物监测不合格时，应尽快召回上次生物监测合格以来所有尚未使用的灭菌物品，重新灭菌，并应分析不合格的原因。改进后，生物监测连续 3 次合格后方可使用。植入物的灭菌应每批次进行生物监测。生物监测合格后，方可发放。

2. 低温蒸汽甲醛灭菌器生物监测的要求是什么？（3 分）

答：低温蒸汽甲醛灭菌器的生物监测，一般采用嗜热脂肪杆菌芽孢生物指示物（ATCC 10149 和 ATCC 12980）。生物指示物的菌量 $\geq 1.0 \times 10^5$，D 值应用 60℃时的表示，D_{60} 值应 ≥ 6 分钟。

过氧化氢生物培养阅读器使用技术操作流程

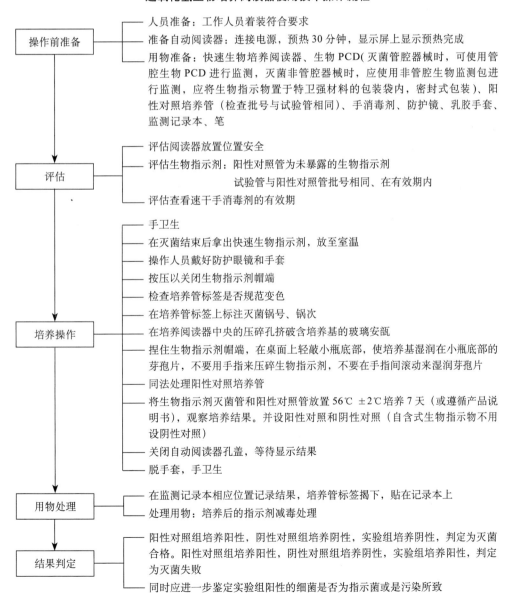

过氧化氢生物培养阅读器操作评分标准

科室 _____ 姓名 _____ 考核人员 _____ 考核日期: ____ 年 ____ 月 ____ 日

项目	总分(分)	技术操作要求	标分(分)	评分标准	扣分(分)
仪表	5	着装规范、防护用品使用规范	5	1项不合要求扣2分	
操作前准备	5	1. 准备自动阅读器:连接电源,预热30分钟,显示屏上显示预热完成	2	1项不合要求扣1分	
		2. 用物准备:快速生物培养阅读器、生物PCD符合要求、阳性对照培养管(检查批号与试验管相同)、手消毒剂、防护镜或防护面罩、乳胶手套、监测记录本、笔	3		
安全评估	5	1. 评估阅读器放置位置安全	2	1项不合要求扣1分	
		2. 评估生物指示剂:阳性对照管为未暴露的生物指示剂;试验管与阳性对照管批号相同、在有效期内	2		
		3. 评估查看速干手消毒剂的有效期	1		
操作过程	65	1. 手卫生	5	按操作要求,不合要求扣除其相应的分值	
		2. 灭菌结束后,将生物指示剂放至室温	5		
		3. 操作人员戴好护目镜和手套	5		
		4. 按压以关闭生物指示剂帽端	5		
		5. 检查培养管标签是否规范变色	5		
		6. 在培养管标签上标注灭菌锅号、锅次	5		
		7. 在培养阅读器中央的压碎孔挤破含培养基的玻璃安瓿	5		
		8. 捏住生物指示剂帽端,在桌面上轻敲小瓶底部	5		
		9. 同法处理阳性对照培养管	5		
		10. 将生物指示剂灭菌管和阳性对照管放进合适的培养孔	5		
		11. 关闭自动阅读器孔盖,等待显示结果	5		
		12. 脱手套,手卫生	3		
		13. 在监测记录本相应位置记录结果,培养管标签揭下,贴在记录本相应位置	5		
		14. 处理用物:培养后的指示物按医疗垃圾处理	2		
评价	15	1. 熟悉操作界面,发生报警能及时处理	5	按操作要求,不合要求扣除其相应的分值	
		2. 了解生物阅读器日常保养	5		
		3. 记录完善、保存完整	5		
理论提问	5	1. 过氧化氢低温等离子灭菌过程是什么?	2	选择其中一项进行提问	
		2. 过氧化氢低温等离子灭菌器生物监测的要求是什么?	3		
合计	100				

理论提问（共 5 分）

1. 过氧化氢低温等离子灭菌过程是什么？（2 分）

答：过氧化氢低温等离子灭菌过程包括若干个循环周期，一个循环周期至少包含 5 个步骤：抽真空、注射、扩散、等离子期和通风。

2. 过氧化氢低温等离子灭菌器生物监测的要求是什么？（3 分）

答：过氧化氢气体等离子体低温灭菌器的生物监测，一般采用嗜热脂肪杆菌芽孢生物指示物（ATCC 7953 或 SSI K31）。生物指示物的菌量 $\geqslant 1.0 \times 10^{6}$，在使用浓度为 (59 ± 2) % 的过氧化氢，灭菌舱内浓度为 (2.3 ± 0.4) mg/L，作用温度为 (50 ± 0.5) ℃ 的条件下，D 值要求为应 0.75 ～ 8 秒。

环氧乙烷灭菌物品装载、卸载操作流程

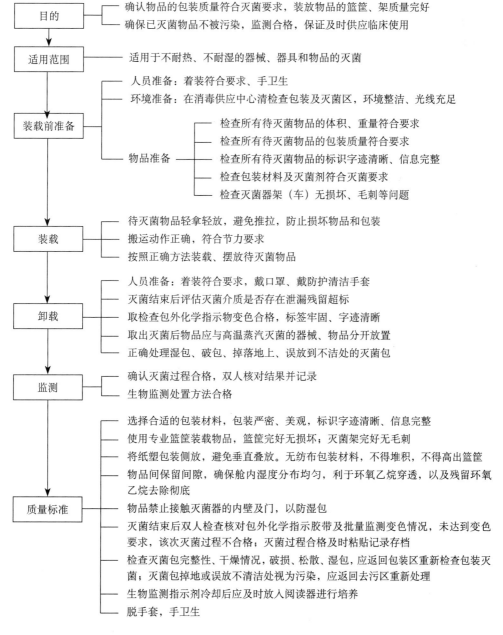

环氧乙烷灭菌物品装载、卸载操作评分标准

科室 _____ 姓名 _____ 考核人员 _____ 考核日期： 年 月 日

项目	总分（分）	技术操作要求	标分（分）	评分标准	扣分（分）
仪表	5	着装规范、符合防护要求	5	1项不合要求扣2分	
操作前准备	5	1. 手卫生、戴口罩、手套	1	1项不合要求扣1分	
		2. 装载监筐、所有待灭菌物品的体积、重量、包装质量符合要求	2		
		3. 所有待灭菌物品的标识字迹清晰、信息完整	2		
安全评估	5	1. 仪器性能良好、功能完好	2	1项不合要求扣1分	
		2. 环境安全、整洁、地面干燥	2		
		3. 操作者按区域规范着装，防护到位	1		
操作过程	65	1. 待灭菌物品轻拿轻放，避免推拉	6		
		2. 动作符合节力原则	6		
		3. 装载、摆放方法正确	10		
		4. 戴口罩，戴防护清洁手套	3		
		5. 评估灭菌介质是否泄漏残留超标	5		
		6. 取出的灭菌后物品，不与高温灭菌物品混放	5		
		7. 检查包外化学指示物变色合格，标签牢固、字迹清晰	8		
		8. 湿包、破包处理方法正确	5		
		9. 掉落地上、误放到不洁处包处理方法正确，卸载结束后脱手套，手卫生	5		
		10. 确认灭菌过程合格，双人核对结果并记录	6		
		11. 生物监测处置方法合格	6		
评价	15	1. 熟悉操作界面，发生报警能及时处理	5	按操作要求，不合要求扣除其相应的分值	
		2. 了解环氧乙烷日常保养	5		
		3. 灭菌参数记录完善、保存完整	5		
理论提问	5	1. 环氧乙烷灭菌的适用范围是什么？	2	选择其中一项进行提问	
		2. 环氧乙烷灭菌有几个阶段？	3		
合计	100				

理论提问（共5分）

1. 环氧乙烷灭菌的适用范围是什么？（2分）

答：适用于不耐热、不耐湿的诊疗器械、器具和物品的灭菌。环氧乙烷常用于其他消毒剂及消毒方法不能消毒的物品或灭菌。不适用于食品、液体、油脂类、滑石粉等灭菌。

2. 环氧乙烷灭菌有几个阶段？（3分）

答：环氧乙烷灭菌操作一般包括准备阶段、灭菌阶段、通气阶段和解析阶段。其中准

备阶段包括：预真空、预热、和预湿组成。灭菌阶段包括：刺破气罐、灭菌和排气阶段。通气阶段：置换 EO 残留并对其解析。

环氧乙烷生物培养阅读器使用技术操作流程

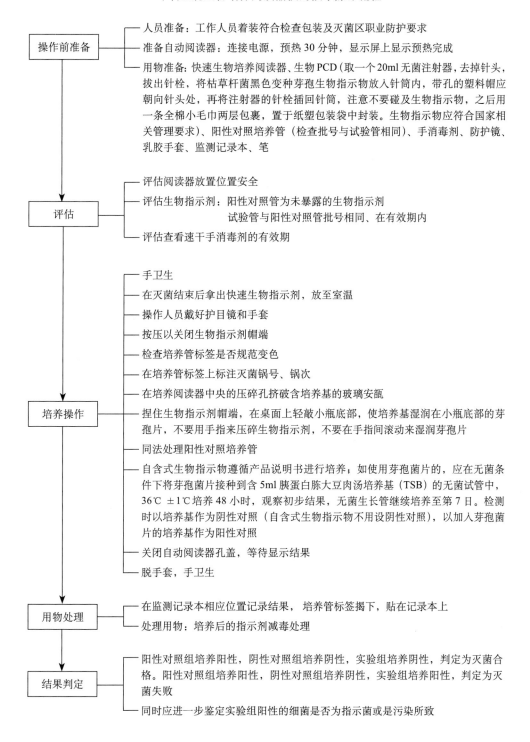

环氧乙烷生物培养阅读器操作评分标准

科室 _____　姓名 _____　考核人员 _____　考核日期：　　　年　　月　　日

项目	总分 （分）	技术操作要求	标分 （分）	评分标准	扣分 （分）
仪表	5	仪容端庄、着装整洁规范	5	1项不合要求扣2分	
操作前准备	5	1. 手卫生，戴口罩	1	1项不合要求扣1分	
		2. 准备自动阅读器：连接电源，预热30分钟，显示屏上显示预热完成	2		
		3. 用物准备：快速生物培养阅读器、生物PCD符合要求、阳性对照培养管（检查批号与试验管相同）、手消毒剂、护目镜或防护面罩、乳胶手套、监测记录本、笔	2		
安全评估	5	1. 评估阅读器放置位置安全	2	1项不合要求扣1分	
		2. 评估生物指示剂：阳性对照管为未暴露的生物指示剂；试验管与阳性对照管批号相同、在有效期内	2		
		3. 评估查看速干手消毒剂的有效期	1		
操作过程	65	1. 手卫生	2	按操作要求，不合要求扣除其相应的分值	
		2. 灭菌结束后，将生物指示剂放至室温	5		
		3. 操作人员戴好护目镜和手套	4		
		4. 按压以关闭生物指示剂帽端	5		
		5. 检查培养管标签是否规范变色	6		
		6. 在培养管标签上标注灭菌锅号、锅次	6		
		7. 在培养阅读器中央的压碎孔挤破含培养基的玻璃安瓿	6		
		8. 捏住生物指示剂帽端，在桌面上轻敲小瓶底部	5		
		9. 同法处理阳性对照培养管	4		
		10. 将生物指示剂灭菌管和阳性对照管放进合适的培养孔	5		
		11. 关闭自动阅读器孔盖，等待显示结果	5		
		12. 脱手套，手卫生	3		
		13. 在监测记录本相应位置记录结果，培养管标签揭下，贴在记录本相应位置	4		
		14. 处理用物：培养后的指示物按医疗垃圾处理	5		

续表

项目	总分 (分)	技术操作要求	标分 (分)	评分标准	扣分 (分)
评价	15	1. 阳性对照组培养阳性，阴性对照组培养阴性，实验组培养阴性，判定为灭菌合格。阳性对照组培养阳性，阴性对照组培养阴性，实验组培养阳性，判定为灭菌失败	5	按操作要求，不合要求扣除其相应的分值	
		2. 在监测记录本相应位置记录结果，培养管标签揭下，粘贴在记录	5		
		3. 同时应进一步鉴定实验组阳性的细菌是否为指示菌或是污染所致	5		
理论提问	5	1. 环氧乙烷灭菌生物监测多久做一次？ 2. 环氧乙烷灭菌器生物监测的要求是什么？	2 3	选择其中一项进行提问	
合计	100				

理论提问（共 5 分）

1. 环氧乙烷灭菌生物监测多久做一次？（2 分）

答：每灭菌批次应进行生物监测，采用枯草杆菌黑色变种芽孢进行生物监测，在灭菌周期完成后立即将生物指示剂从灭菌物品中取出并进行培养，生物监测是确认灭菌效果最安全可靠的方法。

2. 环氧乙烷灭菌器生物监测的要求是什么？（3 分）

答：环氧乙烷灭菌器的生物监测，一般采用枯草杆菌黑色变种芽孢生物指示物（ATCC 9372），培养温度一般为 37℃。生物指示物的菌量 $\geq 1.0 \times 10^{6}$，在（54±1）℃相对湿度（60±10）% 和（600±30）mg/L 的气体浓度下，D 值 ≥ 2.5 分钟；在（30±1）℃、相对湿度（60±10）% 和（600±30）mg/L 的气体浓度下，D 值 ≥ 12.5 分钟。

第 8 章　练习题与答案

参 考 文 献

陈昭斌.消毒学概论.北京：人民卫生出版社，2020.

邓子新.微生物学.北京：高等教育出版社，2017.

杜合英，何惠燕.医院消毒供应中心专科培训教程.广州：广东科技出版社，2022.

国家卫生健康委医院管理研究所.医院消毒供应中心岗位培训教程.北京：中国质量标准出版传媒有限公司，
　　2022.

郝淑芹.消毒供中心工作人员核心能力培训.天津：科技技术出版社.

康维钧.卫生化学.北京：人民卫生出版社，2022.

李凡，徐志凯.医学微生物学.9版.北京：人民卫生出版社，2021.

李兰娟，任红.传染病学.9版.北京：人民卫生出版社，2018.

李明远，徐志凯.医学微生物学.3版.北京：人民卫生出版社，2015.

马久红，席惠君.软式内镜清洗消毒实践操作指南.上海：上海科学技术出版社，2017.

杨克敌.环境卫生学.北京：人民卫生出版社，2022.

杨明，周丽娟，梁英，等.临床仪器设备操作使用手册.北京：人民军医出版社，2014.

于光亮.紫外线循环风空气消毒机使用及维护.医药卫生，2016(12): 302.

张青，黄浩.眼科手术器械清洗消毒及灭菌技术操作指南.北京：北京科学技术出版社，2016.

张青，钱黎明.外来医疗器械器械清洗消毒及灭菌技术操作指南.北京：北京科学技术出版社，2016.

张青，钱黎明.消毒供应中心管理与技术指南.北京：人民卫生出版社，2021.

周德庆.微生物学教程.北京：高等教育出版社.2011.

WS310.1—2016 医院消毒供应中心 第1部分：管理规范.

WS310.1—2016 医院消毒供应中心 第2部分：清洗消毒及灭菌技术规范.

WS310.1—2016 医院消毒供应中心 第3部分：清洗消毒及灭菌效果监测标准.

WS507—2016 软式内镜清洗消毒技术规范.